全国高等卫生职业教育护理专业“双证书”人才培养“十二五”规划教材
供护理、助产等专业使用
丛书顾问 文历阳 沈彬

护理沟通技巧

主　编　李丽娟　杨运秀
副主编　张俊玲　王　蕾
编　者　（以姓氏笔画为序）
马珊珊（枣庄科技职业学院）
王　蕾（上海健康职业技术学院）
刘　丹（铁岭卫生职业学院）
李丽娟（漳州卫生职业学院）
杨　晴（商丘医学高等专科学校）
杨运秀（湖北职业技术学院）
杨雪艳（商丘医学高等专科学校）
张玉洁（湖北职业技术学院）
张俊玲（广州医学院从化学院）
陈芳芸（宝鸡职业技术学院）
温倩·纳斯尔（新疆维吾尔医学专科学校）

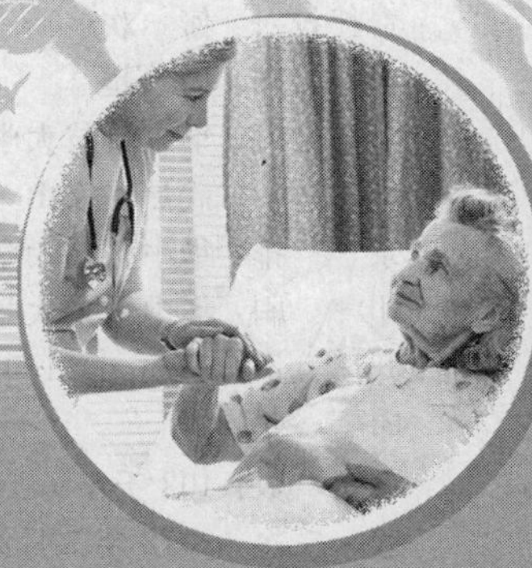

Huli Goutong Jiqiao

華中科技大學出版社
http://www.hustp.com
中国·武汉

内 容 简 介

本书是全国高等卫生职业教育护理专业“双证书”人才培养“十二五”规划教材。

本书根据高职高专医药院校护理专业特点及各院校实际教学条件编写而成，充分体现了全国高等卫生职业教育的特色。全书由4个模块10个项目28个任务构成。4个模块包括认识沟通与人际关系、沟通在护理职业岗位工作中的应用、认识沟通中的礼仪应用、护生实习和职场应聘的沟通技巧。本书以学生为主体，通过教学组织、学习、评价等活动，系统巩固基础知识，强化职业能力。

本书供高职高专护理、助产等专业使用。

图书在版编目(CIP)数据

护理沟通技巧/李丽娟　杨运秀　主编. —武汉：华中科技大学出版社，2012.7
ISBN 978-7-5609-7901-4

Ⅰ.护…　Ⅱ.①李…　②杨…　Ⅲ.护理学-公共关系学-高等职业教育-教材　Ⅳ.R47-05

中国版本图书馆 CIP 数据核字(2012)第 086097 号

护理沟通技巧　　李丽娟　杨运秀　主编

策划编辑：居　颖
责任编辑：张　琳
封面设计：刘　卉
责任校对：何　欢
责任监印：周治超
出版发行：华中科技大学出版社(中国·武汉)
　　　　　武昌喻家山　　邮编：430074　　电话：(027)87557437
录　　排：华中科技大学惠友文印中心
印　　刷：华中科技大学印刷厂
开　　本：787mm×1092mm　1/16
印　　张：17
字　　数：402 千字
版　　次：2012 年 7 月第 1 版第 1 次印刷
定　　价：38.00 元

全国高等卫生职业教育护理专业“双证书”人才培养“十二五”规划教材编委会

总序

Zongxu

世界职业教育发展的经验和我国职业教育发展的历程都表明，职业教育是提高国家核心竞争力的要素之一。近年来，我国高等职业教育发展迅猛，成为我国高等教育的重要组成部分，与此同时，作为高等职业教育重要组成部分的高等卫生职业教育的发展也取得了巨大成就，为国家输送了大批高素质技能型、应用型医疗卫生人才。截至 2010 年底，我国各类医药卫生类高职高专院校已达 343 所，年招生规模超过 24 万人，在校生 78 万余人。

医药卫生体制的改革要求高等卫生职业教育也应顺应形势调整目标，根据医学发展整体化的趋势，医疗卫生系统需要全方位、多层次、各种专业的医学专门人才。护理专业与临床医学专业互为羽翼，在维护人民群众身体健康、提高生存质量等方面起到了不可替代的作用。当前，我国正处于经济社会发展的关键阶段，护理专业已列入国家紧缺人才专业，根据卫生部的统计，到 2015 年我国对护士的需求将增加到 232.3 万人，平均每年净增加 11.5 万人，这为护理专业的毕业生提供了广阔的就业空间，也对高等卫生职业教育如何进行高素质技能型护理人才的培养提出了新的要求。

教育部《关于全面提高高等职业教育教学质量的若干意见》中明确指出，高等职业教育必须“以服务为宗旨，以就业为导向，走产学结合的发展道路”，《中共中央国务院关于深化教育改革全面推进素质教育的决定》中再次强调“在全社会实行学业证书和执业资格证书并重的制度”。上述文件均为新时期我国职业教育的发展提供了具有战略意义的指导意见。高等卫生职业教育既具有职业教育的普遍特性，又具有医学教育的特殊性，护理专业的专科人才培养应以职业技能的培养为根本，与护士执业资格考试紧密结合，力求满足学科、教学和社会三方面的需求，把握专科起点，突出职业教育特色。高等卫生职业教育发展的形势使得目前使用的教材与新形势下的教学要求不相适应的矛盾日益突出，加强高等卫生职业教育教材建设成为各院校的迫切要求，新一轮教材建设迫在眉睫。

为了顺应高等卫生职业教育教学改革的新形势和新要求，在认真、细致调研的基础上，在教育部高职高专医学类及相关医学类专业教学指导委员会专家和部分高职高专示范院校领导的指导下，我们组织了全国 30 所高职高专医药院校的 200 多位老师编写了这套秉承“学业证书和执业资格证书并重”理念的全国高等卫生职业教育护理专业“双证书”人才培养“十二五”规划教材。本套教材由国家示范性院校引领，多所学校广泛参与，其中有副教授及以上职称的老师占 70%，每门课程的主编、副主编均由来自高职高专医药院校教学一线的教研室主任或学科带头人组成。教材编写过程中，全体主编和参编人员进行了认真的研讨和细致的分工，在教材编写体例和内容上均有所创新，各主编单位高度重视并有力配合教材编写工作，责任编辑和主审专家严谨和忘我地工作，确保了本套教材的编写质量。

本套教材充分体现新一轮教学计划的特色，强调以就业为导向、以能力为本位、贴近学生的原则，体现教材的"三基"(基本知识、基本理论、基本实践技能)及"五性"(思想性、科学性、先进性、启发性和适用性)要求，着重突出以下编写特点。

(1) 紧跟教改，接轨"双证书"制度。紧跟教育部教学改革步伐，引领职业教育教材发展趋势，注重学业证书和执业资格证书相结合，提升学生的就业竞争力。

(2) 创新模式，理念先进。创新教材编写体例和内容编写模式，迎合高职高专学生思维活跃的特点，体现"工学结合"特色。教材的编写以纵向深入和横向宽广为原则，突出课程的综合性，淡化学科界限，对课程采取精简、融合、重组、增设等方式进行优化，同时结合各学科特点，适当增加人文社会科学相关知识，提升专业课的文化层次。

(3) 突出技能，引导就业。注重实用性，以就业为导向，专业课围绕高素质技能型护理人才的培养目标，强调突出护理、注重整体、体现社区、加强人文的原则，构建以护理技术应用能力为主线、相对独立的实践教学体系。充分体现理论与实践的结合，知识传授与能力、素质培养的结合。

(4) 紧扣大纲，直通护考。紧扣教育部制定的高等卫生职业教育教学大纲和最新护士执业资格考试大纲，随章节配套习题，全面覆盖知识点与考点，有效提高护士执业资格考试通过率。

这套规划教材作为秉承"双证书"人才培养编写理念的护理专业教材，得到了各学校的大力支持与高度关注，它将为高等卫生职业教育护理专业的课程体系改革作出应有的贡献。我们衷心希望这套教材能在相关课程的教学中发挥积极作用，并得到读者的青睐。我们也相信这套教材在使用过程中，通过教学实践的检验和实际问题的解决，不断得到改进、完善和提高。

全国高等卫生职业教育护理专业"双证书"人才培养"十二五"规划教材

编写委员会

前言

Qianyan

本书是全国高等卫生职业教育护理专业"双证书"人才培养"十二五"规划教材，是以高职教育人才培养为目标，并将国家职业标准技能要求融入教材编写过程中。本书以护理服务对象健康为中心，以培养学生具有良好的职业素质为核心，根据护理领域和职业岗位的工作需求，以"贴近学生、贴近岗位、贴近社会"、"理论—实践—测试三位一体"为指导思想，以"实用为本，够用为度"为出发点，按照职业综合模块的需求，重新构筑课程体系。本书以典型工作任务为主要形式，提高学生护理沟通技巧知识和能力，以满足职业发展的需求。与同类教材相比，本书具有以下特色。

1. 项目引领，任务驱动，基于工作过程实践需求

从专业能力、社会能力和方法应用能力方面综合考虑，密切联系岗位实际，优化课程结构，整合和序化了相关领域的理论、知识和能力，由浅入深，循序渐进。以项目引领、任务驱动为基础，以直接参与任务过程获得职业知识经验的教学模式，将教学和训练紧密结合，课程内容与职业岗位技能需求相融合，立足岗位需求，突出能力，强调实用、够用。

2. 整合优化课程内容，构架模块化课程

(1) 模块结构。①专业基础："模块一　认识沟通与人际关系"，从宏观角度学习和掌握人际沟通与交流的基础知识，引领学生认识沟通、人际学与护理职业的关系，从而能顺利进入职业领域。通过基本知识和技能的学习，培养职业素质、职业情感和职业应用能力，为顺利完成模块二奠定基础。②专业技能："模块二　沟通在护理职业岗位工作中的应用"，从职业岗位的角度进行沟通技能的培养和训练。将前面所学的知识、理论应用在职业岗位中，突出社会化服务所需的职业应用能力的培养，力求"贴近职业岗位、贴近服务对象、贴近社会需求"。③职业礼仪："模块三　人际沟通中的礼仪应用"，以日常礼仪和护理工作关系为基础，突出礼仪在职业岗位中的应用。以沟通中的礼仪、行为姿态为基础，使学生养成良好的职业行为，促进良好的人际沟通。④就业应用："模块四　护生实习和职场应聘的沟通技巧"，以职业生涯为基础，"贴近学生、贴近就业"，突出职业就业所需知识和技能，为学生顺利融入社会打下良好基础。

(2) 模块内容。全书由 4 个模块 10 个项目 28 个任务构成。①每个模块均以项目为引导，案例为引擎，通过分析案例，解决问题，导出任务。②每个任务围绕知识学习目标和综合能力应用目标，通过"岗位专业基本知识"、"岗位职业基本技能"和"岗位专业相关知识"3 个部分来完成学习。

3. 理论、实践、评价一体化

本书以学生为主体，每个学习任务辅以情境训练、实训、考核、评价、知识链接、课后思维训练等内容。通过教学组织、学习、评价等活动，系统巩固基础知识，强化职业能力，丰富学生的知识面，开阔学生视野，培养学生的学习兴趣、逻辑思维和科学思维能力。通过"教—学—做—评价"，为师生提供选择和个人发展的空间，体现教学的科学性和灵活性。

4. 与执业考试相衔接，体现"双证书"人才培养需求

本书与最新护士执业考试大纲相衔接，全面涵盖其知识点，以提高学生获取执业资格证书的能力，体现了高职高专护理、助产等专业"双证书"人才培养的需求。

5. 图表并茂，简洁直观

本书的编写力求做到内容兼具思想性、整体性、层次性、渐进性、先进性、实用性和创新性，语言精练。情境训练、实训考核、评价均以表格显示，简洁、实用。精选图片，力求形象、真实、直观。

本书在编写过程中，承蒙各参编院校、参编教师及出版社的大力支持和通力合作，在此深表诚挚的谢意。由于编者水平有限，书中难免有错误和疏漏之处，敬请师生、同仁、专家和读者批评指正。

编　者

2012 年 7 月

《护理沟通技巧》

——基于工作任务学习领域课程模式框架

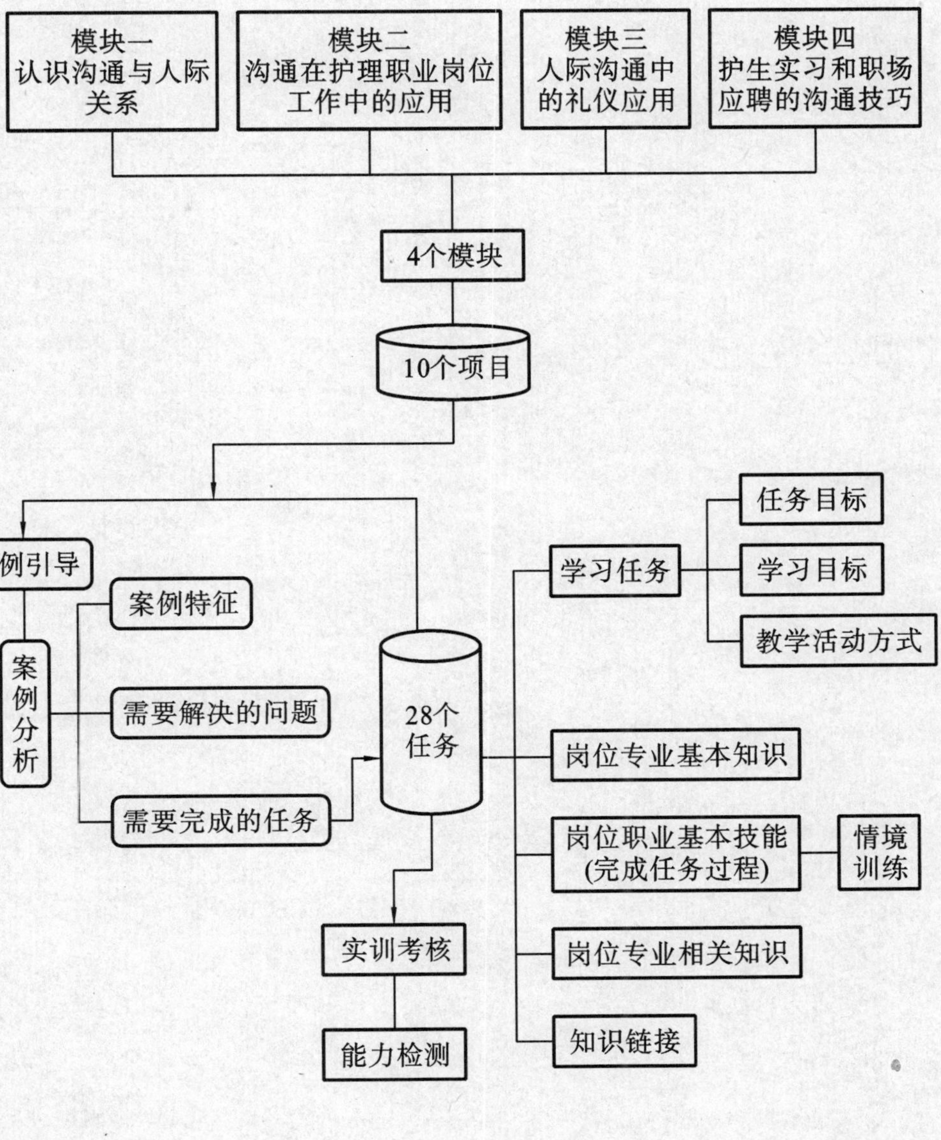

目 录

Mulu

模块一 认识沟通与人际关系

模块二 沟通在护理职业岗位工作中的应用

模块一

认识沟通与人际关系

Renshi goutong yu renji guanxi

项目一　认识沟通与人际沟通

项目二　认识人际关系与护理人际关系

项目一　认识沟通与人际沟通

案例引导

患者张某，男性，45岁，大专文化，因“患糖尿病多年，血糖持续偏高、视物模糊”入院后，常规血液检查发现其患有乙型病毒性肝炎（简称乙肝），并处于传染阶段。护士小刘作为张某的责任护士，接到化验单后，考虑了一下，至病房将张某唤出，将其带到宣教室进行告知血液检查结果和乙肝相关知识宣教。通过沟通，张某对乙肝相关知识有了一定的认识，表示会严格注意自己的行为，不将乙肝传染给他人，并对小刘的保护行为表示感谢。

案例分析

1. 案例特征

(1)“患者张某”和“护士小刘”在护患沟通过程中互为信息的发送者和接收者。

(2)“乙型肝炎，并处于传染阶段”体现出此次护患沟通的内容将涉及患者个人隐私的特殊性。

(3)“通过沟通，张某对乙肝相关知识有了一定的认识，表示会严格注意自己的行为，不将乙肝传染给他人”体现了护理人际沟通的调节作用。

2. 需要解决的问题

护士小刘考虑了一下，至病房将张某唤出，将其带到宣教室，告知血液检查结果，并对其进行乙肝相关知识宣教，表明乙型肝炎传染期是影响护患沟通的主要因素，要达到满意的护患沟通效果，必须对沟通和人际沟通相关知识有良好的认识，进而排除各种干扰因素。因此：

(1) 掌握人际沟通的过程及影响因素是护士需要解决的问题。

(2) 理解人际沟通相关知识是确保沟通有效进行的理论基础。

3. 需要完成的任务

任务一　认识沟通与人际沟通概述

任务一　认识沟通与人际沟通概述

学习任务

任务目标

1. 通过学习，能够鉴别影响人际沟通的各种因素，并在学习、生活及未来工作中给予关注。

2. 能够运用所学知识分析自身沟通能力情况，并不断改善。

学习目标

1. 解释沟通与人际沟通的概念。
2. 阐述人际沟通的过程及基本要素。
3. 熟悉人际沟通的类型及功能。
4. 了解护理人际沟通的意义。

教学活动方式

多媒体展示、小组讨论、案例解析、考核等。

岗位专业基本知识

一、沟通与人际沟通

（一）沟通与人际沟通的概念

1. 沟通

沟通原意为两水渠之间通过开沟使其相通的意思，现在引申为信息发送者遵循一系列共同规则，凭借一定媒介，将信息发送给信息接收者，并通过反馈达到理解的过程。

沟通活动常见的类型有自我沟通、人际沟通、组织沟通和大众传播。①自我沟通，即自己和自己的对话；②人际沟通，即少数人之间的沟通；③组织沟通，即组织和其成员、组织和其所处社会环境之间的沟通；④大众传播，即职业传播者通过大众传播媒介将大量的信息传递给众多的人。人际沟通是日常生活工作中最为常用的一种沟通活动。

2. 人际沟通

人际沟通是指人们运用语言或非语言符号系统进行信息（如思想、观念、身体动作等）交流沟通的过程。目的在于分享信息、传达思想、交流意见、表示态度、交流感情、表达愿望等。

人与人之间的相互作用必须通过人际沟通来进行。通过人际沟通，人们可以对别人产生影响，也可以对自己的行为进行调节。良好的沟通能力，对于个人的发展甚至整个社会的发展，都有重大意义。“传播学之父”威尔伯·施拉姆曾说过，我们在沟通的时候，总是努力想同谁确立“共同”的东西，即我们努力想“共享”信息、思想或态度。

（二）沟通的过程和基本要素

1. 人际沟通的过程

人际沟通是一个双向互动的过程，沟通双方互为信息的发送者和接收者，对信息进行反复的编码和解码过程。

在人际沟通过程中，信息发送者将所要表达的信息（如思想、观念等）译成接收者能够理解的一系列符号，通过一定的渠道（书面的渠道如信件、便签等，口头的渠道如交谈、演讲等，身体动作如手势、表情、姿态等）发送给信息的接收者。接收者把接收到的信息符号译成具有特定含义的信息后，加以理解并向发送者发出反馈信息。发送者通过反馈信息可以了解其想传递的信息是否被对方准确地接受。反馈使沟通成为一个交互的过程。

在人际沟通的过程中存在着许多干扰和扭曲信息传递的因素，通常称为干扰。干扰会对沟通的效果产生不良影响，需要沟通主体和沟通客体反复地进行信息发送和反馈，并不断调整，从而达到最佳沟通效果。人际沟通的过程可以用模式图表示，如图1-1所示。

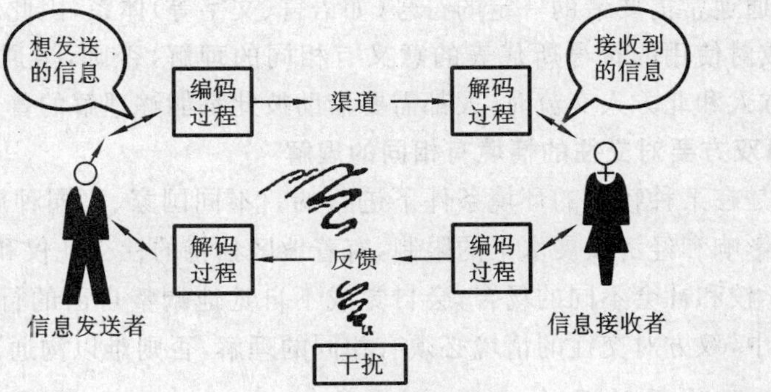

图 1-1　人际沟通过程模式图

2. 人际沟通的基本要素

在人际沟通过程中，有信息发送者、信息接收者、信息、渠道、反馈、干扰、环境共七个基本要素，具体含义分别如下。

（1）信息发送者　信息发送者是指在沟通过程中，发出信息的人。

（2）信息接收者　信息接收者是指在沟通过程中，接收信息的人。在沟通的互动过程中，双方互为信息的发送者和接收者。

（3）信息　信息就是发送者所发送的内容，是由发送者要与接收者分享的思想和情感组成的。具有某种意义的信息必须转化成符号才能表达出来，沟通的双方才能够交流。沟通符号是人类在社会交往中不断实践而创造出来的，是一种代表人的思想、意愿的通用记号或标志，如文字、图像、声音、记号、表情、姿势或具有特殊象征意义的具体事物等。所有的沟通信息都是由语言和非语言两种符号组成的。

(4) 渠道　渠道也称媒介或传播途径。在沟通过程中,人们既依靠语言和非语言符号发出信息,也通过视觉、听觉、触觉、味觉、嗅觉来接收信息。传递信息时采用的途径越多,就越利于接收者对信息的理解。

(5) 反馈　反馈即信息发送者与信息接收者之间的相互反应。通过反馈,信息接收者对接收到的信息进行处理以后,再将信息发送给信息发送者,这是确保沟通效果的一个重要环节。

(6) 干扰　干扰来自于参与者自身或外在的所有影响或妨碍信息沟通的因素。

(7) 环境　环境是指沟通发生的地点和周围条件。

(三) 人际沟通的特征

1. 在沟通活动中,沟通双方一般互为主客体

人与人之间的信息沟通不是单向的信息传递过程,而是沟通双方之间双向的信息交流。主体是指沟通活动的发起者,客体是指沟通活动的受体,即主体的沟通对象。

2. 沟通双方可以互相影响

人们在进行沟通时及完成沟通后,各自的心理和行为都会受到一定的影响。人们进行沟通的目的不是为了获取信息,更重要的目的是使双方的思想和行为得到某种程度的改变。

3. 沟通双方使用统一的或相同的符号体系

人际沟通通常需要借助一定的符号(如语言、文字等)体系,因此,双方必须使用统一的符号,或对使用的符号所代表的意义有相同的理解,否则,沟通就难以进行。例如,我国南方人和北方人交流时,大都需要借助彼此都能够理解的普通话。

4. 沟通双方要对交往的情境有相同的理解

沟通总是在某种特定的环境条件下进行的。不同国家、不同种族,受当地历史文化等因素的影响和经济发展水平的限制,有着地区独特的社交礼仪和沟通方式。每个人在家庭、学校和社会不同的场合,会自觉或不自觉地调整自己的行为以适应这些场合。在沟通中,双方对交往的情境必须有相同的理解,否则难以沟通。

(四) 人际沟通的层次

1. 一般性交谈

一般性交谈多是为应酬需要而进行的表面性、应酬性的交谈,也可以作为进一步沟通的起点。常常涉及天气、问候等日常话题,例如:"今天天气不错"、"吃饭了么"、"最近过得怎么样"等。

2. 陈述事实

陈述事实是指将已经发生的事情表述清楚,不涉及个人感情。这是相互了解与沟通的第一步,这对于了解相对完整的事实与经过很重要。在护理工作过程中,护士通过刚入院患者对病史的描述,了解其疾病的发展过程,也可以通过患者对躯体症状的描述,及时发现病情的异常变化。

3. 交流看法

交流看法是指当沟通达到这一阶段时,双方相互的信任基本建立起来,或者是有较明显的、解决冲突的愿望。沟通双方相互交流、分享个人的想法与判断,这是了解某个人内心对事实看法和想法的必经步骤。

4. 分享感情

分享感情是指某个人对某件事情，不仅有看法，还会出现相应的情绪感受与反应（图 1-2）。能够彼此分享感情的沟通是最有效的沟通。在护患沟通过程中，护理人员若能够表示出对患者病痛和行为的理解，有利于双方建立良好的信任关系，提高患者的治疗依从性。

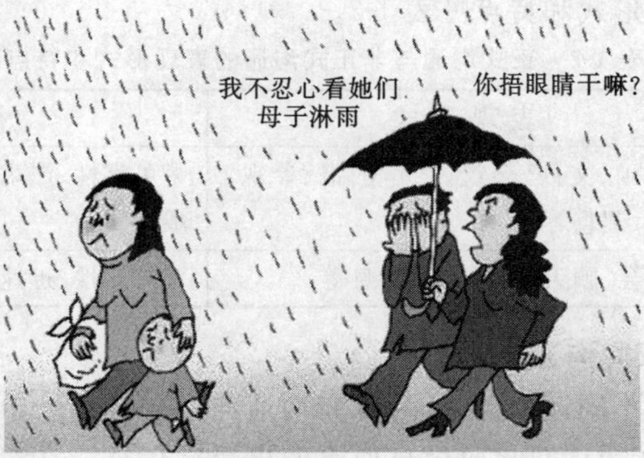

图 1-2 分享感情

5. 共鸣性沟通

共鸣性沟通是指与对方有相似的经历或对对方说的事情有同感。这是沟通的最高层次，使沟通双方达到了短暂的、高度一致的感觉。

二、人际沟通的类型及功能

（一）人际沟通的类型

根据沟通符号、沟通渠道、沟通方向、沟通流向、沟通意识等因素，可以将人际沟通进行以下不同的分类。

1. 语言沟通与非语言沟通

根据沟通是否借助文字符号，可将沟通分为语言沟通和非语言沟通。

（1）语言沟通　语言沟通是以语言文字为媒介的一种准确、有效、广泛的沟通形式，也是人类最普遍的沟通方式。根据语言的表达方式，又可将语言沟通分为口头沟通和书面沟通两种，两者的表现形式和特点如表 1-1 所示。

（2）非语言沟通　非语言沟通是通过非语言媒介（如表情、眼神、姿势、身体动作等）实现的沟通。

表 1-1 语言沟通的表现形式和特点

语言沟通类型	表现形式	特点
口头沟通	交谈、演讲、讨论、传闻等	亲切、反馈快、弹性大、双向性、不可备查性
书面沟通	阅读、写作、便签、记录、通知、论文、著作、期刊等	正式、准确、权威性、可备查性

2. 正式沟通与非正式沟通

按照沟通渠道的不同,可将沟通分为正式沟通与非正式沟通。

(1) 正式沟通　正式沟通是指在一定的组织系统中,通过明文规定的渠道进行受组织监督的信息传递与交流。

(2) 非正式沟通　非正式沟通是指在正式组织系统以外进行的信息传递与交流,非正式沟通不受组织系统的监督和限制,可自行选择沟通渠道。

两者常见的表现形式和特点见表 1-2。

表 1-2　正式沟通与非正式沟通的表现形式和特点

沟通类型	表现形式	特点
正式沟通	公函、文件、会议、工作汇报、参观、访问、调查等	可靠性、严肃性、约束性、保密性、权威性
非正式沟通	聚会、聊天、传播小道消息等	灵活性、迅速性、真实性

3. 单向沟通与双向沟通

根据沟通方向的不同,可将其分为单向沟通与双向沟通。单向沟通时,信息发送者只发出信息,信息接收者只接收信息而不发出反馈信息。在双向沟通过程中,沟通双方地位不断变换,互为信息的发送者和接收者。

4. 纵向沟通和横向沟通

按照沟通流向的不同,可将沟通分为纵向沟通和横向沟通。

(1) 纵向沟通　纵向沟通指上、下级之间的沟通,分为下行沟通和上行沟通。下行沟通又称下沟通,是指组织中地位较高的成员主动与地位较低的成员沟通。上行沟通又称上沟通,是指组织中地位较低者主动与地位较高者的沟通。

(2) 横向沟通　横向沟通即平行沟通或水平沟通,是组织中身份和地位相仿者之间的沟通。平行沟通可以协调人际关系,增强成员间的友谊,提高团体的凝聚力。

5. 有意沟通与无意沟通

按照沟通的意识性是否明确,可将沟通分为有意沟通与无意沟通。在大多数情况下,沟通都是具有一定目的的有意沟通。

(二) 人际沟通的功能

1. 心理功能

个体有与他人交往、结群并希望有人陪伴的内在心理需要。通过与他人沟通,可以满足彼此互动的需求并使人感到愉快与满意。"了解自己,了解别人"是沟通的核心功能和基本目的。通过沟通可以探索自我以及肯定自我。在沟通时,人们往往能够从他人口中得知自己有什么专长或特质,与他人沟通后所得的结果,往往是自我肯定的来源。人都想被肯定、被重视,这些都可以在沟通互动中寻找到部分答案。

2. 社会功能

人是社会的动物,人与他人相处的需求与食物、水、住所等同等重要。如果人与其他人失去了相处的机会与接触,大都会产生一些症状,如产生幻觉、丧失运动功能、变得心理失调等。通过沟通,可与他人确立各种良好的人际关系,如朋友、师生、同学、恋人等关系。

知识链接

"感觉剥夺"实验

1954年,加拿大麦克吉尔大学的心理学家首先进行了"感觉剥夺"实验:实验中给被试者戴上半透明的护目镜,使其难以产生视觉;用空气调节器发出的单调声音,限制其听觉;手臂戴上纸筒套袖和手套,腿、脚用夹板固定,限制其触觉。被试者单独呆在实验室里,几小时后开始感到恐慌,进而产生幻觉……在实验室连续呆了三四天后,被试者会产生许多病理心理现象,如出现错觉、幻觉、注意力涣散、思维迟钝、紧张、焦虑、恐惧等,实验后需数日方能恢复正常。

这个实验表明,大脑的发育、人的成长成熟都是建立在与外界环境广泛接触基础之上的。只有通过社会化的接触,更多地感受到和外界的联系,人才可能更多地拥有力量,更好地发展。

3. 决策功能

人类无时无刻不在做决策,不论是否要去看电视,明天要穿哪一套衣服,或者是否该给对方一个微笑,都是在做决策。有时是靠自己就能决定的,有时候是在和别人商量后一起做的决定。而沟通满足了决策过程中两个功能,即促进资讯交换与影响他人。

正确和适时的资讯是做出有效决策的钥匙,有些经由自己的观察、阅读,有些是从传播媒体得来的资讯,但也有时是经由与他人沟通而获得的许多资讯。通常也可以借沟通来影响他人的决策,如和朋友去买衣服,朋友的询问意见与你的传达意见之间的互动就可能会影响到结果。

三、人际沟通的影响因素

人际沟通的效果受多种因素的影响,沟通过程中的各个要素,如信息发送者和信息接受者的个人因素,信息的传送渠道、环境等都会对其产生影响,较为常见的影响因素可归结为环境因素和个人因素。

(一) 环境因素

影响人际沟通的环境因素主要指噪声、距离和隐秘性因素这三类。

1. 噪声

安静的环境是保证沟通效果的重要条件之一。在进行人际沟通时,所处环境当中可能会有各种吵闹声、电话铃声、车辆声、笑声等与沟通无关的噪声,这些会分散沟通者的注意力,干扰沟通信息的传递。

2. 距离

沟通双方之间的距离不仅会影响沟通者的参与程度,还会影响沟通过程中的气氛。一般而言,沟通双方之间较近的距离有利于促进其形成亲密、融洽、合作的气氛,而较远的距离则易形成防御甚至敌对的氛围。

3. 隐秘性因素

当沟通内容涉及个人隐私时，若有其他人员（如同事、朋友、亲友等）在场，将会影响沟通的深度，如图 1-3 所示。因此，沟通时应特别注意保持环境的隐秘性，有条件时，最好选择无其他人员在场的环境，无条件时，应注意降低音量，避免让他人听到。

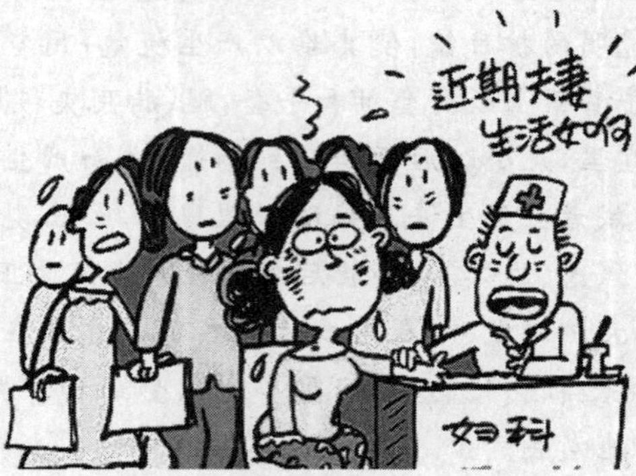

图 1-3　影响沟通的隐秘性因素

（二）个人因素

影响人际沟通的个人因素主要包括生理因素、心理因素、年龄因素、文化因素和语言因素等方面。

1. 生理因素

沟通者永久性生理缺陷或暂时性生理不适，都可影响沟通的有效性。

（1）永久性生理缺陷　永久性生理缺陷是指感官功能不健全（如听力、视力障碍等）和智力不健全（如弱智、痴呆等），对沟通能力有长期、持续的影响，需要采用特殊的沟通方式。

（2）暂时性生理不适　暂时性生理不适包括疼痛、饥饿、疲劳等暂时性生理不适因素。这些生理因素将暂时影响沟通的有效性，当这些因素得到控制或消失后，沟通可以正常进行。

2. 心理因素

人际沟通的效果往往受到沟通者情绪、个性、态度等心理因素的影响。

（1）情绪　情绪是指一种具有感染力的心理因素，可直接影响沟通的有效性。一般而言，轻松、愉快的情绪可增强沟通者沟通的兴趣和能力；焦虑、烦躁的情绪将干扰沟通者传递、接受信息的能力。

沟通者特定的情绪状态常会导致对信息的误解：当沟通者处于愤怒、激动状态时，对某些信息会出现过度的反应；当沟通者处于悲痛、伤感状态时，对某些信息会出现淡漠、迟钝的反应，从而影响沟通的效果。

（2）个性　个性是指个人对现实的态度和行为方式所表现出来的心理特征，是影响沟通的重要因素之一。一般情况下，热情、直爽、健谈、开朗、大方、善解人意的人容易与他人沟通，而冷漠、拘谨、内向、固执、孤僻、以自我为中心的人很难与他人沟通。

（3）态度　态度是指个人对其接触客观事物所持有的、相对稳定的心理倾向，并以各种不同的行为方式表现出来，它对人的行为具有指导作用。真心、诚恳的态度有助于沟通的顺利进行，而缺乏实事求是的态度可导致沟通障碍。

3. 年龄因素

年龄因素也是造成沟通障碍的个人因素之一。与年龄过小的患者沟通时，要考虑其对事物的理解能力，调整表达语言的方式；老年患者由于机体生理机能退化，听力下降，沟通时应注意适当地提高音量。

4. 文化因素

文化因素包括沟通者的知识、信仰、习俗和价值观等，它调节和规定人的行为。不同的文化背景很容易使沟通双方产生误解，造成沟通障碍。

5. 语言因素

语言是人际沟通过程中最常用的信息交流工具。语言的音调、语法、语义、措辞及语言的表达方式都会影响沟通的效果。语言不通，或是对同一词汇或句子有不同的理解，都会使交流和沟通变得困难，如图 1-4 所示。

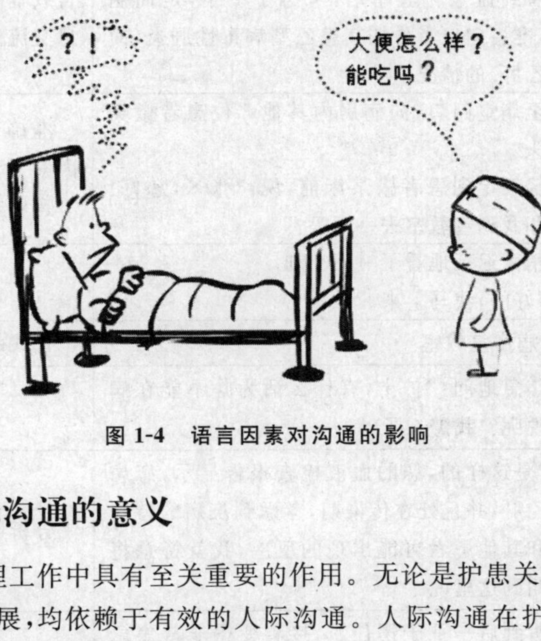

图 1-4 语言因素对沟通的影响

四、护理人际沟通的意义

人际沟通在护理工作中具有至关重要的作用。无论是护患关系的建立，还是医护关系、护际关系的发展，均依赖于有效的人际沟通。人际沟通在护理工作中的主要作用包括连接作用、精神作用和调节作用。

（一）连接作用

沟通是人与人之间情感连接的主要桥梁，在建立和维持人际关系中具有重要作用。在护理工作中，沟通同样是护士与医务工作者、患者之间情感连接的主要纽带。

（二）精神作用

沟通可以加深积极的情感体验，减弱消极的情感体验。通过沟通，患者之间可以相互诉说各自的喜怒哀乐，从而增进彼此的情感和亲密感；通过沟通，患者可以向医护人员倾诉，以保持心理平衡，促进身心健康。

（三）调节作用

通过提供信息，沟通可增进人们之间的理解，调控彼此的行为。护理人员通过与护理对象有效沟通，可帮助护理对象掌握相关的健康知识，正确对待健康问题和疾病，建立健康的生活方式和遵医行为。

完成任务过程

根据案例特征，在完成护患沟通的过程中加深对沟通与人际沟通相关知识的理解。护患沟通任务情境如表 1-3 所示。

表 1-3　护患沟通任务情境

任务过程	任务情境		要点说明
	角色	沟通行为	
沟通前准备	护士小刘	仪表端庄，服饰符合职业要求 查阅患者病历，了解病情 看到血液化验单后，考虑了一下，走向病房，准备向患者告知其患乙型病毒性肝炎（简称乙肝）的情况	人际沟通是指人们运用语言或非语言符号系统进行信息交流沟通的过程
沟通过程	护士小刘	至病室门口，向病房内其他 3 位患者微笑点头。 轻轻走到患者张某床前，说：“张×，您好！能和我到宣教室去一下吗？”	准确评估影响沟通的环境因素 运用非语言、语言沟通方式
	患者张某	稍微迟疑地看了一下小刘 “好的，我马上来。”	—
	场所转换：病房宣教室		正式的、有意沟通
	患者张某	焦急地问：“护士，有什么话为啥不能在病房说呢？我怎么了？”	—
	护士小刘	“是这样的，您的血液检查报告显示，您患有乙肝，并且处在传染期，考虑到疾病的特殊性和其他患者可能出现的反应，我就特意将您叫到这里说。”	分析影响沟通的隐秘性因素
	患者张某	听到后一下子愣住了，接着变得非常焦急而沮丧，站起来焦急地来回踱步 “护士，我怎么会得乙肝呢?! 这可怎么办?!”	可能影响沟通效果的个人因素
沟通过程	护士小刘	“您别急，经过治疗还是可以很好控制疾病发展的，我给您介绍一下乙肝相关的知识，好吗？”	—
	患者张某	稍微点头，坐了下来，不好意思地笑笑 “好的。我就是心里有点慌。”	应注意观察患者的非语言信息，评估其心理状态
	护士小刘	态度真诚、尊重、友善 “没关系，我能理解。如果是我，也会感觉心里特别慌乱的。”	对患者的非语言信息进行解读并做出适当的反应 沟通层次为分享感情

续表

任务过程	任务情境		要点说明
	角色	沟通行为	
沟通过程	护士小刘	向患者详细介绍乙肝的病因、临床表现、治疗和护理情况。并做了关于如何防止传染给他人的宣教	—
	患者张某	对乙肝有了较为全面认识，焦虑情绪明显减轻	体现了护理人际沟通的精神作用和调节作用
结束交谈	患者张某	“小刘，谢谢你为我想得这么周到，我也会多注意，不把疾病传染给别人。”	体现了护理人际沟通的调节作用
	护士小刘	“不用客气！也谢谢您的理解和配合。”	沟通过程结束

能力检测

一、名词解释

1. 人际沟通
2. 语言沟通
3. 非语言沟通

二、填空题

1. 在人际沟通过程中，有________、________、________、________、________、________和________共七个基本要素。

2. 人际沟通在护理工作中的主要作用包括________、________和________。

3. 根据沟通是否借助文字符号，分为________和________。

4. 根据语言的表达形式，可将语言沟通分为________和________两种形式。

三、选择题

(一) A_1 型题

1. 下列属于语言沟通的是(　　)。

A. 表情　B. 眼神　C. 书信　D. 点头　E. 站姿

2. 影响人际沟通效果的因素中，属于环境因素的是(　　)。

A. 躯体疼痛　B. 听力障碍
C. 沟通双方距离较远　D. 沟通双方价值观不同
E. 沟通双方信仰不同

(二) A_3 型题

患者，男性，56 岁，小学文化，胃癌术后 1 天，患者女儿一直在旁照顾。护士早上查房时准备对其讲解术后进行康复运动的相关知识。患者由于伤口疼痛而表现烦躁，对宣教内容毫无兴趣，护士最终不得不终止健康宣教。

3. 此次护患沟通失败的原因是(　　)。

A. 患者伤口疼痛　　B. 患者文化程度低
C. 患者女儿在场　　D. 护士宣教内容不合适
E. 患者年龄较大

4. 影响护患沟通的生理因素主要是(　　)。
A. 伤口疼痛　　B. 患者文化程度低
C. 患者女儿在场　　D. 护士宣教内容不合适
E. 患者年龄较大

四、简答题

1. 人际沟通的特征有哪些?
2. 请列举人际沟通的功能?

五、论述题

1. 叙述人际沟通的过程。
2. 叙述护理人际沟通的意义。

(王　蕾)

案例引导

产妇张某,女性,30岁,第一胎,顺产。责任护士小李至病房了解母乳喂养状况,张某带着哭腔焦急地问:"护士,你快看看,我的宝宝怎么一直哭呢?要怎么办才好呢?"护士小李轻声安慰张某,与其交流沟通后,产妇掌握了正确的哺乳方法并成功完成第一次喂乳,产妇情绪稳定,新生儿安静不吵闹。

案例分析

1. 案例特征

(1) 产妇张某"带着哭腔焦急地问"是借助语言和非语言符号向护士发出需要帮助的信息,表现出迫切需要护士对其问题予以解答、指导的心情。

(2) "护士小李轻声安慰"体现了护士语言沟通时表达富有情感性的原则。

(3) "产妇掌握了正确的哺乳方法并成功完成第一次喂乳,产妇情绪稳定,新生儿安静不吵闹"说明本次语言沟通有效,也反映出有效的语言沟通对患者身体、心理状态的影响。

2. 需要解决的问题

(1) 如何与患者进行有效的语言沟通是护士需要解决的问题。

(2) 掌握各种语言沟通技巧是确保沟通有效进行的基本保证。

3. 需要完成的任务

任务二　认识护理语言沟通

任务三　掌握护理语言沟通技巧

任务二　认识护理语言沟通

学习任务

任务目标

1. 在护患交往的过程中,体现出良好的语言沟通素养。
2. 能够根据生活、工作中的情境,选择恰当的语言沟通方式。

学习目标

1. 掌握护理语言沟通的原则。
2. 熟悉交谈的过程和方法。
3. 了解护理书面语言沟通。

教学活动方式

多媒体展示、模拟情境、案例解析、小组讨论、考核等。

岗位专业基本知识

一、护理语言沟通概述

(一) 语言和言语

语言(language)是以语音或字形为物质外壳,以词汇为建筑材料,以语法为结构规则而构成的体系,由语音、词汇、语法三部分组成。语言是人类在长期的社会活动中创造的、由声音和意义相结合、约定俗成的表达观念的符号系统。人类创造了语言之后又创造了语言的视觉形式——文字。人们借助语言保存和传递人类文明的成果。通过语言器官或手的活动把所要表达的思想说出或写出来,所以语言的表达包括说和写两种形式。

知识链接

目前全世界大约有多少种语言?

全世界的语言种类很多,专家估计有5000~7000种。根据1979年德国语言学家的统计,当时世界上已经查明的语言有5651种;美国杂志《纽约客》统计后描述为"成百上千种";《大不列颠百科全书》称有"近千种";世界最畅销书籍《圣经》的外语译本截至1997年就达2197种,证明世界语言种类应多于2197种。迄今比较精确的统计数字来自人类学家,他们通过研究发现世界语言有

6809 种。

言语(speaking)是人们使用语言工具来传递某种信息的活动,是对语言的运用。言语的形式包括用来进行交际的外部言语和伴随思维进行的、不出声的内部言语两种。外部言语又可分为口头言语和书面言语,口头言语又包括对话言语和独白言语两种。

言语不同于语言,但两者又密不可分。要使言语为人所理解,并使它产生效果,必须有语言,但是,要使语言能够建立,必须有言语。言语活动要以语言作为工具,而离开了言语的语言也就变成了死的语言。

(二) 语言沟通的分类

语言沟通是指以语、词、符号为载体实现的沟通。根据语言的表达形式,语言沟通主要分为口头语言沟通和书面语言沟通两种类型。

1. 口头语言沟通

口头语言沟通(简称口头沟通)是指借助语言进行的信息传递与交流,如交谈、演讲、电话联系、讨论等。

2. 书面语言沟通

书面语言沟通(简称书面沟通)是指借助文字进行的信息传递与交流,是对有声语言符号的标注和记录,如便签、书信、书籍等。

(三) 护理语言沟通的基本原则

1. 尊重他人

尊重是确保沟通顺利进行的首要原则。在与患者的沟通过程中,护士应将对患者的尊重、友好置于第一位,切记不可伤害患者的尊严,更不能侮辱患者的人格。

2. 表达规范

言语表达必须符合语言规则或规范,也就是要符合语法和语义。与患者进行口头语言沟通或书面语言沟通时,护士应注意做到发音纯正、吐字清楚,用词朴实、准确,语法规范、精练,同时要有系统性和逻辑性。

3. 目的明确

在言语交流中医护人员通过话语来传达自己的意图,患者则透过话语来领悟其真实意图。护患之间的语言沟通是一种有意识的沟通活动,护士无论是向患者询问一件事,说明一个事实,还是提出一个要求,均应做到目标明确、有的放矢,以达到有效沟通的目的。

4. 表达时富有情感

在语言沟通过程中,护士应以真心诚意的态度,从爱心出发,加强与患者的情感交流,努力做到态度谦和、语音温柔,使患者感到亲切。护士在面对患者时,不应出现不耐烦、厌恶等负面情绪,给患者造成不必要的心理负担。

5. 注意语言的艺术性

优美、文雅的语言,轻柔的语调,适当的语速,是护士良好道德修养的体现,不仅可以拉近医护人员与患者和家属的距离,还可以化解医患、护患之间的矛盾。

二、护理人员的口头语言沟通

在临床护理工作中，绝大多数的护患沟通都是通过口头形式进行。口头语言沟通包括交谈、讨论、演讲等多种形式，其中交谈是护理工作中最常用的口头语言沟通形式。

借助交谈，护士能够与患者建立起良好的护患关系，更好、更全面地收集有关信息，了解患者的心理状况，为制订各项护理计划提供充分的依据，为患者提供各种疾病、健康相关知识及心理支持，促进患者的身心健康，提高护理质量。

（一）交谈的含义

交谈是指一方或双方为了某一个目的，以对话的方式，相互进行信息交流的过程。在护理工作的整个过程中，护理人员均需与患者、患者家属及其他医务工作者进行有效的交谈，建立良性人际关系，发展和促进良好的护患关系，及时满足患者的身心需要，使患者早日康复，确保各项工作协调一致进行。

（二）交谈的特点

（1）互动性　交谈时，一方要根据另一方的反应做出相应的反应，而且听者和说者的地位随着交流的需要不断转化，所以它具有“过程互动性”特质。在这样的人际互动中，人们学习并完善交际技巧、沟通方式，成功地完成向社会人转化的过程。

（2）目的性　交谈是有意识的，需要参与者将谈话的焦点保持在一个特定的话题上，这就是交谈的目的性，一般的谈话可以涉及各个方面，特定的交谈需要有较为明确的交谈目的，即特定的交谈对象和特定的话题。

（3）程序性　正式的交谈具有程序性，分为交谈的启动、转入正题和交谈结束三个阶段。

（三）交谈的类型

在护理工作中，常用的交谈类型有以下几种。

1. 个别交谈与小组交谈

根据参与交谈的人员数量，可将交谈分为个别交谈与小组交谈。

（1）个别交谈　个别交谈是指在特定环境中两个人之间进行的、以口头语言为载体的信息交流。

（2）小组交谈　小组交谈是指3人或3人以上的交谈。为了保证效果，小组交谈最好有组织者；参与人员的数量最好控制在3～7人，最多不超过20人。

2. 面对面交谈与非面对面交谈

根据交谈的场所和接触的情况，可将交谈分为面对面交谈与非面对面交谈。

（1）面对面交谈　交谈双方同处一个空间，均在彼此视觉范围内，可以借助表情、手势等肢体语言帮助表达观点和意见，使双方的信息表达和接受更加准确。护患交谈多采用此种形式。

（2）非面对面交谈　随着现代科学技术的快速发展，人们可以通过电话、互联网等方式进行非面对面交谈。在非面对面交谈时，交谈双方可不受空间和地域的限制，也可以避免面对面交谈时可能发生的尴尬场面，使交谈双方心情更加放松、话题更加自由。

3. 一般性交谈与治疗性交谈

根据交谈的主题和内容,可将交谈分为一般性交谈与治疗性交谈。

(1) 一般性交谈　一般性交谈通常用于解决一些个人或家庭的问题。交谈的内容比较广泛,一般不涉及健康与疾病问题。

(2) 治疗性交谈　治疗性交谈一般用于解决健康问题或减轻病痛、促进康复等问题。护患之间交谈多为治疗性交谈。交谈中要注意手势不要太多、动作幅度不要过大,以免患者产生畏惧或厌烦心理。

4. 正式交谈与非正式交谈

根据交谈的性质和要求,可将交谈分为正式交谈与非正式交谈。

(1) 正式交谈　正式交谈是指有明确目的、详细安排的交谈,如护士对患者的入院宣教、辅助检查前注意事项宣教等。

(2) 非正式交谈　非正式交谈是指较为随意、目的性不强的交谈,如护士与患者、家属或其他医务工作者之间的日常对话。

(四) 护患交谈的一般方法

护患交谈有别于一般性的交谈,话题多围绕患者疾病的诊疗和护理过程进行。它是以患者为中心,在于帮助患者提高对自身疾病的了解、认识,有助于医疗和护理工作的顺利进行,是以情感关怀、促进治疗和康复、提高患者生活质量为目的的交流。交流时要有一定的针对性,切实为患者着想,使患者对医院、医师、护士有信任感。

1. 交谈的启动

启动阶段是交谈能否顺利进行的关键时期。以尊重、真诚的态度,取得对方的好感和信任,建立一种融洽的护患关系,这是成功谈话的良好开端。

护士与患者交谈的启动,大多是以日常对话开始的,如"您好"、"今天气色不错"、"身体舒服吗",这些日常对话听起来没什么大用,但却是必不可少的。这类对话大家都很熟悉,可以不拘形式,也无需顾虑,有利于护患间建立比较轻松、融洽的交谈氛围。当然这些日常对话也要注意度的把握。

知识链接

什么样的话算日常对话呢?

与日常生活相关的话题,如:天气、饮食、读书、交通、孩子、家务等;休闲娱乐、化妆、时装、股市、汽车、住房改革、电子宠物、网络微博等;国内外重大新闻事件等。

在护患交谈的启动阶段,护理人员应注意以下几点。

(1) 保持良好个人形象,给患者留下良好的"第一印象"。

(2) 在交谈开始时,就应有明确的目的,确立一个谈话的"基调",即以什么身份、用什么态度和方式、与患者进行什么内容的对话。

(3) 通过初步交谈,了解对方的一些基本情况,以便在下一步谈话中不触犯对方的忌讳，使谈话更加愉快和顺利。

(4) 交谈中，调动起患者和家属表达的热情，以便使交谈得以顺利进行。

(5) 适时将话题导入谈话的主题。

2. 转入正题

在将谈话转入正题时，为了防止他人感到内容来得突然，可采用以下的小技巧。

(1) 因势利导，逐渐把谈话转入正题。可以从谈论与主题相关的生活小事入手，将交谈引入正题。

(2) 适当地提问。交谈在顺利启动以后，护患之间建立了基本的信任关系，护士可以根据交谈的目的，提出一些相关的问题。在护理工作过程中，提出开放式问题是较为常用的方式，有利于护理人员获得较为全面、真实的信息。提问时应有足够的时间让患者考虑和回答，切忌不间断地发问。如果提问的方式使患者不能接受，或患者对一些问题回避，不做出回答时，应根据实际情况向患者进行说明。

(3) 使用谈话技巧，使偏离主题的交谈转入正题。由于护患交谈的特殊性，护士与患者的交谈往往难以持续很长时间，当对方谈话离题太远时，可以想办法将谈话尽早转入正题。如用一些简短的插话、短暂的沉默或展示一下与谈话正题有关的物品等方法启发、引导其回到正题。

3. 交谈结束

在人际交往中，说好第一句话固然重要，但是也不能忽视结束语的作用。如果说开头第一句话是一份美味的开胃水果，那么结束语就是一杯香浓的咖啡，让人回味无穷。

(1) 护患交谈结束时，应注意以下几点。

① 重复主题　在谈话结束时，有时为了强调谈话的内容，防止对方没记住或没听清楚，可以把主要内容简单重复一下。

② 选择合适的时机终止交谈　每次谈话，都有一个很自然的终止点。恰到好处地结束谈话，这是谈话中不可忽视的最后一步。当双方的谈话转入正题之后，谈话者就应抓住时机，尽量使谈话的主题全面展开。当谈话的主题已经全面展开，并进行圆满的交谈后，谈话者就应该考虑结束谈话，抓住双方交谈情绪转高时，见好就收，否则当双方都感到疲乏和厌倦时再结束谈话，是很笨拙的结尾方式。例如，与患者谈话快结束时，正好有亲属来探望，此时，应抓住这个时机结束谈话。说一声："好的，你们聊吧，我该走了……"

③ 礼貌结束　在谈话结束时切忌"不辞而别"。当谈话主要内容都已完成，谈话者需说一些必要的客气话，如"谢谢"、"给您添麻烦了"、"打扰您休息了"等。

④ 认真记录　在正式的治疗性交谈时，如护士进行病史收集、术前指导、出院宣教等，在交谈过程中或结束后都应及时做好记录。为了避免引起患者紧张或误解，应做好解释工作。

(2) 常用结束语类型　恰当的结束语一定要根据当时的对象、场合、情境来选择。我们要能够驾驭情境，审视对象，选择正确、得体的话语结束交谈。护理工作中常用的结束语有以下几种类型。

① 感谢式收尾　当谈话的主要内容都已完成，谈话者可使用一些必要的客气话，如"多谢您的帮助"、"感谢您的配合"、"给您添麻烦了"等，会获得一个良好的谈话结

局。感谢式的收尾方式具有较强的礼节性，它的基本特征是用“客气话”作为交谈的结束语，这样的结束方式应用非常广泛，在日常的生活、学习、工作的交谈中都是适宜的。

② 关照式收尾　这种收尾方式是交谈双方说完了自己的思想、意见或流露了某些内心意向之后，觉得有些话带有一定的范围性、对象性、保密性，不便于传播给他人，因此在结束交谈时要对此特别关照。如“刚才谈话中涉及的一些问题是为了疾病治疗和护理需要，我们会对您的个人隐私保密，请您放心。”入院的患者中，尤其是妇产科、皮肤科的患者，入院后对其隐私问题涉及得较多，不仅在交谈的过程中要注意患者隐私的保护，在谈话结束时，更要注意对患者进行说明，以减少患者因担心隐私泄露而导致的强烈紧张、不安心理。

③ 征询式收尾　在交谈完之后，可以根据交谈目的，向对方征求意见、要求等。征询式的收尾往往给人谦逊、仔细、周到和稳重的印象。对方听到之后，会有一种受到尊重、倍感亲切的感觉，有利于双方之间保持融洽的关系。

例如，患者张某准备做子宫肌瘤切除手术，护士小李了解了其身体状况有无异常，并详细解释术前的一些注意事项，在交谈即将结束时其交谈内容如下。

护士小李：“张阿姨，刚才我说的您还有什么不清楚的没有？”

张某摇头：“没有，都明白了。”

护士小李：“好的，谢谢您的配合，打扰您了，如果您还有什么不清楚的请按铃叫我，我再和您解释。”

张某：“好的，谢谢，再见！”

护士小李：“再见！”

④ 祝愿式收尾　这种收尾方式不仅具有较强的礼节性，还具有极大的鼓励性。在护患关系接近结束期，患者疾病得到了治愈或者接近康复，护患交谈在结束时，经常会使用此类交谈结束语。如“再见，祝您健康”、“再见，祝您早日康复”。

（五）护理人员的口头语言修养

1. 礼貌性

礼貌用语体现出对交谈对象的尊重，是护士与患者沟通满意的前提，使用时要注意以下几方面。

① 患者初到时，要有欢迎声，如：“您好！”

② 患者进行治疗时，要有称呼声，如：“3 床，张×，我现在要为您做口腔护理，请您配合一下！”

③ 操作失误时，要有道歉声，如：“真抱歉，这一针没给您打好，我去请经验更丰富的护士帮您打好么？”

④ 与患者合作时，应有感谢声，如：“谢谢，您配合得很好。”

⑤ 遇到患者时，有询问声，如：“您好！张×，昨晚休息得怎样？”

⑥ 接电话时，有问候声，如：“您好！这里是××医院××病房，请问有什么可以帮助您？”

⑦ 患者出院时，有送别声，如：“保重”、“祝您早日康复”。

2. 规范性

语言的规范性是指语义准确、语音清晰、语调适宜、语法规范、语速适当、音量适中。护患沟通时应结合专业特点，对患者解释病情时既要注意内容的科学性、准确性，又要尽可能使内容通俗易懂，避免使用患者难以理解的专业术语。

3. 治疗性

希波克拉底曾说过，医生可以利用两种东西治疗疾病，一是"药物"，二是"语言"。伤害性、刺激性、消极暗示性的语言能"致病"（图 1-5）；鼓励性、劝说性、积极暗示性的语言能治病。在护患沟通过程中，护士的语言使用得当可以起到辅助治疗、促进康复的作用，使用不当则可以产生扰乱患者情绪、加重病情的后果。

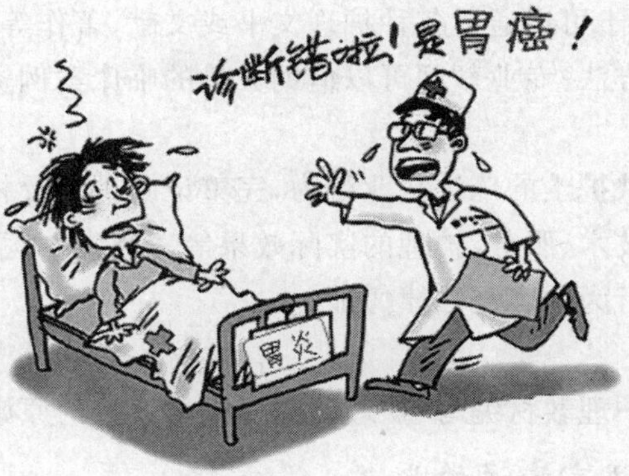

图 1-5　如此告知病情

4. 道德性和法律性

在护患沟通过程中，措辞委婉、不伤害患者自尊心、保护患者隐私是护理人员应该具备的最基本的道德品质。患者可能会有不同情况的生理残疾或不愿为人所知的经历，因治疗需要不得不告知医护人员，若口头语言使用不当可能会对患者造成身心伤害，更有甚者会因此而承担相应的道德责任和法律责任。

三、护理人员的书面语言沟通

（一）护理书面语言的含义

1. 书面语言

书面语言是在口头语言的基础上发展起来的，有别于口头语，是用手写、用眼看的语言。

2. 护理书面语言沟通

护理书面语言沟通是护理人员在工作过程中借助书写和阅读完成各种信息、思想和情感交流的过程。护理人员可以通过制作各种健康宣教资料与患者或家属进行沟通，分享疾病治疗及护理相关信息，医护人员之间的书面语言沟通主要体现在各种医疗文件的记录等方面。

（二）书面语言沟通在护理工作中的作用

1. 交流作用

通过护理记录、医疗文书，记录患者住院期间医疗和护理的过程，可以反映患者病情发展的动态变化情况。不同班次的护理人员可以通过查阅护理记录、病程记录等文件，相互传达患者的重要信息，确保对患者护理的连续性和完整性。

2. 评价作用

护理病历是住院病历的重要组成部分，由护士负责书写，是医院护理质量管理的评价依据。护理管理者也可以根据护理文书的质量、护理学术论文和著作等书面文件，对护士的学术、技术水平进行测评。

3. 教育作用

患者及其家属可以通过各种健康宣传资料获得疾病治疗、护理的相关知识；护理的教师、专业学生及护士可以通过各种护理文书或文献、著作等，了解护理学科发展的动态，学习新技术、新方法；专业教师可以借助大量的临床案例资料丰富教学内容。

4. 法律作用

临床护理文书反映护士的依法执业行为，完整记录护士及相关专业人员在某个时间点上为患者提供的技术、服务、护理的实际效果等。当发生医疗纠纷或事故时，护理文书可用作反映护理行为的客观法律凭证。

5. 积累资料

临床护理文件为护理教材编写、护理研究提供了大量的原始数据和资料。

（三）护理书面语言沟通的要求

1. 书写要求

按照规定的格式和内容书写，注意保持页面清洁，字体工整，表述准确，语句通顺，重点突出，涂改符合要求，无错别字，签全名。

2. 内容要求

内容应客观、真实、准确、完整；医护人员之间进行书面沟通时，应使用医学术语，体现专业特点，符合护理常规要求。

（四）护理常用书面语言沟通的形式

1. 便签

便签是最简便的书信，也称为微型书信。护理人员在工作过程中，需要交流或转达信息却无法面谈时，可使用便签。常用的便签有请假条、留言条等。书写便签时应简单明了，注明事件，勿忘签名。

2. 临床护理文书

临床护理文书是护士在临床护理工作中形成的全部文字、符号、图表等资料的总和，是护士在观察、评估、判断患者的护理问题，以及为解决患者护理问题而执行医嘱、护嘱或实施护理行为过程的记录。如体温单、医嘱单、护理观察记录单、病室报告、护理病历等，具体书写规范和要求参照基础护理相关内容，不再赘述。

3. 文章

文章是为了传播作者思想观点的书面语言沟通形式，包括论说文、说明文、消息或调查报告。护理论文以论说文为主，以护理学相关理论为指导，通过严谨的科研设计和研究过程，经统计分析后形成护理科研论文。护理专业人员之间可以通过阅读护理论文，了解学科的新知识、新技术，交流经验，促进专业不断向前发展。

4. 健康教育资料

(1) 标语　标语最基本的特征是语言简洁、具有宣传和鼓动性。要做到语言简洁,就得注意句式的选择、词语的选用、修辞手法的运用及逻辑思维的表达,具体包括以下几个方面。

① 字数适中　句式简短、字数较少、表情达意准确是标语语言的基本要求。标语一般是写在纸上、墙上或标语布上。为了醒目,字号一般较大,由于考虑到人的视线所及,字数不宜过多。

② 内容积极　标语的内容一定要积极健康,既要亲切、友善,为大多数人所喜闻乐见,又要清新明快、生动活泼、有文采,确实起到营造气氛、鼓舞士气的作用。如宣传合作医疗的"你帮我帮政府帮,合作医疗保健康"、"合作医疗进万家,农民健康需要它"等。

③ 用语通俗　标语非常讲究实用性,所以应该使用通俗的语言,尽可能地照顾普通的读者群。

④ 句式整齐　标语的接受对象一般是明确的,所以在句式上通常使用简单句的无主句,多为动宾结构。标语的句子结构一般比较整齐,即使是较长的句子,也多为字数较少、结构较简单的整句,如对比、对偶性的句子和简单的排比句。

⑤ 修辞要鲜明　标语内容一定要真实,切忌浮夸,应该认真推敲词语,润色字句,力争做到准确地表情达意,做到语言鲜明、连贯、得体。多使用明喻、暗喻、比拟、对偶、排比、反复等修辞手法。如义务献血的标语"真情流淌,血脉相通"、"鲜血诚宝贵,救人品更高"、"好人献上一滴血,病者除却万分忧"等。

(2) 传单和手册　传单是印成单张散发的印刷品,手册是一种介绍一般性的或某种专业知识的简明摘要,是便于浏览、翻检的小册子,应偏重于用图、表介绍基本情况和提供基本材料。

为了更好地普及防病、治病工作,医院会制作相关的传单或手册,免费供患者及其家属取阅。在制作疾病治疗和护理相关的传单和手册时,应结合临床工作中患者提出的常见问题,采用简单的问答形式,用通俗易懂的语言进行相应的解释说明,尽量避免使用专业术语。传单和手册的排版、上色、文字编排等应达到美观。

5. 墙报

墙报是一种用手写或打印的单张报纸,通常以张贴在布告栏内或墙上的形式公布,有短小、灵活、及时等特点。医院病区的走廊墙上,往往粘贴有关疾病预防、诊治、护理相关的墙报,其内容、设计等与传单和手册相似,由于被张贴在墙上,应注意字号的调整和版式的美观。

完成任务过程

背景资料:护理部干事黄某因事到某病区找护士长李某,由于李某外出,主班护士小张与其进行沟通后了解情况,代为转达信息。在两人交流时,有患者家属来找,护士小张与黄某的谈话终止。

在护理工作过程中,完成语言沟通过程的情境如表 1-4 所示。

表 1-4　护理工作中的语言沟通情境

沟通过程	沟通情境			要点说明
	角色	沟通行为	要求及注意点	
沟通前准备	护士小张	—	护理人员衣着整洁 态度亲切、自然 面带微笑	良好的个人形象，是护理人员应该具备的最基本素质
交谈启动	护理部干事黄某	“小张，在忙什么呢?”	—	以“寻常话”启动交谈
交谈过程	护士小张	“哦，您好！正在处理一个临时医嘱。今天怎么有空到我们病房?”	—	“您好”体现护理语言的礼貌性 适时导入正题
	护理部干事黄某	“我想找护士长。”	—	—
	护士小张	“她这会儿不在，大概下午四点多才会回来。”	—	—
	护理部干事黄某	“哦，这样!”	语气显出失望的情绪	—
	护士小张	“有什么我可以帮忙转达的吗?”	体现关切和热情的态度	—
	护理部干事黄某	“嗯，那就麻烦您转告她，明天下午 2:00 到护理部开会，可以吗?”	—	运用提问和回答沟通技巧，通过询问征求是否同意帮助意见
	护士小张	“嗯，她回来时候估计我下班了，我留个便签给她吧。”	—	得到肯定回答，并获知其解决的办法
场景变换	黄某未来得及回答，一位患者家属快速跑来焦急地喊道：“护士，你快看看，我丈夫突然憋气很厉害，不知道怎么了。”护士小张一听，迅速站起身			
交谈结束	护士小张	“好的，我马上去看看。”	眼睛望向黄某	借助非语言沟通方式
	护理部干事黄某	“那您忙吧，我走了，麻烦您转告她一下，谢谢!”	—	适时结束交谈 感谢式收尾
	护士小张	“好的，不客气，再见!”	边说边随家属跑去病房	

续表

沟通过程	沟通情境			要点说明
	角色	沟通行为	要求及注意点	
书面语言沟通	护士小张	处理好患者问题后,回到护士台前做好记录,写好便签放于护士长李某办公桌上,继续处理医嘱	正确书写便签	及时记录患者情况 运用书面语言沟通

能力检测

一、名词解释

1. 口头沟通

2. 书面沟通

二、填空题

1. 正式的交谈具有程序性,分为交谈的________、________和________三个阶段。

2. 根据参与交谈人员的数量,可将交谈分为________和________。

3. 小组交谈是指________的交谈。为了保证效果,参与人员数量最好控制在________人,最多不超过________人。

三、选择题

(一) A_1 型题

1. 下列哪项不是口头语言沟通形式?(　　)

A. 交谈　B. 演讲　C. 讨论　D. 书信　E. 电话联系

2. 护士与患者进行小组交谈时,患者数量最好控制在(　　)人。

A. 1~2　B. 3~7　C. 8~10　D. 12~15　E. 16~20

(二) A_2 型题

3. 确保护患语言沟通顺利进行的首要原则是(　　)。

A. 尊重　B. 语言规范　C. 目的明确

D. 表达富有情感　E. 注意语言的艺术性

四、简答题

1. 简述护理语言沟通过程中的基本原则。

2. 护理人员应具备哪些口头语言修养?

3. 书面语言沟通在护理工作中的作用有哪些?

五、论述题

1. 试论述护理人员应掌握哪些选择话题的技巧。

(王　蕾)

任务三　掌握护理语言沟通技巧

学习任务

任务目标

能根据不同的生活和工作情况，恰当运用各种语言沟通技巧，进行人际交流。

学习目标

1. 掌握交谈七不问的具体内容。
2. 熟悉选择话题的技巧。
3. 掌握各种语言沟通技巧。

教学活动方式

多媒体展示、模拟情境、角色扮演、案例解析、考核等。

岗位专业基本知识

一、选择话题技巧

1. 交谈七不问

在人类社会生活的发展过程中，形成了各种各样的习惯和行为规范，与人谈话，哪些可说，哪些不可说，每个有修养的人都应该注意并遵从。交谈时有七不问，即不问年龄、婚否、收入、住址、经历、工作、信仰。

2. 交谈的话题

护患关系的初始阶段是建立信任关系的关键时期，为了创造一个愉悦和谐的谈话环境，找到一个适宜的话题启动交谈是非常关键的。可以选择的适宜交谈的话题有以下几种。

(1) 既定的主题　既定的主题是指双方都已经约定好，或者其中一方先期准备好的主题，适用于正式的护患交谈，往往由护士决定交谈的主题，如术前宣教、术后如何进行床上活动、出院健康宣教等。

(2) 轻松的主题　轻松的主题是指一些令人身心放松、饶有兴趣、不觉厌烦的话题，适用于非正式交谈，如休闲娱乐、旅游观光、名胜古迹、风土人情等。

(3) 时尚的主题　时尚的主题是指以当时流行的事物作为交谈的中心内容，适合于各种交谈，如住房改革、股市动荡、汽车价格变动等。

(4) 高雅的主题　高雅的主题是指内容文明、格调高雅的话题，如文学、艺术、哲学、历史等。由于此类话题对一个人的文化素养要求较高,不适合作为寻常话题讨论,谈及这类话题时切忌不懂装懂、班门弄斧,以免贻笑大方。

二、倾听技巧

倾听是首要的沟通技巧。上天赋予我们一根舌头,也给了我们一对耳朵,所以,我们听到的话可能比我们说的话要多。但不论多么仔细地听,在听了以后大部分人马上会忘掉一半以上的内容。两个月后,一般的听者大约只能记得 1/4 的内容。

(一) 倾听的五个层次

第一层是根本不听,例如:对妈妈的唠叨充耳不闻。

第二层是假装在听,例如:听人说话时,表现出很认真地在听、不停点头,思想却在开小差。

第三层是有选择地听,例如:在长时间听一个讲座或报告时,对自己感兴趣的内容听得非常认真。

第四层是全神贯注地听,又称为倾听,指注意力高度集中,全部精神集中在一点上。例如听课、音乐会等。

第五层是最高境界倾听,用同理心去听,即能够体会他人的情绪和想法,理解他人的立场和感受,并站在他人的角度思考和处理问题。

(二) 倾听的过程

倾听是指全神贯注地接受和感受交谈对象发出的全部信息(包括语言信息和非语言信息),并做出全面的理解。倾听将伴随整个交谈过程,是获取信息的重要渠道。

在护患交谈过程中,应特别注意以下几点。

(1) 目的明确　在与患者交谈时,护士应对交谈目的有较为明确的认识,并且善于寻找交谈过程中传递出的信息的含义和价值。

(2) 控制干扰　护士应做好充分准备,尽量降低来自环境中的干扰因素,如关闭手机、劝说他人回避、保证谈话空间的私密性等。

(3) 目光接触　护士应与患者保持良好的目光接触,用30%～60%的时间注视患者的面部,并面带微笑。

(4) 姿势投入　护士应面向患者,保持合适的距离和姿势。身体稍微向患者方向倾斜,表情不要过于丰富,手势不要太多,动作不要过大,以免患者产生畏惧或厌烦心理。

(5) 及时反馈　护士应适时适度地给患者发出反馈,可通过微微点头、轻声应答“嗯”、“哦”、“是”等,以表示自己正在倾听。

(6) 判断慎重　在倾听时,护士不要急于作出判断,应让患者充分诉说,全面完整地了解情况。

(7) 耐心倾听　患者诉说时,护士不要随意插话或打断,一定要待患者诉说完后再阐述自己的观点。无意插话或有意制止患者说话均为不礼貌的行为。

(8) 综合信息　护士应综合信息的全部内容寻找患者谈话的主题,结合患者的非语言行为,了解其真实想法。

三、提问与回答技巧

(一) 向患者提问的技巧

1. 提问的类型

提问是收集信息和核对信息的重要方式,也是确保交谈围绕主题持续进行的基本方法。为了保证提问的有效性,护士可根据具体情况采用开放式提问或封闭式提问。

(1) 开放式提问　开放式提问又称敞口式提问,即所问问题的回答没有范围限制,患者可根据自己的感受、观点自由回答,护士可从中了解患者的真实想法和感受。其优点是护士可获得更多、更真实的资料,其缺点是需要的时间较长。

(2) 封闭式提问　封闭式提问又称限制性提问,是将问题限制在特定的范围内,患者回答问题的选择性很小,可以通过简单的"是"、"不是"、"有"、"无"等回答。其优点是护士可以在短时间内获得需要的信息,其缺点是患者没有机会解释自己的想法。

临床护理工作中,经常会使用开放式提问,尤其是询问患者对一些症状的主观感受时,封闭式的提问容易给患者带来心理暗示,不容易得到真实的信息。

例如:患者李某,术后第1天,护士在为其测量血压时询问其伤口疼痛情况。

护士A:李先生,您伤口现在感觉怎么样?

护士B:李先生,您现在伤口疼不疼?

设想一下:如果你是患者李某,面对护士A和护士B的询问,会分别做出怎样的回答?

2. 提问的注意事项

(1) 分析提问对象的特点　在临床护理工作中,患者可能来自全国甚至世界各地,每位患者个性、文化程度、人生阅历、生活背景、传统文化习俗等各个方面都可能存在很大差异,在提问的过程中,必须事先对患者的情况有所了解,以适合其自身特点的方式、方法进行提问。

(2) 把握提问时机　交谈的过程中,提问者需要准确地掌握交谈的进程。当遇到交谈时间有限、对方谈话偏题、滔滔不绝的情况时,用与主题接近的提问,将话题转回正题。而谈话出现中断冷场时,可以通过提问调解、活跃气氛。

(3) 明确关键问题　在护患交谈过程中,可能会有很多问题需要了解和解决,护士提问时应针对谈话的目的,紧紧围绕紧急的、关键的问题进行。

(二) 回答患者提问的技巧

由于护患关系的特殊性,患病不仅影响患者的生理功能,也会对其心理产生不同程度的压力应激。每位患者病情轻重存在很大的差异,疾病有瞬息万变的可能性,所以在回答患者及其家属的提问时,应该注意以下几点。

1. 坦诚回答

坦诚回答即有问必答。坦然、诚恳地回答患者或家属的问题,也是护理人员最基本的职业礼仪素养。不能对别人的问题装聋作哑、听而不闻或简单应付,更不能显露出不耐烦的神情或发脾气,应尽可能地给别人一个满意的回复。

2. 巧妙回答

在交谈过程中,常常会遇到别人提出的一些尖锐敏感的问题,甚至是不易正面回答或不宜公开的问题。回答的巧妙之处就在于能够用幽默、机智的语言避其锋芒，灵活回答，使双方都感到愉悦，也不会让对方因为没有得到想要的答案感到尴尬或者愤怒。

例如：张某，男性，45岁，急性肾衰入院。入院后情绪非常容易激动。根据医嘱，护士小李为其进行输液治疗。

张某："护士，我刚来你们医院就让我做这么多检查、用这么多的药，你们是不是赚了我很多钱？是不是你们医院待遇特别好？"

护士小李还没来得及回应。

张某："你们上班是不是都开车？你是不是每天都开车来上班？"

护士小李笑着说："对，我每天开车来。"

张某气愤地说："我就说么！你开的是什么车？"

护士小李："我有车，公交车。不开公交车的时候，就开11路车(走路)上班。"

张某听后愣了一下，随后哈哈大笑。

3. 谨慎回答

回答患者问题时，要出言谨慎。在患者病情未确诊明确，或面对病情危重而不知情的患者时，护士绝对不能想当然地回答。例如：临床上可以见到，很多癌症患者家属都会向患者隐瞒病情，但是患者会不停地多方求证，如果护士不了解情况，直接回答患者的提问，将会造成十分严重的后果。

新闻事件回顾(节选)

医生当着癌症患者面为实习生讲解病情，导致患者跳楼轻生！

2010年3月29日，黄石61岁的黄改心入土为安。其子刘伯胜称，医院医生应对此事负责，因为在查房时把母亲当做"活标本"给实习生讲课，导致其母得知自身患有癌症，从而跳楼轻生。

刘伯胜告诉记者，2010年春节过后，母亲黄改心出现吃东西不消化症状，到武汉同济、协和等医院检查后，医生告诉他，母亲有患癌症的可能。他向母亲隐瞒了病情，将她送入黄石市第五医院消化内科接受治疗。2010年3月23日上午8时许，该院贺主任带着三名医生、两名实习生到母亲病房例行巡视，贺主任当着母亲的面向身旁的医生和实习生讲解她的病情："这是典型的癌症转移的体征，患者肝脏肿大"，还称"这个患者的病例非常罕见"，并让几人用听诊器在母亲腹部轮流听诊共约1分钟，还用蓝色钢笔在母亲腹部皮肤上画线，勾出母亲的肝区大小，让身旁的实习生观看。

刘伯胜说，医生走后，母亲的心情一下变得很差，对他说了一句，"我听到医生的话，才知道自己患了癌症，治不好了，还是别浪费钱了。"然后就一直沉默，也不吃东西。24日上午，刘伯胜劝母亲吃点东西，但母亲连水果也不愿吃，护士过来打针的时候，她自言自语道："这针还有什么打头，不想打了。"在刘伯胜的好言劝慰下才勉强打了针。当日中午12时许，沉默一天多的母亲话多了起来，"她告诉我工资存折所放位置，劝我少喝点酒，以后好好照顾父亲。"刘伯胜说，他没有意识到母亲的反常，只是一一答应下来，未想这竟是母亲最后的遗言。母亲说完后要自己扶她起来"活动活动"，他照做了，然后他到医院门诊部三楼放射科去打听下一步该怎么为母亲治病，不料惨剧随后发生。目击者称其母是从住院部7楼跳下自杀的。

(文章来源：http://news.sina.com.cn/s/2010-03-30/061219967869.shtml)

四、阐释技巧

阐释即阐述并解释。在护患交谈过程中，护士经常需要运用阐释技巧解答患者的各种疑问。如解释某项护理操作的目的及注意事项或者针对患者存在的健康问题提出建议和指导。阐释的基本原则包括以下几个方面。

（一）了解患者的基本情况

医护人员对患者进行相应的解释和说明工作时，同提问时的情形相似，应该尽可能全面地了解患者的基本情况，如知识水平、宗教信仰、年龄特点、疾病严重情况等，以患者能够理解的方式进行阐释。

（二）以通俗易懂的语言向患者阐述

由于大多数患者对医疗和护理知识的了解有限，所以在解释时，护士将需要解释的内容尽量转变成较为日常的语言，避免使用专业术语，以免造成患者和家属理解上的障碍。

例如，护士在为一位重症肝炎患者做护理时，患者向护士问道："我来的时候血清转氨酶和胆红素都不怎么高的啊，怎么在这里住院越来越高了？"护士答："重型肝炎的病情就好比爬山，你来的时候还只在半山腰呢，所以在爬山的过程中你的血清转氨酶和胆红素还会继续增高，但是，如果治疗有效的话，等爬过了山顶你的血清转氨酶和胆红素就会下降了。"

（三）委婉的语气

医护人员向患者阐释自己的观点和看法时，应使用委婉的语气，使患者可以选择接受、部分接受或拒绝。

例如，患者："护士，你说我的卵巢早衰能治好么？"

护士："卵巢早衰就好比人的脸上有了皱纹，即使把它拉平，最终还是会长出来的，目前来讲还没有根治的办法。"

五、核实技巧

核实是指在交谈过程中，为了验证自己对内容的理解是否准确所采用的沟通策略，是一种反馈机制。核实既可以确认信息发送者所发送的信息是否被准确地接收，也可以使信息接收者感受到自己的谈话得到重视。在护理工作过程中，可通过重述、澄清两种方式进行核实。

（一）重述

重述包括护士重述和患者重述两种情况。

1. 护士重述

护士将患者的话重复一遍，待患者确认后再继续交谈。

2. 患者重述

护士可以请求患者将说过的话重述一遍，待护士确认自己没有听错后再继续交谈。

（二）澄清

澄清是指护士根据自己的理解，将患者一些模棱两可、含糊不清或不完整的陈述描述清楚，与患者进行核实，从而确保信息的准确性。

六、安慰技巧

安慰就是慰藉。就是在人际交往过程中，当对方需要安抚的时候，通过巧妙的劝慰使对方心情安适。如果说赞美是锦上添花，那么安慰则是雪中送炭。安慰的艺术在于“在适当的时机，说适当的话”，以及“不在一时冲动下，说出不该说的话”。

安慰的本身是安慰者传递温情的表示，而对被安慰者来说，得到必要的慰藉也是必然的心理需求。所以，安慰不能掺杂进不必要的怜悯，否则会伤害被安慰者的自尊心和自信心，也不能起到安慰的积极作用。激励式的安慰既能够消除被安慰者的苦恼，又能够增强其自信。顺着被安慰者的消极心理说一些泄气的话，不仅不能解脱被安慰者的烦恼，反而会陡然加重被安慰者的痛苦。

文章节选

疗效对话的十大原则

1. 聆听

聆听不是保持沉默，而是仔细听对方表达了什么、没表达什么，以及真正的含义；聆听也不是指说话或发问，通常我们会急于分享自己的故事，或询问对方问题，以为这样就是聆听该有的姿态。然而，所谓的聆听，应该是用我们的眼、耳和心去听对方的声音，同时不急着立刻知道事情的前因后果。我们必须愿意把自己的“内在对话”暂抛一边。“内在对话”是指聆听的同时，在脑海中不自觉进行的对话，包括动脑筋想着该说什么、如何回应对方的话，或盘算着接下来的话题。

2. 停顿

在对话之间，有时说、有时听。当听到自己心里响起“我不懂……”的声音时，就该暂时停顿一下，问一问：“我是否错过了什么情节?”还必须提醒自己，放慢不自觉产生的机械式反应，例如，想快速解决对方的不安，因而没等正面思考问题，便直接跳到采取行动的阶段——说些或做些我们认为对对方有益的事。

从容不迫地停顿与思考，可让我们停止判断、停止反应，并且产生好奇心。如果没有做这样的停顿，我们可能会在瞬间说出稍后会反悔的话。停顿就像开车时换挡要用的离合器：先减速到某种程度，扣上齿轮之后，才能加速。

安慰的艺术在于“在适当的时机，说适当的话”，以及“不在一时冲动下，说出不该说的话”。

3. 当朋友不当英雄

帮助别人度过艰难岁月，不等同于将他们从痛苦的处境中“拯救”出来。一个人有权利和责任去承受他们行为的后果，包括其所带来的困境。我们应该认同他们的痛苦，让他们去感觉痛苦，并且不试着快速驱散痛苦。我们能做的只是试着帮他们找到越过“恐惧之河”的桥梁。

当朋友、家人陷于情绪或身体的痛苦之中时，帮助他们的最基本方法是：允许对方哭泣。面对哭泣的人，人们最自然的反应，便是希望对方停止哭泣，其实这并不是最适当的做法。哭泣是人体尝试将情绪毒素排出体外的一种方式，而掉泪则是疗伤的一个过程，所以，请别急着劝对方，只要让他知道你了解他的感觉就够了。

4. 给予安慰

给予安慰并不是告诉对方“你应该觉得……”或是“你不应该觉得……”这类话题，人们有权利保持其真正的感觉。安慰是指不要对他们下判断，不要心想他们正在受苦、需要接受帮忙；安慰是指给他们空间去做自己、并认同自己的感觉。我们不需要透过“同意”或“反对”他们的选择或处理困境的方法来表达关心。

5. 感同身受

当我们试图帮助他人时，可能会忘记对方会察觉到我们内心的波动——那些没有说出来的想法和感觉。尽管对方无法确知我们的想法，但通常可以察觉到我们是否惊慌、是否已经对他们下了判断，或是为他们感到难过。面对面安慰别人的效果与我们内心真正的状态有很大的关联。因为对他们的遭遇感同身受，我们不仅分担对方的痛苦，也需忍受自己内心的煎熬。不论对方的处境如何，亲临现场与善意的安慰，便是给予对方的一项礼物。

6. 长期守候

改变会带来许多混乱。没有人可以迅速整顿那种混乱。人们需要时间去调适、检讨、改变和询问“假如……会怎样？”的问题。在“疗效对话”中，我们要学着接受以下事实，我们的家庭成员、同事或邻居，有时候仅需要我们当他们的“共鸣箱”，且能不厌其烦地供其反复使用。

7. 勇敢地挺身而出

不论处在何种状况，对自己不知该说什么而感到困窘，是无妨的；让我们想帮助的人知道我们的感觉，也是无妨的。甚至可以老实地说：“我不知道你的感觉，也不知道自己该说什么，但是我真的很关心你。”即使自己对这样的表达觉得可笑，还是可以让对方知道，你不必急着“现在”和他交谈。你可以选择其他的时间和方式，来表述你的感觉和想法。

8. 提供实用资源

不需帮别人找到所有问题的答案，但可以尽力提供可用资源——你的其他朋友、专家等来帮助他们；也可以推荐相关的书让他们读；或是干脆提供一个躲避的空间，让他们得以平静地寻找自己的答案。

9. 设身处地，主动帮忙

当我们问：“有没有我可以帮忙的地方”时，通常他们也不知道自己需要什么样的帮忙。然而，人们有时会对自己真正的需要开不了口。设身处地地考虑对方可能需要的协助，是有效助人的第一步。

10. 善用同理心

即使我们有过类似的遭遇，也无法百分之百了解别人的感受，但是我们可以善用同理心去关怀对方。切记必须首先耐心听完别人的故事，再考虑有没有必要分享自己的故事？而分享的结果是否对对方有益？

（文章来源：http://news.sina.com.cn/s/2004-05-11/08013199705.shtml）

七、沉默技巧

沉默是一种交谈技巧。在倾听过程中，护士使用沉默技巧通常有以下四个方面的作用。

(1) 表达自己对患者的同情和支持。

(2) 给患者提供思考和回忆的时间及诉说和宣泄的机会。

(3) 缓解患者过激的情绪和行为。

(4) 给自己提供冷静、思考和观察的时间。

八、移情技巧

移情是由西多普·利普斯首次提出的,他将移情定义为感情进入的过程,即从他人的角度去感受和理解问题,可以简单地理解为换位思考。移情有两层含义:一是用别人的眼睛来看世界;二是用别人的心去体会世界。目前,移情又被定义为在关注和主动倾听的基础上,尽力理解和接受对方的感受和体验,并做出恰当的言语反应。

"被理解"是人类的基本需求,没有移情,人际沟通将缺少其"理解"的基本性质。当患者带着患病的痛苦来到陌生医院的时候,当患者不知道检查前要做哪些准备的时候,当危重患者及其家属不知道如何配合医护人员进行抢救的时候,护理人员通过移情能发自内心地站在患者的角度考虑问题、了解患者的情绪和感受,进而提供需要的帮助,有利于缓解护患间的各种冲突和困境,促进良好护患关系的建立与维持,提高护理质量。

知识链接

英文诗歌欣赏

Silent Meaning	**沉默的含义**
The word not spoken	无声的语言
goes not quite unheard.	并非完全听不见。
It lingers in the eye,	它荡漾在眼波里,
in the semi-arch of brow.	表露在眉宇间。
A gesture of the hand	一个心照不宣的手势
speaks pages more than words,	胜过万语千言,
The echo rests in the heart	萦绕心灵的回音
as driftwood does in sand,	好像浮木浪迹于沙滩,
To be rubbed by time	随着岁月的消磨
until it rots or shines.	不是燃烧,就是腐烂。
The word not spoken	无声的语言
touches us as music	恰似有声的音乐
does the mind.	拨动人们的心弦。

(文章来源:http://www.tingvoa.com/html/20110424/41973.html)

九、鼓励技巧

鼓励即鼓动激励，勉人向上。心理学研究证明，获得别人的肯定和夸奖是人类共同的心理需要。无论在东方还是在西方，人们都把由衷的赞美和鼓励看做是人类心灵的甘泉。一句鼓励的话，可能会改变一个人的观念与行为，甚至改变一个人的命运。在护理工作中，适当地运用言语鼓励，对提高患者（如癌症患者等重症患者）战胜疾病的信心有很大帮助。

十、说服技巧与拒绝技巧

（一）说服

说服是用充分理由劝导，使人心服。说服性交谈是为了某一种共识，通过双方的努力达成一致性意见的交谈。

说服不是强制的行为，而是通过尊重对方，让对方理解、赞同，最终观点达成一致。要使自己的话语和观点能够被对方所接受，主要依靠以下三个方面。

1. 知识力量

知识力量源于对某种专门知识的熟悉度，如果专业知识渊博，并具备较高的运用知识的能力，在说服性的交谈过程中就能够占有主动权。

2. 角色力量

角色力量指交谈时所占有的位置具有的优势。在护患人际关系中，由于掌握的专业知识差异，使得护士在治疗性的关系中，处于优势地位。

3. 人格力量

发挥人格力量就是动用自身具备的最强特质去影响别人。具有人格魅力的护理人员，更容易得到患者的信任，当沟通时，观点更容易被对方所接受。

（二）拒绝

在日常的生活和工作中，如何拒绝他人有一个重要的技巧，即既要达到拒绝的目的，又要使对方易于接受。

1. 巧言诱导、委婉拒绝

需要否定时，可以在语言中安排一两个逻辑前提，不直接说出结论，逻辑上必然会产生的否定结论留给对方自己去得出。

当必须直接表达否定意愿的时候，必须要尊重对方，说话要得体、适当，不可过于直接，可以先在谈话中表现出格外的尊重，如：称呼从“你”变成“您”，从语言上增大彼此的心理距离，也会使对方对拒绝提前有所预知，减少突然被拒绝时的尴尬情绪。

2. 道明原委、互相理解

不管拒绝方法多么礼貌和委婉，对方都难免出现不快情绪。可以客观地对拒绝的理由进行阐述，以取得对方的理解，或者试着寻找替代的方法作为补偿。在拒绝时必须真诚表达，切不可态度生硬，使得双方关系恶化。在护患交往过程中，对于可能危及患者健康或安全的要求或行为，可以明确地予以拒绝，但对患者的正当需求却不应如此（图 1-6）。

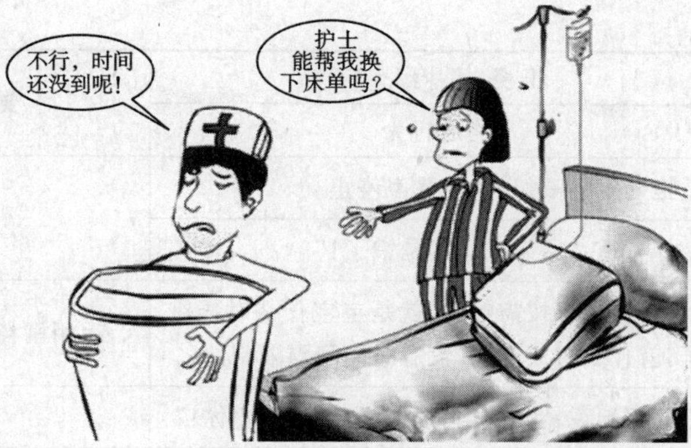

图 1-6　不当的拒绝

完成任务过程

一、语言沟通的运用

根据案例特征，需要护士恰当地运用语言沟通技巧，完成对患者健康教育宣教的过程。护理工作中语言沟通的运用情境（对患者健康教育指导）如表 1-5 所示。

表 1-5　语言沟通运用情境

任务过程	任务情境		要点说明
	角色	沟通行为	
交谈启动	护士	仪表端庄，服饰符合职业要求； 微笑，至患者床前；	沟通时注意仪容基本要求
		轻声说：“您好！张女士！宝宝怎么哭了？”	平常话启动交谈
	患者	带着哭腔焦急道：“护士，你快看看，他怎么一直哭，怎么办才好？”	借助口头语言发出沟通信息
运用语言沟通技巧解决问题	护士	轻声安慰：“你先别急，我看看是怎么了。” 走到宝宝身边看了看，说：“多久没喂奶了？”	运用提问技巧
	患者	“刚刚喂过没多久啊！”	—
	护士	“刚刚是什么时候？”	运用澄清技巧
	患者	“没到 2 个小时呢，怎么会饿呢！”	—
	护士	“哦，刚出生的宝宝胃容量比较小，很容易就将吃的奶消化了。刚出生的宝宝哭，多数都是饿到了，你喂奶试试。”	运用阐释的技巧

续表

任务过程	任务情境		要点说明
	角色	沟通行为	
运用语言沟通技巧解决问题	患者	抱起宝宝喂奶,宝宝哭声停止	—
		惊喜道:“原来宝宝真是饿了!”	
	护士	“我们主张按需哺乳,就是宝宝什么时候饿了,就什么时候喂奶,没有时间间隔限制。”	运用阐释的技巧
结束交谈	患者	高兴地说:“好的,我记住了,真是谢谢你!”	—
	护士	“不用客气,那你慢慢喂,有什么问题再和我讲。”	适时礼貌结束交谈
	患者	“好的,谢谢!”	—
	护士	“不客气!再见!”	—
	护士	返回护士站,书写护理记录单	运用书面语言沟通技巧

二、语言沟通技巧技能实训

技能实训　语言沟通技巧

【目的】

正确选择并运用护理语言沟通技巧。

【方法】

角色扮演。

【沟通前准备】

(1) 教师向学生说明预设场景:患者张某,女性,48岁,高级工程师。因高血压住院。护士小许早上为她发药,同时了解其疾病情况。

(2) 角色分配(2名同学):同学A担任角色患者张某;同学B担任角色护士小许。

【沟通过程】

语言沟通过程中沟通技巧的运用如表1-6所示。

表1-6　语言沟通过程中沟通技巧的运用

沟通过程	语言沟通情境		语言沟通技巧
	角色	沟通行为	
交谈启动	护士小许	“张女士,早上好!”	礼貌语
	患者张某	“早啊,小许。”	—
交谈过程	护士小许	“昨晚睡得好吗?今天感觉怎么样?”	开放式提问
	患者张某	“嗯,睡得不错,一觉睡到天亮。只是觉得还是不怎么舒服,头还是晕乎乎的。”	—

续表

沟通过程	语言沟通情境		语言沟通技巧
	角色	沟通行为	
交谈过程	护士小许	“哦，头晕是吗，还有别的不舒服吗？”	澄清
	患者张某	“对，只是头晕，没有别的不舒服了！”	患者重述
	护士小许	“好的，我一会儿帮您测一下血压，也会和医生说一下。”	—
	患者张某	“好的，谢谢你！”	—
	护士小许	“这是早上的药，我已经为您倒好水了，您记得按时服药。”	—
	患者张某	“小许，医生说今天吃两种药，怎么只有一种呢？”	—
	护士小许	“您说得对，还有一种药是每 8 小时服用一次的，我到时间给您送来好吗？”	阐释技巧
	患者张某	“好的，免得我总忘记服药时间。”	—
结束交谈	护士小许	“嗯，那我把药放在这里，您记得吃，如果有什么不舒服，就及时按铃叫我！我回去和医生沟通一下，过一会儿来给您测血压。”	适时终止
	患者张某	“好的，谢谢！”	—
	护士小许	“不客气，再见！”	—

实训考核

【目标】

(1) 学会在护理工作中运用语言沟通技巧。

(2) 遵循语言沟通的基本原则，与患者进行有效的语言沟通。

【内容和方法】

1. 内容

(1) 学生自行设计护患沟通场景。

(2) 案例场景设置要求：以语言沟通（口头语言沟通或书面语言沟通）为主要沟通方式；保证沟通过程的完整性；在整个语言沟通过程中至少使用 2～3 种沟通的技巧。

2. 方法

(1) 分组方法　3～5 人一组，分成若干组。

(2) 实施　小组讨论、情境模拟、角色扮演。

【考核评价】

1. 教师评价

教师根据案例整体设计、语言沟通技巧具体应用情况给出总体评价（表 1-7）。

2. 学生反思

针对模拟训练，学生交流感想。

表 1-7　护理语言沟通技巧运用能力评价表

班级________座号________姓名________成绩________　　　年　　月　　日

项　目		评价内容	分值	得分
案例设计（40 分）		案例设计主题明确	10	
		沟通过程完整	10	
		运用了口头语言沟通和(或)书面语言沟通方式	10	
		使用 2～3 种语言沟通技巧	10	
沟通实施（40 分）	礼仪素养	仪容、仪表及姿态符合职业规范	5	
		用语文明、得体	5	
	沟通语言	言语表达符合语言规则或规范	5	
		注意语言的艺术性	5	
		表达时富有情感	5	
	沟通能力	判断能力强，能根据沟通场景信息，准确判断患者的沟通需求	5	
		根据沟通情境，能正确使用语言沟通技巧	5	
		应变能力强，在沟通过程中一旦出现情况变化，能够迅速采取相应的沟通方式和(或)沟通技巧，处理方式得当	5	
沟通态度（10 分）		语言沟通过程中，始终体现尊重他人、热情、关爱的态度	10	
沟通效果（10 分）		遵循语言沟通基本要求，沟通顺利、有效，患者满意	10	
合计			100	

能力检测

一、名词解释

1. 倾听

2. 澄清

二、填空题

1. ________是首要的沟通技巧。

2. 如果护士想了解患者的真实想法和感受，可以使用________提问方式。

3. 在护理工作过程中，可通过________和________两种方式进行核实。

三、选择题

（一）A_2 型题

1. 一位护士在与患者谈论其病情时，患者突然情绪失控，大声痛哭，此时护士采取比较适合的交谈技巧是(　　)。

A. 沉默　　　　B. 仔细核实　　　　C. 重述

D. 及时澄清　　　　E. 开放式提问

2. 某抑郁症患者告诉你："别在我这浪费时间了，去和那些值得你费工夫的人谈谈吧。"你的最佳反应是(　　)。

A. 你这样说可不对　　　　B. 不用担心，我有的是时间

C. 你这样孤独对你没好处　　　　D. 别这么说，你应该振作一点

E. 如果你不想说，我们就在这坐一会儿

(二) A_3 型题

患者："我每天少量抽烟，已经好多年了。"

护士："请您告诉我您每天抽几支烟，抽了多少年了？"

3. 上述对话中，护士应用了哪种交谈技巧？(　　)

A. 重述　　B. 总结　　C. 澄清　　D. 反映　　E. 阐释

4. 交谈过程中，如果护士希望得到更多、更真实的信息，可采用的最佳技巧为(　　)。

A. 重述　　B. 核实　　C. 提问　　D. 鼓励　　E. 沉默

四、简答题

1. 请列举交谈七不问的具体内容。

2. 在护患交谈过程中，护士倾听时应特别注意哪些问题？

五、案例分析

1. 患者赵某，男性，58 岁，退休工人，因"下肢动脉栓塞"入院。责任护士小李进病房对其进行护理评估……

小李："大爷，您好！现在感觉怎么样？"

赵某："哎，小腿和脚还是很疼！也不知道为什么。"

小李："这主要是因为下肢动脉被血块阻塞，血液供应不足所导致的，通过手术溶解栓子以后，这个症状就会有所缓解了。"

赵某："原来是这样！"

小李："大爷，您这病是什么时间发现的呢？"

赵某："一个月前，有天早上我去市场买菜，回家的路上突然小腿疼得特别厉害，不能走路，大概 20 分钟才好，后来就断断续续发病，走路也变得一瘸一拐的了，尤其是最近几天疼得越来越厉害了。"

小李："那您这个疼有没有啥规律啊？"

赵某："有啊，越到晚上的时候疼得越厉害！"

小李："越到夜深人静越疼是吧?!"

赵某："对！"

……

(1) 本案例主要运用语言沟通的哪种形式？

(2) 请分析该案例，护士小李在与赵某沟通过程中，都运用了哪些语言沟通的技巧？

(王　蕾)

案例引导

患者王某,女性,36岁,经门诊诊断为阑尾炎入院,普外科已接到电话通知。王某表情痛苦,用手按住腹部,在家人搀扶下来到普外科病房。王某及其家人四处张望,不知道要找哪位护士。经与病区护士交流沟通,顺利进行了入院初步护理。

案例分析

1. 案例特征

(1)"王某表情痛苦,用手按住腹部"是用"表情"和"手势"发出身心痛苦的非语言沟通信息。

(2)"王某及其家人四处张望",是用"目光"寻求目标,向护士发出需要帮助的非语言沟通信息。

(3)王某"在家人搀扶下"入院,"搀扶下"显示体态语言,"搀扶"是运用了人体接触语言和人际交往的距离技巧。

2. 需要解决的问题

患者"表情痛苦"、"四处张望"和被"搀扶"等非语言沟通信息特征,说明患者需要尽快给予接待、安置,顺利做好入院初步护理。因此:

(1)如何恰当地运用非语言沟通技巧沟通,是护士需要解决的问题。

(2)掌握护理非语言沟通是恰当地运用非语言沟通技巧的前提条件。

3. 需要完成的任务

任务四　掌握护理非语言沟通技巧

任务四　掌握护理非语言沟通技巧

学习任务

任务目标

1. 在护患交往中,能有效地控制表情和运用肢体语言等技巧。

2. 能运用非语言沟通技巧,针对患者的需要进行有效沟通,为服务对象提供良好的护理服务。

学习目标

1. 简述非语言沟通的概念及特点。

2. 掌握非语言沟通的主要形式。

3. 熟悉非语言沟通的基本要求。

教学活动方式

多媒体展示、角色扮演、模拟情境、小组讨论、实训、考核等。

在人际交往中，人们通过语言沟通进行信息交流时，许多时候不能用语言来形容和表达的思想感情，往往需要借助身体动作、体态、语气语调、空间距离等非语言方式，来支持、修饰、替代或否定语言行为，从而使双方的信息得以交流和表达。非语言沟通在护患交往中起着十分重要的作用，护理人员应该了解和掌握非语言沟通技巧，更好地为患者提供服务。

岗位专业基本知识

一、非语言沟通的概念及重要性

（一）非语言沟通的概念

非语言沟通是指借助非语言符号（如仪表、服饰、动作、表情等），以非自然语言为载体所进行的信息传递。非语言沟通是语言沟通的自然流露和重要补充，能够使沟通信息的含义更加明确、圆满。

（二）非语言沟通的重要性

1. 具有增强有声语言表达力和感染力的作用

比如一个人痛哭流涕、捶胸顿足，表示难过与悲痛；眉开眼笑、手舞足蹈，表示兴奋和快乐。宴席上主人频频举杯敬酒，表示对客人的尊敬和欢迎。久别的朋友相见时紧紧拥抱，表示朋友间深厚的情谊。

2. 具有语言所不能替代的作用

美国心理学家艾伯特·梅热比曾提出这样一个公式

信息接受的全部效果＝语调（38%）＋表情（55%）＋语言（7%）

从上述公式可以看出，沟通双方所获得的信息有很大部分来自非语言沟通。因此，非语言沟通具有语言沟通所不能替代的作用。

3. 非语言沟通是医护人员获得信息的重要途径

在医疗护理工作中，医护人员可以从患者的面部表情和身体姿势等来观察其内心感受，从而获得真实的信息。如使用呼吸机患者，无法用有声语言表达，只能依靠表情、姿势等进行交流；婴儿无法用语言进行交流，护理人员可通过其表情、动作，啼哭声调高低、节奏快慢、音量大小等来判断其病情变化或生理需要；医护人员在进行急救工作时，常常是通过快速交换目光或点头示意等表情动作进行沟通，默契配合，使抢救工作顺利进行。

二、非语言沟通的特点

非语言沟通在人际沟通中具有不可替代的特殊地位，它具有以下特点。

1. 真实性

非语言沟通往往比语言沟通更能够表露、传递信息的真实含义。人的非语言行为更多是一种对外界刺激的直接反应，常常是无意识的，越是无意识的体态语言，往往越能表现人的真实情感。而在语言沟通中，人可以通过词语的选择来隐藏其真实情感。因此，在人际交往中，通过观察体态语言可以识别一个人语言的真实性。

2. 广泛性

非语言沟通的运用是极为广泛的，人们即使在语言差异很大的环境中，也可以通过非语言信息了解对方的想法和感觉，从而实现有效的沟通。可见，运用非语言沟通是每个人都具有的能力，即使不说话的时候也能用非语言沟通传达较多信息。

3. 持续性

日常生活中，语言的沟通是间断的，而非语言沟通则是不停息、不间断的。因此，非语言沟通是一个持续过程，在一个互动的环境中，自始至终都有非语言载体在自觉或不自觉地传递信息。双方的仪表、举止传递出相关的信息；双方的距离、表情、身体动作显示着特定的关系。

4. 情境性

在不同的情境中，相同的非语言符号表示不同的含义。如流泪在不同的环境中，既可以表达悲痛、仇恨、生气、委屈等情感，也可以表达幸福、兴奋、感激、满足等情感。微笑可传达真诚友善，但许多时候也有掩饰紧张的意思。

三、非语言沟通在护理工作中的作用

1. 传情达意

在护患沟通中，非语言沟通能表达感情和情绪，在某些特定环境下，医护人员往往通过微笑、眼神、手势等非语言形式，来传递出对患者的关心和照护。如护理人员紧握分娩产妇的手表示理解和安慰。

2. 验证信息

患者就诊治疗时，都想尽快获知自己的诊断结果、治疗方案、护理措施等，但由于医疗环境的特殊性，往往无法立即获取详细的资料或解释时，患者及家属会通过医护人员的非语言信息来分析和推断。

3. 暗示作用

由于非语言信息是内心世界的一种具体而直接的反映，一个人可以通过手势、眼神、举止等暗示其内心感受，护理人员应仔细观察和揣摩患者非语言信息的暗示作用，为护理提供准确信息。

四、非语言沟通的形式

在护患沟通过程中，护士主要适用的非语言沟通形式包括表情和肢体语言。

（一）表情

1. 表情的概念

表情是人类通过面部神态展现的感情，是人类情绪和情感的生理性表露。

2. 表情的特点

(1) 表情不仅能给人以直观的印象,而且能感染人,是人际沟通的一种有效形式。

(2) 表情一般不是随意的,但又受自我意识的调控。

(3) 表情具有变化快、易察觉、可控制等特点。

因此,在护患交往中,护士应以职业道德为基准,有效地运用和调控自己的面部表情。

3. 表情的类型

(1) 目光 目光可以表达和传递感情,也可以显示自身的心理活动,还能影响他人行为,是传递信息十分有效的途径和方式。护士的目光应是坦然、亲切、和蔼、有神、宁和而关爱的。温和的目光可使新入院患者消除顾虑;亲切的目光可使孤独的患者感到亲人般的温暖;镇静的目光可使危重患者获得安全感;安详的目光可使濒死患者获得安宁的感觉。总之,每个人的一双眼睛时刻都在"说话"。

① 目光的作用 目光具有表达情感、调控互动和显示关系三个方面的作用(表1-8)。

表 1-8 目光的作用

目光的作用		形式表达及注意点
表达情感	可以准确、真实地表达人们内心极其微妙和细致的情感	①深切注视的目光——崇敬之情; ②怒目圆睁的目光——仇恨之切; ③回避闪烁的目光——惧怕之心
调控互动	沟通双方可根据对方的目光判断其对谈话主题和内容是否感兴趣,对自己的观点和看法是否赞同	护患沟通中,若发现患者左顾右盼、东张西望、目光游离不定时,应注意及时调整谈话内容和方式
显示关系	目光不仅能显示人际关系的亲疏程度,还可以显示人际间支配与被支配的地位	①陌生人之间目光接触时间相对短暂; ②地位高者注视地位低者的时间相对较长; ③地位低者注视地位高者的时间相对较短

② 目光交流的技巧 目光交流有公务注视、社交注视、劝导注视、亲密注视和随意注视五个类型(表1-9)。

表 1-9 目光交流技巧类型

目光注视技巧类型	注视区域	表示	应用及注意点
公务注视	对方额头与双眼之间形成的三角区	严肃认真	常用于公务洽谈、磋商、谈判、手术前与患者谈话等场合
社交注视	以对方双眼为上线,唇心为下顶角之间所形成的倒三角区域	亲切温和,营造融洽、和谐气氛	多用于社交场合
劝导注视	对方两眼之间的区域	专心致志,聚精会神,关心重视对方	多用于劝导、劝慰对方等场合,时间不可过长,一般不超过10秒

续表

目光注视技巧类型	注视区域	表示	应用及注意点
亲密注视	近亲密者，对方双眼至胸部的区域	炽热的情感	适用于关系亲密的异性之间的传情达意，非亲密关系者忌用
	远亲密者，对方双眼至腿部的区域	恋人及家人的亲近友善	适用于注视相距较远的熟人，不适用于普通关系的异性
随意注视	随意一瞥对方任意部位	表示注意，也表示敌意	多用于公共场所注视陌生人

③ 护士目光交流技巧　在护患沟通过程中，护士应正确运用目光交流技术，特别应注意注视的角度、部位和时间（表 1-10）。

表 1-10　护士目光交流技巧

注视方式	注视方法	护患关系	沟通过程及注意点
注视角度	最好是平视	显示护士对患者的尊重和平等关系，表示护理人员对患者的尊重	①根据患者所处的位置和高度，灵活借助周围地势来调整自己与患者的目光，尽可能与患者保持平行； ②与患儿交谈时，护士可采取蹲式、半蹲式或坐位； ③与卧床患者交谈时，可采取坐位或身体尽量前倾，以降低身高； ④避免向下看患者，给人一种居高临下的感觉，给患者带来压力感
注视部位	宜采用社交注视区域	使患者产生一种恰当、有礼貌的感觉	①如果注视范围过小或紧盯住患者的眼睛，会使患者产生紧张、不自在的感觉； ②如果注视范围过大或不正眼与患者对视，则会使患者产生不被重视的感觉
注视时间	双方目光接触的时间应适宜	显示双方是护患关系	①双方目光接触的时间应不少于全部谈话时间的 30%，也不超过全部谈话时间的 60%； ②如果是异性患者，每次目光对视时间应不超过 10 秒； ③长时间目不转睛地注视对方是一种失礼的表现

知识链接

目光接触角度与心理状态

在人际交往中，要注意目光接触的角度：正视表示理性、平等、无畏；仰视表示尊敬、期待；俯视表示自信、权威等。

美国心理学家艾瑞克·伯恩提出的"TA沟通分析"(transactional analysis),又称交互分析理论,将人的自我状态分为P、A、C三要素,这三种要素与年龄无关,任何人都同时具备这三种心理状态,三者可通过目光接触水平表现出来。

要素	心理状态	目光接触角度
P(parents)	父母对子女的一种心理状态	目光向下
A(adult)	基于理性判断、冷静思考的成人心理	目光保持平行
C(children)	纯粹以自我为中心的一种天真烂漫的儿童心理状态	目光向上

(2) 微笑　微笑是一种最常用、最自然、最容易为对方接受的面部表情,是内心世界的反映,是礼貌的象征。

护士的微笑,应是发自内心、真诚而自然的。为患者展现出真诚、亲切、关心、同情、理解,使患者获得好感和信任,缩短护患之间的心理距离,缓解患者的紧张感,消除误会、疑虑和不安,使患者产生愉悦的、安全的、可信赖的感觉。

① 微笑在护理工作中的作用如表1-11所示。

表1-11　微笑在护理工作中的作用

作用	微笑的魅力
传情达意	①能使患者感觉心情舒畅,感受来自护士的关心和尊重; ②能帮助患者重新树立战胜疾病的信心
改善关系	①具有使强硬变得温柔,使困难变得容易的魅力; ②护士发自内心的微笑,可以化解护患之间的矛盾,改善护患关系
优化形象	①微笑是心理健康、精神愉快的标志; ②微笑可以美化护士的形象,丰富护士的内心世界
促进沟通	①微笑可以缩短护患之间的心理距离,缓解患者紧张、疑虑和不安的情绪,使患者感受到尊重、理解和关爱; ②能赢得患者的信任和支持

② 护士微笑的艺术。微笑是最有吸引力、最有价值的面部表情,只有发自内心,真诚、自然、适度、适宜的微笑,才能真正发挥出微笑的魅力(表1-12)。

表1-12　护士微笑的艺术

微笑艺术	效用及注意点
真诚	发自内心、真诚的微笑,能够使护患沟通在一个轻松的氛围中展开,能够真正感动患者
自然	发自内心的微笑应该是心情、语言、神情与笑容的和谐统一;自然的微笑能够为患者送去康复的希望,增强其战胜疾病的勇气
适度	微笑应适度,笑得过分,有讥笑之嫌;笑得过轻,易使人产生虚伪感
适宜	护士的微笑一定要与工作场合、环境、患者的心情相适宜

(二) 肢体语言

1. 首语

首语是指一种靠头部的活动来表达信息的非语言沟通方式。它有点头、摇头、扭头、晃头等形式。尤其对婴幼儿、老年患者、无法用语言或其他肢体语言表达信息的患者,应认真观察,分析其首语。

(1) 点头　点头表示致意、同意、正确等。

① 点头技巧　面向对方,表情自然大方,头部向下微微一动即可。

② 适用范围　适用于病房、图书馆、会场、音乐厅、剧院等不宜与人交谈的、肃静的公共场所,也用于普通的场合,如在病区走廊上遇到相识的人或在同一场合已多次见面者。

(2) 摇头　摇头常表示反对、不赞同、不接受、不知道等。

(3) 扭头　扭头往往表示不予理睬。

(4) 晃头　晃头常在情绪激动、无法一时表达出心里的话时表示。

2. 手势

(1) 手势　手势是一种靠手部的活动来表达信息的非语言沟通方式,是体态语言的主要形式。手势在肢体语言中使用频率最高,形式变化最多,因而表现力、吸引力和感染力也最强,最能表达人们丰富多彩的思想感情。

(2) 类型　根据手势表达的思想内容,手势可分为情意手势、指示手势、象形手势和象征手势四个类型(表 1-13)。

表 1-13　手势类型

类　型	含　义	形式及注意点
情意手势	用以表达感情,使抽象的感情具体化、形象化	①如挥拳表示义愤,摆手、推掌表示拒绝; ②如扬手表示再见
指示手势	用以指明人或事物及其所在位置,从而增强真实感和亲切感	①如介绍人或示意方向、方位、物品等通常用手掌示意; ②如上举、下压
象形手势	用以模拟人或物的形式、体积、高度等特点,给人以具体明确的印象	如比划物品的大小、形状等
象征手势	①用以表现某些抽象概念,有特定所指,也带有普遍性; ②以生动具体的手势,结合有声语言构成一种易于理解的意境	①如拇指手势(图 1-7)、"OK"手势(图 1-8)、"V"手势(图 1-9); ②如演讲、授课等场合结合的某些手势

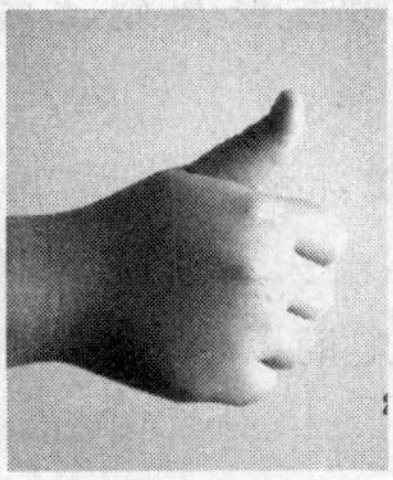

图 1-7 拇指手势

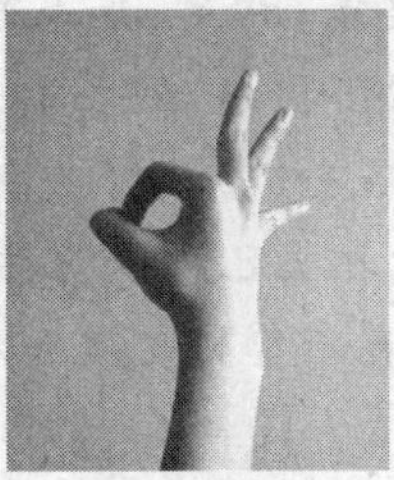

图 1-8 "OK"手势

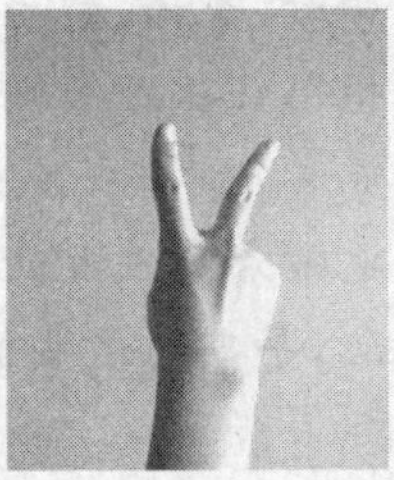

图 1-9 "V"手势

知识链接

一、拇指手势

(1) 向上 中国表示"赞赏";日本表示"老爷子";英国、美国表示"搭便车";希腊表示"混蛋";意大利表示数字"1";网络语言表示"顶"。

(2) 向下 多表示"蔑视、不好"之意。

二、"OK"手势

中国表示"零、三(中指、环指、小指伸直)";英国表示"了不起、高兴、赞扬、顺利";法国表示"零、没有";印度表示"正确";日本、韩国、缅甸表示"钱"。

三、"V"手势

(1) 掌心向外 中国表示数字"2";英国、美国、非洲等国家和地区多表示"胜利"。

(2) 掌心向内 西欧各国表示"侮辱、下贱"。

3. 触摸

(1) 触摸 触摸是非语言沟通的一种特殊形式,包括抚摸、握手、拥抱、搀扶、依偎等。

触摸是用以补充语言沟通及向他人表示关心的一种重要方式,其所传递的各种不同信息是其他沟通形式所不能取代的。

(2) 触摸的作用。

① 有利于儿童生长发育 根据临床研究,触摸对儿童的生长发育、智力发育和良好性格的形成具有明显的刺激作用。

② 有利于改善人际关系 在人际沟通过程中,沟通双方的触摸程度可以反映双方在情感上相互接纳的水平。

③ 有利于传递各种信息 触摸所传递的信息有时是其他沟通形式所不能替代的。如护士触摸高热患者的额部,传递的是护士对患者的关心和对工作负责的信息。

知识链接

皮肤饥饿感

心理学家研究发现,常在亲人怀抱中的婴幼儿,能感受到同亲人紧密相连的安全感,使皮肤上有"温饱"感觉,因而啼哭少、睡眠好、体重增加快、抵抗力较强,学步、说话、智力发育也明显提前；相反，如果缺少或剥夺这种皮肤感觉上的"温饱"，让孩子长期处于"皮肤饥饿"状态，则会引起孩子食欲不振、智力迟缓及行为异常，如咬手指、啃玩具、哭闹不安，甚至将头和身体乱碰乱撞。现实生活中我们也常看到较大的孩子也很喜欢把自己的身体依偎着亲人，喜欢头和手被抚摸，因此，早期的这些触觉感受对儿童的智力发展和人格成长有一定的影响。

(3) 触摸在护理工作中的应用　如表 1-14 所示。

表 1-14　触摸在护理工作中的应用

应　用	意　义	临床案例及效用
健康评估	触摸是评估、诊断健康问题的重要工具	①护士触摸腹痛患者的腹部，了解是否有压痛、反跳痛、肌紧张等； ②为患者测脉搏、血压(图 1-10)； ③注射部位皮肤的评估和注射部位的定位；静脉输液前的血管评估
给予心理支持	触摸是一种无声的安慰和重要的心理支持方式，可以传递关心、理解、体贴、安慰等信息	①产妇分娩时，护士抚摸产妇的腹部或握住产妇的手，会使产妇感到安慰，甚至减轻疼痛； ②手术患者焦虑害怕，护士握住患者的手，表示"我在你身边，我在帮助你"，可使患者减少恐惧，稳定情绪； ③对儿科患儿抚摸、拥抱、轻拍等，可使烦躁、啼哭的婴幼儿安静下来
辅助疗法	①触摸被认为能激发人体的免疫系统，兴奋人的精神，减轻人们因焦虑和紧张而引起的疼痛； ②触摸能缓解心动过速和心律不齐等症状，具有一定的保健和治疗作用	一些国家采用触摸疗法作为辅助治疗手段
医疗、护理	触摸是临床诊断、治疗和进行各种护理的必要手段	临床进行各种治疗和护理时的皮肤接触，如康复理疗、压疮预防的皮肤按摩、床上洗头、床上擦浴等

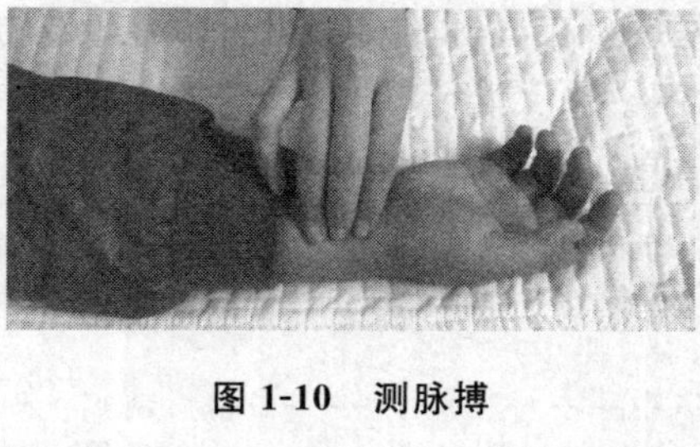

图 1-10　测脉搏

(4) 应用触摸的注意事项　触摸会产生良好作用，但使用不当也会有副反应。护士在运用触摸沟通方式时，应考虑沟通对象的性别、年龄、社会文化背景、双方的关系、当时的情况、触摸的形式等因素，持敏锐和谨慎态度，应特别注意以下几点(表1-15)。

表 1-15 应用触摸的注意事项

注意事项	临床案例
根据情境、场合等不同的实际情况，采取不同的触摸方式	①如用手触摸正在为某事恼火，甚至发怒的患者，会引起反感，产生副反应； ②若将手放在刚获知患儿受重伤正在抢救的母亲手臂上，则可产生正反应，收到较好的安抚效果
根据患者性别、年龄、病情的特点，采取患者易于接受的触摸方式	①在中国的传统习俗观念中，同性之间的抚摸比较容易使双方接受，对异性患者应用触摸沟通应持谨慎态度； ②年轻女护士(男护士)抚摸男性老人(女性老人)手背或手臂，可使患者获得亲密感和舒适感； ③无论年轻护士或年老护士均不宜对年龄相仿的异性患者施以抚摸，以免引起反感、误解； ④对于儿童，抚摸幼儿头面部，可消除其紧张情绪，起到使其安心的效果，但若对较大龄儿童采取同法则会产生反感
根据沟通双方的关系，选择恰当的触摸方式	①双方关系很浅，可礼节性地握一下手； ②双方关系较亲密，可轻拍一下对方的手背或肩膀； ③双方关系更深一层，可将手放在对方的身体上稍作停留

（三）空间语言

1. 人际空间

生物学专家研究表明，每个生命都如同一个独立王国——有自己的领土、领空，即“生物安全圈”，一旦“生物安全圈”被侵犯或被突破时，即人的心理内环境稳定状态受到破坏，就会感到厌烦、不安，甚至恼怒。这种个人需要的空间氛围也称为“个人空间”。

知识链接

(1)“生物安全圈” “生物安全圈”是生物学上所称，主要从生物界说起，比如：着落在远处的小鸟，非常惬意地、自由自在地啄食，可一旦有人靠近，它就突然飞走；拴在院子里的狗，没有人进院时，安静蜷缩着休息，可一旦有生人进院时，就会立即大叫着扑上前去。这些现象表明生物有“安全圈”。

(2)“个人空间” 生活中我们可以看到，陌生的顾客在餐厅里总是尽可能错开就座。有心理学家于 1975 年做了如下试验：在刚开门的大阅览室里，当第一位读者刚进去坐下，研究人员就过去坐在他身边，实验进行了 80 次，结果在一个只有两个读者的空旷阅览室内，没有一个被试者能够容忍一个陌生人紧挨自己坐下。当研究人员坐到被试者身边后，更多的人很快就默默地转移到远一些的位置，有的人干脆明确表示：“你想干什么？”

每个人的身体周围都存在着一个既不可见又不可分的空间范围，这是个人在心理上所需要的最小的空间范围，称为“个人空间”，是随着身体的移动而移动的。

(1) 空间范围　每个人的空间范围大小不一,主要取决于不同的民族、文化传统和不同的场合。

① 个人空间需求　心理学研究表明,个人对空间需求的欲望是有限的。当空间大于个人所需要的范围时,会感到凄凉、孤独和寂寞;当空间小于个人所需要的范围或受侵犯时,会感到焦虑,并有失控感。

② 国界之别　东方人喜欢交流、群居,人际交往相对较近;西方人个人隐私感较强,好独居,人际交往相对较远。

③ 性别之别　男性的"安全圈"范围大些,特别是同性之间更是如此;女性的"戒心"似乎小些,更喜欢在大街上拉手搭肩。

(2) 空间意义。

① 反映彼此关系的疏密程度　空间距离的接近与情感的接纳水平成正比,情感接纳水平越高,与他人分享的自我空间也越大,对空间距离接近的容忍性也越高。

② 理解人际空间,有助于人际交往　人际沟通时应互相理解对方的人际空间需要,尊重别人合理的空间范围,避免对他人空间范围的侵犯。

(3) 人际空间在护理工作中的作用　如表 1-16 所示。

表 1-16　人际空间在护理工作中的作用

患　者	空间改变	心理反应	应对措施
从家庭进入陌生的医疗人际空间	患者私人空间范围变小	产生焦虑、不安,对医院生活感到厌倦	①尊重患者,给予患者个人领域及物品隐私权; ②领域控制权,用床帘或屏风相隔,个人在领域内有一定的控制权,如床边物品的放置、门窗开关等; ③获取信息,对医疗诊断、治疗、护理操作等给予必要说明和解释; ④保护隐私,尽量避免患者隐私暴露(如导尿、灌肠等),使患者因空间侵犯所产生的不适感降到最低程度
医护人员的检查、治疗进入患者空间	属于患者自己的个人空间缩小		

2. 人际距离

人际距离是沟通双方通过个人距离传情达意的体态语言。

由于人际距离与沟通关系密切,因此,在人际交往中要注意运用合适的距离。美国心理学家霍尔将人际沟通中的距离划分为亲密距离、个人距离、社交距离和公众距离(表 1-17)。

(1) 亲密距离　感情非常亲密的双方才会进入这个距离,护患关系应用此距离是职业的需要。

(2) 个人距离　个人距离是护患沟通的理想距离。

(3) 社交距离　社交距离是正式社交或公务活动中常用的距离。

(4) 公众距离　公众距离是较大公众场合所保持的距离。

表 1-17 人际距离

类 型	双方距离	技 巧	应 用
亲密距离	小于 50 cm	谈话、话题 谈话低声或耳语;话题往往非常私密性。 双方关系 这是一种知心密友,父母与子女间或夫妻、情人之间关系的距离。 空间侵犯 不具备这种关系的个人,无缘无故进入这个距离,会造成"个人空间侵犯",产生不愉快,易被认为有失礼貌,甚至是非礼行为	职业的需要 进行各项护理操作时,应向患者解释、说明,消除其紧张和不适感,取得理解,配合并做好准备; 病房空间上,保护患者个人空间,尽可能加大床位间距离。 特殊环境 场景:车厢或电梯内,不相识、不亲密的个人也不得不靠很近,甚至紧贴着。 采取态度:此时应采取"无视"态度,遵守以下几条不成文规定:①不说话;②不与他人目光接触;③脸上无表情;④避免不必要的身体动作
个人距离	0.5～1.2 m	性质 基本属于比较亲近的交谈距离,适用于亲朋好友之间的交谈	采用:医护人员了解病情或向患者解释某项操作时,采用这个距离。 表示:关切,爱护,也便于患者能听得更清楚。 效用:使护患双方都感到自然舒适,也不至于因距离而产生某种误解或副反应
社交距离	1.3～4 m	运用技巧 双方已从握手距离分开,唯有目光接触,说话音量适中或略大,以对方能听清晰为宜	医护人员站在病房门口与患者说话; 在查房时与患者对话; 病案讨论、交接班、会诊等常采用; 作报告、发表学术演讲等场合
公众距离	大于 4 m	一人面对多人,声音洪亮,非语言行为(如姿态、手势等)常比较夸张。 注意 一是距离加大,已不能用正常的说话语调进行个人性质的谈话; 二是视觉精确性下降,故本距离不适合个人交谈沟通	集体健康宣教; 大交班时,对整个病区医护群体做交班报告; 给实习生做小讲课

3. 界域语言

界域语言是指通过当事人座位的方位体现双方关系的一种体态语。

人际空间不仅有远近距离之分,还有位置、方位、高低之分。人们对位置的选择与彼此间关系及沟通的目的有关。

(1) 空间位置与身份、地位。

① 重要位置和注意中心　领导者、长辈或重要人物是被安排在社交情境中的重

要位置；这个位置自然成为人们关注的特定情境中心。

② 正式社交场合　社交场合越正式，人们的空间位置的区分也就越严格。中国传统习俗的“虚席以待”，就是表示对一个人的恭敬和尊重，即使这个人没有到，别人也不能去坐，常空下那个位置，充分显示了身份、地位与空间位置的关系。

③ 会议场合　领导者都有自己的特定位置，且不被其他人所侵犯。

④ 宴会或集会　总是把上级与下级、主位与客位分得很清楚，再大的宴会，人们也很容易从宴席的空间位置确认主要、重要人物。

(2) 空间位置与沟通关系　如表 1-18、图 1-11 所示。

表 1-18　位置与沟通关系

位　置	关　系　式	适 用 范 围
A 与 B	属于“汇报谈心式”	适用于医护人员与患者之间的谈话或向上级汇报工作
A 与 C	属于“友好信赖式”	常用于关系密切的好友之间或上司与员工谈心
A 与 D	属于“防范竞争式”	一般用于谈判，也见于人际关系紧张时
A 与 E	属于“互不相关式”	多用于公共场合(如餐厅、公园、图书馆等)，双方无沟通的需要

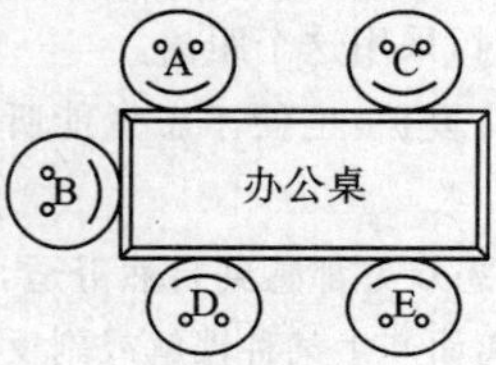

图 1-11　位置与沟通关系

(四) 体态语言

体态语言是指通过仪态服饰、动作姿态等传递信息、表达情感的非语言沟通形式。

1. 仪态服饰

参见模块四项目十的仪表礼仪在职业生涯中的应用。

2. 动作姿态

动作姿态主要是指人在环境空间中活动时，变化的动作、姿势和体态。

(1) 动作　人的一切举动都与其生理、心理活动有关，人们可以根据一个人的动作判断其性格和心理状态。人的动作无论是有意识的还是无意识的，大体有以下几种类型(表 1-19)。

表 1-19　动作类型

类　型	含　义	效用及注意点
习惯性动作	伴随讲话或做事时出现的一些习惯动作，情绪紧张时往往会增多	①如总爱不时摸下头发、耸一耸肩、扶托眼镜等；②具有个人风格，也会分散别人的注意力，影响别人对其产生的各种看法
模仿性动作	有意无意地模仿他人的某些动作	注意要适合自己特点，“东施效颦”只会适得其反
强迫性动作	一种不由自主的、非意志所能控制的动作	与心理活动有关，严重者出现病态的强迫性障碍
刻板性动作	机械地重复一些单调的动作	与个人的性格和情绪有关，如陷入沉思时在房内踱来踱去
矛盾性动作	在矛盾意志影响下出现的模棱两可的动作	常发生在性格犹豫的人身上，或在有所顾忌的情况下

(2) 姿态　参见模块四项目十的仪表礼仪在职业生涯中的应用。

（五）副语言

副语言是指人体发声器官发出的、类似语言的非语言符号。它包括类语言和辅助语言两种语言，部分副语言是伴随语言而发生的，对语言有一定影响，也有一定的暗示作用。患者的副语言可以传递病情变化的信息，为医护人员进行正确的医疗和护理提供一些依据。

1. 类语言

类语言是指无固定语义的发声，虽不是语言，但有时却胜似语言，如哭声、笑声、叹息声、呻吟声等。

2. 辅助语言

辅助语言是指言语的非词语方面，是言语的一部分，但却不是言语的词语本身，即声音的音质、音量、声调、语速、节奏等。

3. 类语言与辅助语言比较

类语言与辅助语言比较如表 1-20 所示。

表 1-20　类语言与辅助语言比较

副语言	沟通中作用	举　例
类语言	在沟通思想、感情方面的作用丝毫不比语言逊色	如笑声有哈哈大笑、爽朗的笑、略有声音的笑、傻笑、苦笑、冷笑、干笑、狞笑、皮笑肉不笑、谄笑；其表达思想和情感的内容异常丰富
辅助语言	有时也可以表达出不同的意思，借助它来传递某方面的信息	如："你真聪明！" 轻缓、平稳的语调表达了对对方的称赞和敬意 较快语速，声调尖刻，无疑就是在讥讽对方
	护理沟通中应用	如护士准备给患者输液时说："请准备好，我要给您输液了。" 用轻缓的声调，使患者感到温暖、安全 用兴奋的声调，会使患者产生心理紧张、不安全感

五、护士非语言沟通的基本要求

（一）尊重患者

1. 平等位置

将患者置于平等的位置上，使患者保持心理平衡，不要因为疾病而感觉受到歧视，保持患者的尊严。

2. 尊重人格

护士尊重患者的人格，尊重患者的个性心理，尊重患者作为社会成员所应有的尊严，即使精神病患者也同样应该受到尊重。

（二）适度得体

1. 仪表举止

护士的外表、表情和举止等常常直接影响到患者对护士的信任程度，影响护患之间良好人际关系的建立，因此，护士仪表举止要得体。

2. 姿态仪态

在护患沟通中，护士的姿态要落落大方，笑容要适度自然，举止要礼貌热情。

（三）因人而异

在与患者的交往中，护士应根据患者的特点，采用不同的非语言沟通方式，以保证沟通的有效性。

完成任务过程

一、护理非语言沟通应用

根据案例特征，需要护士恰当地运用非语言沟通技巧，为患者顺利做好进入病区初步护理。护理非语言沟通应用情境（入病区初步护理）如表1-21所示。

表1-21 护理非语言沟通应用情境（入病区初步护理）

任务过程	任务情境		要点说明
	角色	沟通行为	
迎接新患者	护士	仪表端庄，服饰符合职业要求 微笑、热情、快步迎上前 眼睛注视着患者及其家人，轻轻点一点头 轻声问："您好！请问您叫什么名字？"	体态语言 运用表情"微笑"语言及姿态语言 眼睛注视是表情"目光"交流运用 点头是肢体语言"首语"运用 询问声含副语言中的辅助语言
	患者	"我叫王×。"	—
	护士	伸出双手搀扶住患者的另一只手臂 对患者及家属说："王×，您被安排在506病房，来，我扶您去病房休息。"协助家属将患者扶入病房 扶助患者上床，帮助盖好被子	肢体接触语言 运用亲密距离技巧 空间语言、亲密距离、触摸等技巧
	患者	躺在床上，出了一口长气	副语言中的类语言，以示终于入院，感到轻松、踏实了
	护士	用手摸了摸王×的额头，又给王×测了脉搏 对患者说："您现在先休息一下，我去通知您的主管医生来为您检查，等下我为您测下体温、血压。"	亲密距离、触摸技巧
通知医生	医生	主管医生对患者进行体格检查	亲密距离、触摸技巧
测生命征	护士	取来体温计、血压计为患者测了生命征	亲密距离、触摸技巧

续表

任务过程	任务情境		要点说明
	角色	沟通行为	
介绍指导	护士	向患者及家属做自我介绍，告知是其住院期间的责任护士	人际距离中个人距离技巧应用
		向患者及家属介绍主管医生、同室病友；介绍医院科室规章制度、每日探视时间、查房时间、护理时间等基本情况	始终进行视线接触，并结合语言沟通进行
		介绍床单元及相关设备的使用	结合手势中指示手势进行
	患者	此时，患者用手指了指桌子上的水杯	运用手势中指示手势
	护士	"渴了是吧？"未等家属反应过来，迅速将水杯递到患者手里	因双方始终进行目光接触，所以反应比家属快
	患者	点点头，面露感激："谢谢！"	首语、表情语、辅助语言
	护士	"不客气！您先好好休息，等医嘱出来后，再根据医嘱给您护理。若有什么需要请按床头呼叫器，我也会随时来看您的。"	人际距离中个人距离技巧应用 始终进行目光接触
	患者	"好的，谢谢！"对即将离开病房的护士扬手，以示再见	副语言及手势中的情意手势
	护士	微笑点头致意，然后离去	运用视线接触、表情和首语
执行医嘱	护士	按医嘱给予护理	综合应用各种语言和非语言沟通

二、表情沟通技巧技能实训

技能实训 表情沟通技巧

【目的】

学会运用目光、微笑进行非语言沟通，掌握表情非语言沟通技巧。

【方法】

对镜子自训，同学之间对视互训，情境模拟，角色扮演。

【沟通技巧】

表情沟通技巧如表 1-22 所示。

表 1-22 表情沟通技巧

沟通过程	沟通行为	要求及注意点
准备	姿势：站姿或坐姿 目光：注视对方眼睛 面部：微笑	坐姿时身体应稍前倾 坦然、亲切、和蔼、有神 自然、真诚
交流开始	"您好！"，点头示意	—

续表

沟通过程	沟通行为	要求及注意点
目光交流	在公务场合中，注视部位为额头与双眼之间形成的三角区域	公务与社交场合应用
	在社交场合中，注视部位以双眼为上线，唇心为下顶角之间所形成的倒三角区域	
	在劝导场合中，注视部位为两眼之间的区域	时间不超过10秒
	在护患沟通过程中，注视角度为目光平视；注视部位为社交注视区域；注视时间为适宜接触	注视角度避免居高临下；注视角度过小或紧盯，会令人产生紧张、不自在的感觉，注视角度过大或不正眼对视，则会产生不被重视的感觉，注视角度应不少于全部谈话时间的30%，也不超过全部谈话时间的60%；对异性患者每次注视时间应不超过10秒； 长时间目不转睛地注视，是失礼的表现
微笑应用	护患沟通应真诚、适度、适宜	与目光交替运用在整个沟通过程中
交流结束	“再见!”，微笑、点头示意	目光接触

岗位专业相关知识

一、表情的组成

面部表情主要是通过面部的颜色、光泽，肌肉的收缩与舒展，纹路的变化，眼、眉、口、鼻的动作及它们的综合运动组成的，反映人的心理活动和情感的信息。

（一）表情的心理展露

表情的心理展露如表1-23所示。

表1-23　表情的心理展露

组成	含　义	表　情	心理展露
脸色	不仅是健康状况的尺度，也是心理状态的展露	满面红光、容光焕发	兴高采烈、踌躇满志
		面色绯红	害羞、激动、兴奋
		面红耳赤	激动、生气、害羞
		面色紫红	极度愤怒、内心恐惧
		面色苍白	紧张、恐惧、身体不适
		脸色发青	生气、愤怒、生病

续表

组成	含义	表情	心理展露
面肌	又称表情肌,舒缩及强弱变化,表达个人内心的意志与情感,是自然的流露	喜笑颜开、笑容满面	心情愉快、春风得意
		满脸堆笑	阿谀奉承、讨好、巴结、有求于人
		板着脸	生气、愤怒
		咬牙切齿	仇恨、忍耐
		眨眼	惊奇、好奇
眉毛	能表达丰富的情感;古代认为其形态还是美丑的标志 性别:男性“卧蚕眉”; 女性“柳叶眉” 年龄:年轻人“眉清目秀”; 年长者“慈眉善目”	扬眉立目	挑战、愤怒
		眉毛上耸	恐惧、惊吓
		眉角下拉	生气、不悦
		眉毛并拢	忧虑、烦躁
		低头低眉	愧疚、心虚

(二)表情的特性

面部表情对人们所说的话起着解释、澄清、纠正和强化的作用,它能迅速、充分表达人们的情感。没有表情的语言,就等于没有了灵魂,没有了感情。法国著名作家罗曼·罗兰认为,面部表情是多少世纪培养成功的语言,是比嘴里讲的更复杂到千百倍的语言。

1. 反映心理活动

“听其言,观其色”可以准确地了解对方的真实情感。双眉上扬、圆睁双目是惊奇、惊讶的表现;皱额蹙眉反映了关注、不满、愤怒等情绪;皱鼻表示不满、不高兴;嘴唇紧抿表示拒绝、不肯定;嘴角下撇表示鄙夷、轻视、瞧不起。

2. 展示个人气质

表情是个人修养的外露,在人际交往中,一个人的气质高雅与否,人们往往通过“察言观色”窥见其内在的涵养、素质。要在人际交往中塑造热情有礼、优雅得体的形象,就必须善于控制自己的表情。遇到以下三种情况时,请把握好“三绝不”:遇到谈话的时间被延长时,绝不流露出厌烦的表情,仍专注倾听,并适当地辅以点头、应诺和微笑等反应;遇到对方谈话出现失误时,绝不显露出嘲笑的表情;遇到不能接受之事时,绝不让对方感到难堪,可边微笑边摇头,委婉谢绝。

3. 具有掩饰性

面部表情虽能真实地反映内心活动,但当心理反应与真实情景相矛盾时,表情有时会掩饰其真正的心理活动。所以,有时很难正确判断面部表情所表达的意思。因此,对表情的判断,要根据具体情境、对象的个性特征,结合其行为、体态和语言性反馈等信息,综合做出合理的判断。

二、人际距离的调整

在人际交往中,要根据不同情况调整与沟通对象之间的距离。

通常根据交往对象、交际场合、交际内容等情况进行调整。

（一）根据交往对象调整距离

1. 长辈、老朋友

对于长辈、老朋友，距离可缩短些，亲近些，表示尊敬、亲切、体贴。

2. 护理工作中

（1）传染病患者　对于艾滋病、肝炎等传染病患者，要注意把握距离，以免加重其心理负担。

（2）儿童、老年人　缩短距离有利于情感沟通。

（3）异性、敏感患者　距离适当远些，给予对方足够空间，否则易使对方产生不安全感。

（二）根据交际场合调整距离

在公共场合中，私人空间一般情况下要服从公共空间。别人在谈话时，不宜靠得太近，否则易引起他人不快。在公共汽车上，要调整心理空间，避免不必要的纠纷。

（三）根据交际内容调整距离

1. 内容性质

对于比较严肃的内容，距离要大些；对于比较轻松的内容，距离可缩小些；对于隐私性的内容，距离应更近些。

2. 护理工作中

遇到有些患者及家属有爱贴耳根说话的情况，护士不能表现出厌恶，可巧妙地采用其他方式，如安排坐在合适的椅子上慢慢谈，来调整双方之间的距离。

在现实生活中，人际距离不可能是一成不变的，尤其是个人距离，是由社会规范和交流者的特异行为共同决定的，与人们的种族、文化、性别、年龄、个性、心理素质等有关。因此，在护理工作中，要善于因人、因事、因地对护患人际距离加以适当调整。通过恰当的选择应用，以表现对患者的尊重、关切和爱护。

实训考核

【目标】

（1）学会运用护理工作中的非语言沟通技巧。

（2）遵循非语言沟通基本要求，与患者有效沟通。

【内容和方法】

（1）内容　案例，非语言沟通技巧。

（2）方法　运用案例、小组讨论、情景模拟训练、角色扮演。

【考核评价】

护理非语言沟通效果评价如表 1-24 所示。

表 1-24 护理非语言沟通效果评价表

班级________座号________姓名________成绩________ 年 月 日

项目	评价内容			分值	得分
准确评估（10 分）	护士评估		符合职业形象仪表规定	2	
			表情自然，微笑真诚、亲切，目光和蔼、关爱	2	
			明确非语言沟通的基本要求	2	
	患者评估		患者的病情、语言和非语言沟通信息	2	
	环境评估		是否影响沟通的因素存在	2	
分析判断（10 分）	迅速、准确分析评估收集的基本资料			5	
	迅速、准确判断所需的各种非语言沟通信息			5	
沟通实施（60 分）	表情	目光	正确应用目光交流技巧，注意注视的角度、部位和时间	5	
			达到表达情感、调控互动、显示关系的作用	5	
		微笑	具有真诚、自然、适度、适宜的艺术	5	
			达到传情达意、改善关系、优化形象的作用	5	
	肢体语言	首语	运用首语得当	5	
		手势	适当运用手势	5	
		触摸	能根据患者的年龄、性别、病情、沟通信息及护理工作需要，恰当运用触摸	10	
	空间语言	空间	能根据患者空间改变，采取相应措施	5	
		距离	根据职业需要采取合适的人际距离，能根据具体情境及时调整人际距离	5	
	体态语言		符合职业仪表、基本姿态和动作	5	
	副语言		能结合沟通过程恰当地发挥副语言作用，能根据患者的副语言收集病情变化信息	5	
效果评价（20 分）	态度		热情、认真、关爱	4	
	能力		能结合语言沟通，正确应用非语言沟通技巧	4	
			判断能力强，能根据沟通场景信息，准确判断患者的沟通需求	4	
			应变能力强，能根据迅变的信息，采取相应沟通方式，处理方式得当	4	
	效果		遵循非语言沟通基本要求，沟通顺利、有效，患者满意	4	
合计				100	

能力检测

一、名词解释

1. 非语言沟通
2. 表情
3. 目光
4. 微笑
5. 触摸

二、填空题

1. 非语言沟通特点包括________、________、________和________。
2. 目光是传递信息十分有效的途径和方式，它具有______、______和______的作用。
3. 护士的微笑艺术是指：只有发自内心，________、________、________和________的微笑，才能真正发挥其魅力作用。
4. 触摸的作用：有利于________，有利于________，有利于________。
5. 护患目光交流技巧，应特别注意注视的________、________和________。
6. 微笑可以起到________、________、________和________的作用。
7. 微笑是最有________、最有价值的面部表情，只有发自________，真诚、________、________、________的微笑，才能真正发挥出微笑的魅力。
8. 护士非语言沟通的基本要求是________、________和________。

三、选择题

(一) A_1 型题

1. 目光含义有误的是(　　)。
A. 可以表达感情　B. 可以传递感情　C. 是礼貌的象征
D. 显示自身的心理活动　E. 能影响他人行为
2. 微笑不能起到(　　)的作用。
A. 有利于儿童生长发育　B. 传情达意　C. 优化形象
D. 改善关系　E. 促进沟通
3. 下列哪项不属于触摸在护理工作中的应用？(　　)
A. 健康评估　B. 给予心理支持　C. 辅助疗法
D. 医疗、护理　E. 空间距离

(二) A_2 型题

4. 产妇潘某，分娩时护士抚摸产妇的腹部或握住产妇的手，会(　　)。
A. 激发免疫系统　B. 使产妇感到安慰　C. 使产妇精神振奋
D. 起到保健作用　E. 达到治疗作用
5. 患者王某，护士与其谈论病情时，突然情绪失控，大声痛哭，此时宜采用的交谈技巧是(　　)。
A. 沉默　B. 仔细核实　C. 重述　D. 及时澄清　E. 开放式提问

四、简答题

1. 护士非语言沟通的基本要求有哪些？
2. 表情具有哪些特点？

3. 护士在运用触摸沟通方式时，应保持敏捷和谨慎，特别应注意哪些事项？

4. 美国心理学家霍尔将人际沟通中的距离如何进行划分？

五、论述题

1. 护士目光交流有哪些技巧？在护患沟通中，应如何正确应用目光交流技术？

2. 触摸是非语言沟通的一种特殊形式，在护理工作中如何巧妙应用？

六、案例分析

1. 王某看到阔别已久的母亲的好友护士陈阿姨，激动得急忙走上前去，满面笑容地伸出双手，同时发出热情的问候语："陈阿姨，您好啊！好久不见，最近好吗？"护士陈阿姨意外地见到王某也很高兴，于是立即报以热情的笑容，上前一步紧紧握住王某的双手。王某目光与陈阿姨对视，陈阿姨注视着王某的眼睛，一边用手轻拍着王某的手背，一边热情地问候。

(1) 请问这个案例主要用哪种类型的人际沟通？

(2) 请分析该案例运用了哪些沟通技巧。

（李丽娟）

案例引导

患者李女士，60岁，经门诊初步诊断为糖尿病入院治疗。住院后听同病室病友说，这个病不好治，要终身用药（口服药或胰岛素注射），还可能因此而患上白内障，导致失明。患者听后惶恐不安，只要看到医生或护士就询问糖尿病的并发症，之后同病室三位病友一起去找护士长咨询。病区护士长与之交流沟通后，决定周五下午在病区举行糖尿病知识讲座。

案例分析

1. 案例特征

(1) 患者"听同病室病友说，这个病不好治，要终身用药（口服药或胰岛素注射），还可能因此而患上白内障，导致失明"，"初步诊断为糖尿病"等特征，说明患者缺乏糖尿病的治疗、护理及保健知识。

(2) 患者"同病室三位病友一起去找护士长咨询"，是在寻求帮助，向护士长发出需要帮助的语言沟通信息。

(3) 护士长与之交流沟通后，决定周五下午在病区举行健康知识讲座。

2. 需要解决的问题

(1) 要举行健康知识讲座，前提条件是需要掌握演讲语言沟通技巧。恰当地运用演讲语言沟通技巧进行健康宣教，是护士必须掌握的沟通技巧。

(2) 演讲语言沟通技巧属于其他语言沟通形式的范畴。

3. 需要完成的任务

任务五　认识其他语言沟通形式

任务五　认识其他语言沟通形式

学习任务

任务目标

1. 在护理工作中，能有效地运用演讲技巧对患者进行护理健康教育及管理。

2. 在护理工作中，能使用电话、网络等电子媒体，针对患者的需要进行有效沟通，为服务对象提供良好的护理服务。

学习目标

1. 掌握演讲的有声语言和态势语言的应用。
2. 熟悉演讲者的形象及其临场应变能力。
3. 了解演讲概念及其基本类型。

教学活动方式

多媒体展示、角色扮演、模拟情境、小组讨论、实训、考核等。

岗位专业基本知识

一、演讲技巧

（一）演讲的概念和类型

1. 演讲的概念

演讲又称讲演、演说，是一种独白体的说话方式，是一种艺术化的语言交际形式。广义上说，凡是以多数人为对象进行的讲话，都可以称为演讲。狭义的演讲是指在公众场合就某问题或某事件发表自己见解和主张的一种口语形式，以有声语言为主、态势语言为辅，面对广大听众发表意见、抒发感情、阐明事理、传递信息，从而达到感召听众并促使其行动的一种信息交流活动。

2. 演讲的基本类型

（1）按演讲内容划分　演讲按演讲内容可分为政治演讲、礼仪演讲、生活演讲、校园演讲、学术演讲等。

① 政治演讲　政治演讲观点鲜明，富于雄辩性和鼓动性，包括外交演讲、军事演讲、政府工作报告、政治宣传等。

② 礼仪演讲　礼仪演讲言辞谦恭有礼，感情真挚充沛，包括欢迎辞、开幕词、答谢辞、开业典礼致辞等。

③ 生活演讲　生活演讲是就以社会生活中存在的各种问题、风俗、现象做的演讲。这种演讲涵盖的内容更加广泛，包括自我介绍、生日贺词、婚礼贺词、迎送词、答谢词等。

④ 校园演讲　校园演讲这一特殊环境下的演讲内容非常具有针对性，包括开学及毕业典礼词、学生竞选演讲、校庆演讲等。

⑤ 学术演讲　学术演讲富有科学知识的逻辑说服力，包括专题讲座、学术报告、学术发言、学术评论。

(2) 按演讲方式划分　演讲按演讲方式可分为命题演讲、即兴演讲和论辩演讲。

① 命题演讲　命题演讲是由别人拟定题目或演讲范围，并经过准备后所做的演讲。它包含两种形式，定题演讲和自拟题演讲。定题演讲的题目一般是由演讲组织部门来确定的。自拟题演讲指演讲者根据演讲活动组织单位限定的范围，自己拟定题目进行的演讲。如某医院护士节，演讲即是以"白衣天使"为范围，具体题目自拟。命题演讲的特点是主题鲜明、内容稳定、结构完整。

② 即兴演讲　即兴演讲是演讲者在事先无准备的情况下就眼前情境、人、物、事乘兴而起的演讲，如婚礼祝词、欢迎致辞、聚会演讲等。它的特点是有感而发、篇幅短小。它要求演讲者要紧扣主题、迅速组合、言简意赅。

③ 论辩演讲　论辩演讲是指由两方或两方以上的人对某个问题就不同意见而展开的面对面的语言交锋。其目的是批驳谬误、坚持真理。比如我们生活中常见的法庭论辩、赛场论辩及每个人都曾经历过的生活论辩等。它的特点是针锋相对、短兵相接。论辩演讲较命题演讲、即兴演讲更难，要求演讲者必须具备正确的思想、严密的逻辑和较强的应变。

(3) 按演讲目的划分　演讲按演讲目的可分为传授性演讲、说服性演讲、鼓励性演讲和娱乐性演讲。

① 传授性演讲是一种以传递信息、阐明事理为主要功能的演讲。它的目的在于使人了解、明白，对演讲主题没有异议。

② 说服性演讲的主要目的是使人相信、信赖，说服一些持有反对意见或态度不明确的听众，使他们认同或支持演讲者的观点或主张。它的特点是运用逻辑说服力和感染力，使听众支持演讲者的观点。

③ 鼓励性演讲可使听众产生一种欲与演讲者一起行动的想法。这种演讲的目的是激励并说服人们为信仰采取行动，如募捐、献血等。它的特点是鼓动性强，以号召、呼吁式的语言结尾。

④ 娱乐性演讲是一种以活跃气氛、调节情绪、娱乐大众为主要功能的演讲，多以幽默、笑话或调侃为材料。它的特点是材料幽默，语言诙谐，如庆功宴、生日宴会等场合的演讲。

(二) 演讲的准备

1. 演讲稿准备

演讲稿的结构设计分为开头、主体内容和结尾三部分，其结构与一般文章的结构大体相同，但也有其自身的一些特点。

(1) 开头　俗话说“万事开头难”，“善于始者，成功一半”。所以，开头要精心设计、反复琢磨、仔细推敲。良好的开场可以紧紧抓住听众的注意力，提升兴趣，调动其积极性，拉近演讲者与听众的距离，营造和谐的气氛。演讲稿的开头有以下几种常见方法。

① 故事式开头　故事式开头引用的事例可以是与演讲主题密切相关的一个故事、一段情节、一次经历、一则新闻，也可以是自己的、别人的、具体的、生动的。谁都无法拒绝那些叙述生动、催人泪下的故事，通过故事的讲述，由具象到抽象，使听众更好地把握理论观点。故事式开头的情节必须生动，避免复杂的情节和冗长的语言，这样容易吸引听众的注意力，才能够打动听众的心。

② 开门见山式开头　开门见山式开头直接用精练的语言向听众展示演讲主题。这种开头的优点是直接揭示演讲的中心，干脆利落。把要向听众展示的论点摆出来，使听众一听就知道演讲的主题是什么，注意力马上集中起来。如宋庆龄《在接受加拿大维多利亚大学荣誉法学博士学位仪式上的讲话》的开头：“我为接受加拿大维多利亚大学荣誉法学博士学位感到荣幸。”

③ 提问式开头　提问式开头用提问开场，能提出一些激发听众思考的问题，引起听众的注意，促使其积极思考，被动或主动参与演讲过程。如《母亲》的演讲开头：“我想问一下在座的诸位，哪位知道过去 24 小时里在中国有多少孩子出生?”这种提问式的开场紧紧抓住听众的心理，使听众对演讲内容表示出极大的关注。

④ 名言式开头　名言式开头引用古今诗句、名句格言、谚语等开头，可以起到画龙点睛、引人深思、耐人寻味的作用，能增加演讲的可信度，引起听众的兴趣。如 2003 年 11 月 27 日，南京大学教授杨正润在上海交大演讲《她使英国历史变了样》中的开场白：“脆弱啊，你的名字是女人!”这句名言出自西方最伟大的戏剧家莎士比亚之口，它引起后人许多的争论，不过人们未必想到，当哈姆雷特在舞台上讲出这句话的时候，旁边就坐着一位“脆弱的”人物，但她实际上却拥有至高无上的权势，而且意志坚定、智慧超群，建立了不朽之功，她就是英国女王伊丽莎白一世。

⑤ 抒情式开头　抒情式开头是一种意在渲染气氛、以情感人的开头方式。表达一种情感可以通过“套近乎”方式，与听众拉近距离。比如一开场就用赞美的话会使听众产生赞美效应，让听众喜欢你，从而注意聆听下面的演讲内容。抒情式开头采用多种修辞手法，使用自然、优美、生动、形象的语言，可达到引人入胜的效果。

⑥ 自嘲式开头　在演讲开始时，演讲者可以用自嘲式的语言把自己介绍给听众，这样会瞬间拉近与听众的距离，使听众倍感亲切。如胡适在一次演讲时这样开头：“我今天不是来向诸君作报告的，我是来‘胡说’的，因为我姓胡。”话音刚落，听众大笑。这个开场白既巧妙地介绍了自己，又体现了演讲者谦逊的修养，而且活跃了场上气氛，拉近了演讲者与听众的距离，一石三鸟，堪称一绝。

⑦ 幽默式开头　幽默是一种智慧，以诙谐的语言作为开场白，但在吸引听众的同时，也要避免使用低级、庸俗的笑话和粗俗的语言。

(2) 主体内容　主体内容是演讲稿的主干，应充实丰满，有血有肉；围绕中心论点，逐步展开论述；逻辑合理，层次清楚，过渡自然；安排好演讲的高潮部分，使听众能够与演讲者产生情感共鸣。

① 层次的安排　安排演讲稿主体内容的层次就是对演讲材料进行归类。层次是结构的框架，安排时应从各个材料的内部联系考虑。做到内容主次分明、详略得当、结构布局合理、错落有致、过渡自然、简单明了，才能让听众在短时间内接受大量信息，有清晰明了的感觉。

② 高潮的安排　演讲稿切忌平淡乏味，在演讲稿中适当地增加一些抒情的诗歌、散文、典型的事例、深刻的哲理及生动的语言等内容，可以通过变化内容来实现演讲的高潮。使演讲跌宕起伏、节奏鲜明，在感情上达到共鸣，在内容上吸引听众。

③ 主体创作的注意要点　一是要使演讲的中心论点贯穿全篇；二是演讲的材料编排要条理清晰；三是演讲的论点要严谨，各论点之间要有内在联系，逻辑严密；四是论证性材料和趣味性材料合理安排、巧妙搭配，使演讲波澜起伏、节奏多变。

(3) 结尾　演讲稿的结尾即通常所说的结束语，是为演讲的内容和目的服务的，是演讲稿中具有战略性的部分。戏院中有一句老话：从上场和下场的精神，就可以知道他们的本领。所以无论采用什么形式结尾，必须审时度势，灵活运用，让人回味无穷，这样才可以让结尾长久保留在听众的记忆中，达到最佳的效果。常见的结尾类型和方法有以下几种。

① 总结式结尾　总结式结尾是指在演讲结尾时，扼要地对演讲内容进行概括和总结，起到强调作用，使演讲的中心思想更加突出，给听众留下完整的总体印象。

② 感召式结尾　感召式结尾特别常用在劝说性演讲结束时。通常采用展望未来，提出希望，鼓动号召的方式，来倡导听众采取某种行动。如“让我们每人省下一度电，为我们生活的地球母亲节约能源吧！”，这样的号召听众易于接受。

③ 名言式结尾　名言式结尾是指找一段适合主题的谚语、格言、警句作结尾可以增加主题的权威性，其言简意赅，具有哲理性和启发性。

④ 呼应式结尾　呼应式结尾与开头相互呼应，使演讲稿结构完整，首尾呼应。需要注意的是，不能简单地重复开头，而应该升华主题。

⑤ 抒情式结尾　抒情式结尾感情丰富、意境深远，以优美的语言抒发满怀的激情，具有极强的感染力。

结尾创作的注意要点如下：一是要简洁有力，切忌冗长啰嗦；二是新鲜有趣，不要让客套话、口号扫听众的兴；三是自然真实，不要画蛇添足，令人厌烦。

2. 演讲训练

学习演讲都要经历一个过程，只有通过“仿讲、试讲、自讲”三阶段的训练，才能使演讲效果达到“讲”而不是“背”。

(1) 仿讲　仿讲就是模仿演讲，演讲者可参考现成的故事、历史典故、经典笑话，复述文章或直接参照他人的演讲进行讲述等。仿讲可以帮助演讲者提高其口语表达能力，揣摩要表达的感情，为试讲创造条件。

(2) 试讲　试讲阶段可培养演讲者的自信，锻炼记忆力、理解力、感情表达的掌控能力，进一步培养口语表达能力。本阶段训练的目标是表述自如，充满自信，表达口语化、清楚、感情充沛。

(3) 自讲　自讲是演讲训练的高级阶段，应强调让演讲者讲自己的话，谈自己的观点和看法。要求其讲述时逻辑清晰，层次分明，中心突出，详略得当，表述流畅。

(三)语言在演讲中的作用

1. 有声语言的应用

在演讲中,对有声语言的基本表达要求是在演讲过程中发音准确、清晰、优美,语句流畅、通俗易懂、活泼生动、自然贴切,语言丰富多彩、表达流利、声情并茂。

(1) 演讲语言的要求　精彩的语言是展现一篇好的演讲稿的基础,是达到演讲预期目标的前提。对演讲语言的要求应注意以下几个方面。

① 准确贴切　演讲语言要有科学性,遣词造句能准确表情达意,如实反映客观事物的本来面貌,对表达的思想内容有正确深刻的认识。语义、词性、语序等运用无误。

② 简洁明快　演讲内容应简短清晰、中心突出、层次分明、富有节奏、高潮迭起,多使用短句。

③ 通俗易懂　演讲语言应直抒其意,直言其理,避免故弄玄虚或使用隐晦难懂的句子,多用口语化、大众化的语言。

④ 形象生动　演讲语言要形象生动,语言艺术化,采用富有表现力与感染力的修辞方法,也可采用比喻、排比、设问或反问等方法,使演讲更具有艺术魅力。

(2) 声音的处理　声音的处理主要是指音准、音色、音量和音调的运用技巧。声音的处理要恰到好处,要读准每个字,达到字正腔圆、音色优美、高低适度、富有表现力。

① 音准　音准是指标准化、规范化的发音,即使用普通话,要求发音准确,吐字清晰。

② 音色　音色是指人嗓音的质量,要求响亮悦耳,圆润柔和。

③ 音量　音量是指演讲时声音响亮的程度,音量要适度,不要声嘶力竭或有气无力。

④ 音调　音调是指音域的高低变化,音调应高低变化,避免平淡无味。

(3) 语调　语调是指在声音上表达出来的高低起伏、升降平直的变化形式,并与语气紧密相关,语调的变化能够充分表达演讲者的态度。在演讲中配合恰当的语调变化,就可能产生不同演讲风格。演讲者应该学会运用不同语调变化来表达不同的情感变化(表 1-25)。

表 1-25　语调的类型及特征

内容＼语调	平直调	高声调	曲折调	降抑调
表示符号	→	↗	⌒	↘
音调特征	平缓,无明显高低变化	语调由低升高	语调起伏多变	语调由高降低
表达内心感情	陈述、严肃、庄重	激昂、愤怒、号召、疑问、惊讶、反问	幽默、讽刺、夸张	请求、命令、肯定、悲哀、沉重
应用句型	陈述性语句	疑问句、感叹句、反问句	双关语句	陈述性语句、感叹句
例句	他用他的一双脚走遍了方圆十几个村子。	蜡烛这种燃烧自己,照亮别人的奉献精神难道不该被人们称颂吗?	你的胆子可真不小。	情况是这样的,希望你能理解。

(4) 重音　重音是指对句子中的某些词语从声音上加以突出的现象,目的是突出主题、表达思想、抒发情感。重音分为语法重音、强调重音和情感重音。

① 语法重音　语法重音是按句子的语法规律重读的音,即主语、谓语和宾语要重读,定语、补语和状语可以轻读。

② 强调重音　强调重音是指重读有突出语义的句子。其目的是帮助演讲者强调演讲中的某一观点或内容。

③ 情感重音　情感重音是指一种强调,旨在突出某种情绪情感或细微的心理,以增强演讲的感染力。运用重音时要因人、因事、因环境或内容而异,不要千篇一律。重音不一定重,有时放轻也起了强调的作用。

(5) 语速　语速是指演讲者吐字发音的速度。一般情况下,对演讲者的语速没有具体规定,通常分为快速、中速、慢速。一般情况下,快速演讲的语速要求是每分钟200字以上,适用于营造幸福、急促、激动、愤怒或惊惧的感觉,如体育比赛中的现场讲解;中速演讲的语速要求是每分钟120～150字;慢速演讲的语速要求每分钟100个字左右,适用于传达宁静、沉重、悲痛、哀悼的感情。注意在演讲过程中应避免两种极端:一是不要讲得过快,听众还没反应过来,演讲就结束了,听众无法跟上演讲者的思路,也不能达到情感共鸣;二是不要讲得过慢,使听众昏昏欲睡、毫无激情、无聊至极。演讲语速要做到缓急适度。快而不乱,慢而不拖,快中有慢,慢中有快,张弛自然,错落有致。应显示出语言的清晰度和节奏感,使演讲具有音乐美。

(6) 停顿　停顿指演讲者声音暂时的休止与继续,由演讲稿的内容需要及演讲者的生理需要决定。此外,还可以借此控制演讲现场气氛。停顿包括语法停顿、逻辑停顿和情感停顿三种停顿方式。

① 语法停顿　语法停顿是指标点符号决定停顿的位置及停顿时间的长短。大致顺序为:句号＞分号＞冒号＞逗号＞顿号。

② 逻辑停顿　逻辑停顿是指演讲者为了突出和强调演讲的结构层次、逻辑关系的停顿。如论点与论据之间、论据与论据之间、各自然段之间等。

③ 情感停顿　情感停顿是指演讲者为了突出某种感情而做的停顿。通过呼吸或屏气,使听众的思维和想象的情感无限扩张。通过停顿提高听众的注意力,通过停顿让演讲者有时间观察听众的反应,并相应地变化演讲的方式和内容。

2. 态势语言的应用

演讲者不仅要有较强的语言表达能力,还要善于运用态势语言来传情达意。态势语言是演讲语言的重要组成部分,在演讲中起着举足轻重的作用。态势语言主要包括演讲者的姿态,演讲者的风度、礼仪和演讲者的手势等,要求准确、生动、大方、端庄。

(1) 演讲者的姿态　演讲的姿态主要包括站、坐、行三种。演讲的最佳姿势是站姿。优美的站姿能显示出个人的自信,能给听众留下美好的印象。对演讲者站姿的要求是挺胸收腹,两腿分开,身体微微前倾,重心置于双足的后部,做到“挺而不僵,松而不懈”。注意不要在台上左右摇晃或走来走去。

① “丁字步”和“V字步”站姿　女性演讲者常用。

② “前进式”和“稍息式”站姿　男性演讲者常用。

③ 自然式　两脚自然分开、平行站立,与肩平宽,约20 cm。

另外,演讲时间较长可以采用坐姿,依然要挺胸、抬头、收腹。

(2) 演讲者的风度、礼仪　演讲风度即演讲形象,是演讲者的精神风貌、文化素养、艺术底蕴、禀赋气质等在言谈举止方面的外在表现,是一种给听众留下印象的综合特征。演讲者应向听众展示自然、自信的形体动作和神态。演讲礼仪指演讲者在演讲过程中,用具体行为及精神状态表达的对听众的礼节。

① 进入会场时应面带微笑、大方优雅、从容不迫、态度谦虚。切不可左顾右盼,做作扭捏,更不可故作清高,不可一世。

② 上台时应步伐稳健自然,情绪饱满、充满自信,目光环视全场,向听众微笑致意,不要得意忘形。开场时起调不要太高,应稍低。

③ 演讲完毕时应向听众行礼,致谢。

④ 下台时不要紧张慌乱,应像上台时一样气定神闲、步伐平稳,要避免"得意洋洋"或"神情疲惫"。

(3) 演讲者的手势　手势是演讲中最主要的辅助表达方式,使用频率最高,作用也最明显。手势可以抒发感情、指示对象、模拟事物、体现个人风格。对演讲者来说,手是演讲者的第二张脸,在演讲中的作用不可低估。手势的使用应该自然和谐、明确简洁、大方得体,突出个人特色,适应听众和演讲场合的要求。使用手势时应注意以下四个方面:一是不要与演讲内容脱节,否则会让人产生画蛇添足的感觉;二是不要过于夸张和表演化,这样不仅不能增强演讲效果,反而会使听众反感;三是手势只是辅助演讲的一种手段,不要过频地使用手势,显得慌张;四是应设计符合个人特性的手势。演讲手势可分为以下三个区域。

① 上区手势　上区手势是指手势做在肩部以上,多用来表达积极向上、激情澎湃的感情。常在演讲者感情激越或表达坚定信念、殷切希望、胜利喜悦、美好憧憬的时候使用。

② 中区手势　中区手势是指手势做在上腹部至肩部,中区手势在演讲中使用频率最高。常是用来叙述事实、说明情况、阐述理由的时候运用,表明演讲者心绪平稳。

③ 下区手势　下区手势是指手势做在腹部以下,多用于表达憎恶、鄙视、厌烦和不屑等情感或介绍、评说反面的事物。

(四) 演讲者的形象和临场应变能力

1. 演讲者的形象

演讲者的形象是指演讲者的身材、容貌、姿态、服饰等外在因素,以及由这些因素综合体现出来的外貌形象。演讲者的仪表应该清新整洁、稳健大方,带给听众赏心悦目的感受。

(1) 演讲者的服饰　演讲者的着装应色彩和谐、轻便协调,选择适合自己仪态、体型、职业、气质及切合演讲主题的服饰。如演讲者穿深色服装给人以庄严肃穆、沉稳之感;穿浅色服装给人以清新自然、舒适之感。

(2) 演讲者的表情。

① 面部表情　演讲者一般要面带微笑。每个人都有面部表情,脸上的每个细胞、每条细纹、每根神经都表达某种意愿、感情和倾向。面部表情是人们思想深处最真实、

最准确、最微妙、最复杂的"晴雨表"。人的面部表情贵在四个字:自然真挚。自然真挚的表情有时可以胜过千言万语。丰富的表情可以赋予演讲语言无限的生命力和感染力,演讲时表情发挥最好的人在演讲过程中总是赢得满场喝彩。此外,演讲者的面部表情应与演讲内容相符,与演讲者的气质相符,应是自然真挚的情感流露,切忌表情单一、羞怯呆滞或夸张造作。在演讲中,演讲者应使用恰当的表情与听众进行情感的沟通。

② 演讲者的眼神　眼睛是心灵的窗户,演讲者应该善于运用眼睛表达喜、怒、哀、乐,达到控制全场听众情绪的目的。常用的演讲视线有三种。一是凝视法,即有目的、有针对性地集中目光注视某一位或某一区域的听众。这种方法可以表示出赞许专心致志的听众,引导和启发有疑问的听众,鼓励想提问的听众,以及达到控制会场秩序的目的。二是环视法,即有节奏或周期地把视线从听众的左方扫到右方、从右方扫到左方或从前排到后排、从后排到前排。视线每走一步都是弧形,弧形又构成一个整体,即环形。这种方法可以掌控现场动态,拉近与听众的距离。三是虚视法,就是似视非视,"眼中无听众,心中有听众",演讲就需要这种虚与实的目光交替。这种方法在演讲中使用频率很高,尤其是初上场的演讲者可以用它来克服自己紧张与分神的毛病,而不至于使自己看到台下那火辣辣的眼神而害怕。这种方法还可以用来表达演讲时的愤怒、悲伤、怀疑等感情。

2. 临场应变能力

演讲过程中要考虑到可能出现的意外情况,这些意外情况有些是由演讲者自身的失误造成的,有些则与环境及现场听众的反应有关。这时,演讲者应准确判断、机敏应对,化解演讲意外。

(1) 主观意外。

① 忘词　"中途忘词怎么办?"为了避免在演讲中出现忘词,演讲前要充分准备,最重要的是在演讲准备阶段下工夫将演讲稿熟记于心。演讲时把心思全部集中在演讲的内容上,排除各种干扰。一旦出现忘词情况,不要翻看演讲稿,可以将前面最后一句话缓慢重复一遍,以表示强调。可以说"是的……这个问题应当引起我们的重视。"经过重复容易引起联想,或是在中断的地方插一句:"朋友们,我这样讲不知大家能否听清楚?"利用征询听众意见,观察听众反应的瞬间迅速回忆。也可以用跳跃补救法,如果上述方法不能奏效,只好想到哪里就从哪里接下去。为了衔接自然不露痕迹,可以适当加一些关联词。如果演讲结束前又回忆起来,必要的话,可以根据情况在某一个层次补进去。

② 失言　"讲错怎么办?"失言通常是自觉不自觉地说一些在潜意识或情感作用下的不恰当的话。如演讲中一旦讲错了某句话,并且自己有所察觉,可以根据失误的性质和程度,采用如下方法补救:第一将错就错,如对说错的某个数字或年代、不当的语法、听众没听出来而又不影响问题阐述的小错,不必纠正;第二重复纠正,对比较关键或原则性的失误或是听众已经产生反应的小错,可以重复一遍正确的,但一般没有必要声明"对不起,刚才我讲错了";第三随机应变,有时候,一些较大的失误单靠重复一遍也很难挽回影响,对此应当及时果断地处理,巧妙灵活地圆场。

(2) 客观意外　在演讲过程中,由于多种因素的影响,往往会出现一些不利于演讲的场面，例如会场骚动，听众空虚浮躁、反应冷淡、昏昏欲睡等。对此，演讲者不能听之任之、视而不见，可根据场合和对象或保持沉默，或善意规劝，或义正词严地批评。切不能怒气冲冲、大动肝火。演讲者要理智控制情绪，从容镇定，并根据具体情况变换演讲方式，或增加幽默感、趣味性，或增加声音力度、加快语言速度，或采用提问、短时停顿等方式，以活跃场上气氛，消除倦意，融合台上、台下的情感。

（五）演讲在护理工作中的作用

1. 健康教育

护理作为一门综合应用性的学科发展到今天，其工作内容的内涵不断丰富和延伸。开展健康教育已成为护理工作的重要组成部分。通过健康教育可达到预防疾病、保持健康、提高生活质量的目的。从广义上讲，健康教育也是一种演讲形式。

（1）健康教育的分类。

① 门诊健康教育　由于地点及时间的限制，门诊健康教育主要针对患者普遍存在的问题，简明扼要地实施教育活动。

② 住院健康教育　随着护理健康教育研究的深入，患者健康教育作为一种治疗手段已被广泛用于临床，对提高患者自我护理能力、预防和减少并发症、缩短住院时间起到了积极的促进作用，受到患者的欢迎。住院健康教育应事先制订健康教育计划，及时、有针对性和指导性地进行。规定讲授内容、讲授对象，并预先发出通知。

③ 社区健康教育　社区健康教育是指以社区为单位，以社区人群为教育对象，以促进社区居民健康为目标，有组织、有计划开展的健康教育活动。其目的是发动和引导社区居民树立健康意识，关心自身、家庭和社区的健康问题，积极参与社区健康教育与健康促进规划的制定和实施，养成良好的卫生行为和生活方式，提高自我保健能力和群体健康水平。社区健康教育可以利用社区集会的机会临时插入与卫生有关的问题，如一般疾病的防治、预防接种、传染病的防治等知识，也可以深入社区家庭进行常见病、多发病的防治及护理常识的宣传，还可以进行小型卫生知识讲座和急救技术的培训。

（2）健康教育的注意事项　在准备演讲稿阶段，要充分考虑患者的具体特点，应对患者的行为习惯、病情、受教育程度、需要知道哪些医学护理知识等进行了解，做到有的放矢。健康教育的内容要科学、可靠和实用。在护理工作中根据健康教育对象的年龄、性别、疾病特点等内容灵活地使用演讲技巧，避免套用生僻的医学术语，通俗化是护理人员演讲时应该研究和注意的问题。

2. 护理教育

护理教育旨在为护理学科培养具有宽厚的医学、人文学、护理学等知识，并能为人类健康服务的护理专业人才的活动。要求学生必须具有丰富的人文知识和良好的社会交流能力，以及明确的社会责任感。所以在教学当中，还应注意培养学生的社会责任感，训练学生的交际沟通能力。另外，通过利用第二课堂，开展丰富多彩的文化活动，如演讲、表演、健康教育主题墙报或在假期开展疾病社会调查等形式，提高学生的综合素质，以适应护理的整体需要。

二、电子媒体沟通

(一) 电话沟通

电话是现代公认的、便利的通讯工具，在日常工作中，电话语言很关键。实际上，电话礼仪是交谈礼仪的一种特殊情况，涉及拨打电话的礼仪和接听电话的礼仪。打电话看似很容易，对着话筒同对方交谈，感觉和当面交谈一样简单。其实不然，打电话大有讲究，可以说是一门学问、一门艺术。

1. 接电话的技巧

(1) 电话铃声不过三原则　在电话铃声响起后，如果立即拿起，会让对方觉得唐突，但若在响铃超过三声以后再接听，是缺乏效率的表现。如果因为客观原因，不能及时接听，就应该在拿起话筒后先向对方表示歉意并做出适当的解释，如“很抱歉，让您久等了”等。

(2) 接电话时要自报家门　拿起话筒后，应自报家门，并首先向对方问好，如“您好，××医院外二区”，“您找哪位?”自报家门是让对方知道有没有打错电话，万一打错电话，就可以少费口舌。规范的接电话体现的不仅是对对方的尊重，而且也反映出本单位的高效率和严管理。通常个人接听时要自报姓名，如是工作电话在接听时要报单位名称或部门名称，而录音电话通常是报本机电话号码。若是私宅电话，为了安全起见可不自报家门。

(3) 通话时要专心　通话时专心是对对方的尊重，通话时不要一心二用，造成冷场，也不要与旁人聊天、看电视、吃东西、上网等。通话终止时，要向对方道一声“再见”。

(4) 适当做电话记录　对于一些重要的电话，通常需要做详细的记录。记录时要明确以下几项内容：谁、单位、来电时间、具体通话内容、电话号码是什么、需不需要回复、需要什么时间回复、回复电话是什么等要点。关键信息应在接听电话之后最好再向对方重复确认一下。

2. 打电话的策略

(1) 拨打时间适宜　当需要打电话时，首先应确定此刻打电话给对方是否合适。一般来说，有以下几点应该注意：应该选择对方方便的时间打电话，尽量避开在对方休息或是忙碌的时间打电话。早晨 6 点以前，晚上 10 点以后，给对方家里打电话是不合适的，除非有紧急的事。当然，在对方有可能非常忙碌的时候打电话去，也是不合适的。比如，在对方准备出门上班前几分钟打电话，可能会使对方迟到。与工作有关的电话也尽量不要打到对方的家里。如果是打电话到工作单位，最好不要在星期一的一大早打过去，因为经过一个周末，此时对方要处理的公务也许会很多。当然，在对方快要下班的前几分钟打电话，也是不太合适，因为快要下班了，大家也许有些事情要处理，处理完后直接回家。如果因为你的电话而耽误了对方的私人时间，或许对方会不高兴。一般情况下，也不要为私人的事情打电话到对方的单位，除非对方不介意。如果因为私人的事情打电话到对方的单位，最好问一声：“你现在方便听电话吗?”即使得到对方肯定的回答，谈话也要尽量简短，因为占用对方的工作时间，可能会影响对方工作单位正常的业务往来。

(2) 通话三分钟原则　“一个电话最长三分钟”是通行的原则,应该简明扼要地说明通话目的,尽快结束交谈。超过三分钟应改换其他的交流方式。如果估计这次谈话涉及的问题较多、时间较长,那么应在通话前询问对方此时是否方便长谈,如:“王先生,此次我想和您谈谈分配方案的事宜,时间大约需要一刻钟,您现在方便吗?”

(3) 通话语言要简练　通话语言及内容要规范,重点突出,简短、准确。

(4) 礼貌问候,自报家门　电话接通之后,首先应问候对方“您好”,然后介绍自己的姓名、所属单位,说明打电话所为何事;挂电话之前,要有道别语,应说一声“谢谢”和“再见”。

(5) 受话人不先挂断　接电话一端为受话人。通常受话人在与对方通话道别后,要先等对方挂电话。一般长辈、领导先挂电话。

(二) 网络沟通

1. 网上聊天

网上聊天是一种借由网络平台在网上进行交流的方式。随着科学技术的发展进步,现今因特网已经成为人们沟通的主要方式,有更多的人愿意通过网络来了解社会和结交朋友。网上聊天是借助网络这一特殊媒介进行的人际沟通。网上聊天兼有电话、视频与书信的特点,既可以通过视频、电话、书信形式与人沟通,又可以表达自己的感情。但网上聊天也有弊端,即网络是隐蔽的、虚幻的。人们既可以通过网络交换彼此的内心世界,展现人性的方方面面,也可以利用网络隐藏自己的外表,甚至可以通过网络进行欺骗行为。所以,通过网上聊天结识朋友的可信度已在许多人的心中打上了问号。

2. 电子邮件

电子邮件(E-mail)是应用最广的因特网服务。通过网络的电子邮件系统,可以以低廉的价格(区别于电话、信件,本身发送价格为零,只需负担电话费和网费即可)和快捷的速度(几秒钟左右可以发送到世界上指定的目的地),与世界上任何一个角落的网络用户联系。电子邮件涉及范围广,可以包含文字、图像或声音。人们通过电子邮件可以得到大量免费信息,轻松地实现信息搜索,这是任何传统沟通模式都无法达到的。

目前,许多工作是通过电子邮件完成的,电子邮件在带给人们方便的同时,在礼仪方面也产生了许多的新问题,应该认真撰写和正确回复,电子邮件有如下特点。

(1) 时效性　只需几秒钟,邮件发送者就可以通过因特网将信息传送到邮件接收者的电子邮箱中。

(2) 便携性　电子邮件的书写和收发都是通过计算机自动完成,接收邮件不受时间和地点的限制。

(3) 性价比高　平均发送一封电子邮件只需几分钱,比普通信件便宜。

(4) 可靠性　每个电子邮箱地址都是唯一的,发送者按照邮件地址即能准确无误地发送信息。

(5) 丰富性　电子邮件不仅可以传送文本,还可以传送声音、图像等多种类型的文件。

完成任务过程

根据案例特征，需要护士恰当地运用演讲的语言沟通技巧，为患者顺利做好糖尿病知识讲座(表 1-26)。

表 1-26　演讲语言沟通应用情境(健康教育)

<table>
<tr><th rowspan="2">任务过程</th><th colspan="2">任务情境</th><th rowspan="2">要点说明</th></tr>
<tr><th>角色</th><th>沟通行为</th></tr>
<tr><td rowspan="4">评估患者</td><td>护士</td><td>仪表端庄，服饰符合职业要求
微笑、热情
问："李阿姨！听说您和其他几位患者非常想了解糖尿病的相关知识？"</td><td>体态语言
运用表情"微笑"语言及姿态语言
通过谈话收集患者资料，确定讲授内容、对象</td></tr>
<tr><td>患者</td><td>"是啊，我们几个病友都是刚查出来患上了Ⅱ型糖尿病，但是又不了解这个疾病，所以很着急啊，哎！"</td><td>副语言中的类语言，以示紧张、担心</td></tr>
<tr><td>护士</td><td>伸出手握住患者的一只手臂
"李阿姨，您别太担心，这个星期五的下午您有时间吗？我们病区准备做一个关于糖尿病的知识讲座。"</td><td>运用肢体接触语言、触摸等技巧
通过谈话收集患者资料，确定讲授时间、地点</td></tr>
<tr><td>患者</td><td>"有时间啊，我们一定去。"</td><td>—</td></tr>
<tr><td>通知患者</td><td>护士</td><td>在护士站张贴通知，告知讲座题目、时间、地点</td><td>—</td></tr>
<tr><td>演讲稿准备</td><td>护士</td><td>拟定题目、内容，进行试讲(先为科室工作人员试讲)</td><td>有声语言、态势语言与形象的完美结合</td></tr>
<tr><td rowspan="3">健康教育</td><td>护士</td><td>仪表端庄，服饰符合职业要求
向患者及家属做自我介绍，告知是本次健康教育的演讲者
向患者及家属介绍本次演讲的基本内容
健康教育完毕，点点头，面露感激："谢谢！"</td><td>态势语言
始终进行视线接触
结合语言沟通进行
结合"站姿"中"自然式"
演讲手势应该自然和谐
采用首语、表情语、辅助语言</td></tr>
<tr><td>患者</td><td>"谢谢！"热烈地鼓掌</td><td>采用手势中的情意手势</td></tr>
<tr><td>护士</td><td>微笑点头致意，然后离去</td><td>运用视线接触、表情和首语</td></tr>
</table>

岗位专业相关知识

头部动作表达的意义如表 1-27 所示。

表 1-27　头部动作表达的意义

头部动作	点头	昂头	摇头	低头	后仰	倾斜	摇摆	前突	微倾	直立
表达意义	肯定	勇敢、高傲	否定	谦逊、忧虑	软弱、失望	得意、愉悦	怀疑、不定	惊讶、逗趣	观察、思考	庄严、坚强

实训考核

【目标】

通过训练能够运用演讲技巧完成演讲。

【内容和方法】

(1) 内容　以健康教育“糖尿病患者的饮食调理”为题，时间 3～5 分钟，进行拟稿训练，在此基础上进行课堂演讲及考核。

(2) 方法　小组讨论，模拟训练，角色扮演。

【考核评价】

演讲考核评分表如表 1-28 所示。

表 1-28　演讲考核评价表

考核项目 \ 姓名				
内容(20 分)	题目(5)			
	层次(5)			
	材料(10)			
语言(30 分)	音量(10)			
	语音、语调、语速(10)			
	普通话(10)			
形象气质(30 分)	服饰(10)			
	表情(5)			
	目光(5)			
	态势(10)			
效果(10 分)	熟练度(5)			
	感染力(5)			
综合素质(10 分)	精神面貌(5)			
	激情(5)			
总分(100 分)				

能力检测

一、名词解释

1. 演讲

二、填空题

1. 快速演讲的语速要求是每分钟________字以上，如体育比赛中的现场讲解；慢速演讲的语速要求是每分钟________字左右，适用于传达宁静、沉重、悲痛、哀悼的感情。

三、选择题

(一) A_1 型题

1. 说服性演讲是按下面哪种方法分类的？(　　)

A. 演讲内容　　B. 演讲表现手法　　C. 演讲目的

D. 演讲方式　　E. 演讲场合

2. 深入社区家庭进行常见病、多发病的防治及护理常识的宣传，属于哪种健康教育类型？(　　)

A. 门诊健康教育　　B. 住院健康教育　　C. 社区健康教育

D. 家庭健康教育　　E. 群众健康教育

3. 演讲者演讲时，语法停顿的顺序为(　　)。

A. 分号＞句号＞冒号＞逗号＞顿号

B. 句号＞分号＞冒号＞逗号＞顿号

C. 句号＞冒号＞分号＞逗号＞顿号

D. 顿号＞分号＞冒号＞逗号＞句号

E. 句号＞冒号＞分号＞顿号＞逗号

(二) A_2 型题

4. 晓明在演讲“祖国，我的母亲”时，配合表情、手势，演讲得激情澎湃。他的大部分手势都在肩部以上，此种手势属于(　　)。

A. 上区手势　　B. 中区手势　　C. 下区手势

D. 鼓励手势　　E. 情感手势

四、简答题

1. 简述演讲稿开头的方法。

2. 简述演讲稿结尾的方法。

五、论述题

1. 健康教育也是一种演讲形式，在护理工作中如何应用演讲的技巧为住院患者进行健康教育？

（杨雪艳）

项目二 认识人际关系与护理人际关系

案例引导

小丽，身高 1.56 米，是位秀气的南方姑娘，以全校第一名的优异成绩考入北方一所重点大学。上大学后，她发现班上女同学谈吐自如、打扮入时、能歌善舞，而自己成绩一般、相貌平平，在人才济济的大学，她觉得自己是那么微不足道，因此，非常自卑。为了吸引同学们的注意力，小丽特别注重打扮，把有限的生活费几乎都用来购买时髦的衣服。尽管如此，她还是觉得自己很孤独，没有知心朋友，有苦恼也没有人诉说，与人交谈觉得很紧张，无法清晰表达自己的思想。

案例分析

1. 案例特征

(1) 小丽觉得“自己是那么微不足道”，是人际认知方面的偏差，出现自卑心理。

(2) 小丽“把有限的生活费几乎都用来购买时髦的衣服”，是想通过刻意打扮来吸引他人，建立良好的人际关系。

2. 需要解决的问题

(1) 帮助小丽正确评价他人，客观地评价自己。

(2) 指导小丽建立良好的人际关系。

3. 需要完成的任务

任务一　认识人际关系

任务一　认识人际关系

学习任务

任务目标

1. 能识别交际活动中的心理障碍，并能加以克服与矫正。
2. 能运用建立良好人际关系的策略，搞好人际关系。

学习目标

1. 举例说明认知形成的心理效应。
2. 分析人际吸引的规律。
3. 简述人际交往的原则。
4. 简述建立良好人际关系的策略。

教学活动方式

多媒体展示、角色扮演、模拟情境、小组讨论等。

岗位专业基本知识

一、人际学及其研究对象

（一）人际学概念

人际学是研究人与人之间社会关系的一般规律的科学。人际学与其他社会学科既有联系又有区别。其联系为它们都是以社会为背景，以人为中心展开研究。其区别为它们研究社会和人的切入点不同，提示的规律不同。

（二）研究对象

人际学主要研究的内容为：①人际关系的历史发展过程，提示人际关系发展变化的趋势；②人际关系的交往方式；③影响人际关系建立和发展的因素及其影响方式和影响程度。

二、人际关系的研究内容

人际关系是指人与人通过交往而产生的心理上的距离和心理上的关系。其研究的主要内容包括人际认知、人际吸引和人际关系状态及相互作用等内容。

（一）人际认知

1. 人际认知的概念

人际认知是指个体对他人的心理状态、行为动机和意向，通过感知分析和判断，作出评价的过程。其过程包括感知、判断、推理和评价等一系列心理活动。

2. 人际认知的内容

人际认知包括对自我、对他人和对人际环境的认知。

(1) 自我认知　自我认知是指人在社会实践中，对自己的生理、心理、社会活动以及对自己与周围事物的关系进行认知。自我认知包括自我观察、自我体验、自我感知、自我评价等。

(2) 他人认知　他人认知是指对交往对象的正确认识。在社会交往中，认知的主体和客体在认知互动中凭借认知素质来认知对方。由于彼此的经验、心理活动不同，认知素质也不同。

(3) 人际环境认知　人际环境认知是对自身交往的小环境、小空间进行有目的的观察，包括自己与他人的关系以及他人之间关系的认知，以此判断了解自己和他人在共同生活空间中的整合性、选择性。

3. 认知形成的心理效应

(1) 首因效应　首因即最初印象。首因效应是指人们在对他人总体印象形成过程中，最初获得的信息比后来获得的信息影响更大的现象。首因效应现象在职场上到处可见，如"新官上任三把火"、"恶人先告状"、"先发制人"等，都是想利用首因效应占得先机。

(2) 近因效应　近因效应是指人们在客观印象形成上，最新获得的信息比以前获得的信息影响更大的现象。近因效应远不如首因效应普遍和明显。一般认为，当两种信息连续出现时，首因效应明显；当两种信息间断出现时，则近因效应明显。在与陌生人交往时，首因效应起较大的作用；而与熟人交往时，近因效应则产生较大的影响。

(3) 光环效应　光环效应又称晕轮效应，是指主体对客体的某些特征形成固定的看法后，会泛化到客体的其他特征，并推及对象的总体特征的现象。就像月亮形成的晕轮、太阳形成的光环一样，向四周弥漫、扩散。一旦形成光环效应，所有的不足都会被光环遮盖而变得视而不见。如"情人眼里出西施"就是一种光环效应。

(4) 社会刻板效应　社会刻板效应是指社会部分成员对某些事物或人群所持有的共同的、固有的、笼统的看法和印象的现象。社会刻板现象不是一个个体现象，而是一种群体现象，反映的是群体的共识。它作为心理现象，"刻板"是它的根本特点。例如，在人们的观念中，认为中国人礼貌勤劳，美国人开拓务实，德国人严谨智慧等。

(5) 投射效应　投射效应是指在人际交往中，总是假设他人与自己有相同特征的倾向，即把自己的特性投射到他人的身上，所谓"以小人之心，度君子之腹"，反应的就是投射效应的一个侧面。

(6) 预言自动实现效应　预言自动实现效应又称"皮格马利翁"效应，是指在有关社会实践活动中存在的一种预言自动实现的现象。在实验中，当随机把与"对照组"学生智力相同的"实验组"学生冠以"未来的花朵"告知老师，八个月后，该组智力提高明显高于"对照组"。期待变为现实，实际是语言激励师生共同努力的结果。

(二) 人际吸引

1. 人际吸引的含义

人际吸引又称人际魅力，是指人际交往中个体或群体之间相互接纳和喜欢的现象。通常表现为心理距离的缩短。

2. 人际吸引的规律

根据心理学家的研究和人际交往的经验，可将人际吸引的规律概括如下。

(1) 接近吸引律　接近吸引律是指交往的双方存在着诸多的接近点，这种接近点能缩小相互之间的时空距离和心理距离，因此，彼此之间容易相互吸引。人际吸引的接近点主要包括以下几个方面：①时间、空间的接近；②观点、态度的接近；③职业、背景的接近。我们平时所说的"情投意合"、"惺惺相惜"、"酒逢知己千杯少"等都说明了相似的人容易结交成朋友。

(2) 互惠吸引律　互惠吸引律是指交往双方在收益、酬偿等方面产生的吸引力。这种收益和酬偿包括对知识、生理、心理、政治等各方面的满足。一般来说,估计得到的报偿的概率越大,吸引力就越大;收益与付出之比的比值越大,吸引力就越大;越接近预期的报偿,吸引力就越大。

(3) 互补吸引律　互补吸引律是指双方的个性或满足需要的途径正好成为互补关系时产生的吸引力。互相补偿的范围包括能力特长、人格特征、需要利益、思想观点四个方面。例如,在生活中我们常常发现,性格急躁与耐心随和的人容易成为好朋友,活泼健谈的人与沉默寡言的人容易结成亲密伙伴。这是因为双方的个性倾向和行为特征正好满足了对方的需要。

(4) 对等吸引律　对等吸引律是指人们都喜欢那些同样喜欢自己的人。这就是古人所说的"敬人者,人恒敬之"、"爱人者,人恒爱之"的心理机制。因为人们都愿意被人肯定、接纳和认可,他人的喜欢是满足这一需要的最好奖赏。

(5) 光环吸引律　光环吸引律是指一个人在能力、特长、品质等某些方面的表现比较突出,或者是社会知名度较高等,这些积极的特征就像光环一样使人产生晕轮效应,感到其一切品质特点都富有魅力,从而愿意与其交往。

(6) 诱发吸引律　诱发吸引律是指由自然或人为环境的某一因素而引发的吸引力。在人际交往中,如人们受到某种诱因的刺激,而这种刺激正好投其所好,就会引起对对方的注意和交往兴趣,从而相互吸引。诱发吸引主要包括自然诱发、蓄意诱发和情感诱发三种方式。

(三) 人际关系状态及相互作用

1. 人际关系的发展阶段

一般来说,良好的人际关系的建立和发展,要经历定向、情感探索、情感交流和稳定交往四个阶段。

(1) 定向阶段　交往的定向阶段是确定交往对象的心理过程,包含着对交往对象的注意、选择和初步沟通等多方面的活动。人际关系定向阶段的时间跨度依据不同情况而定,邂逅相见恨晚的人,定向阶段会在第一次见面时很快完成,而对于有机会经常接触而又彼此都有很强自我防卫倾向的人,这一阶段要经过长时间的沟通才能完成。

(2) 情感探索阶段　情感探索阶段是在进一步的接触中寻找双方共同的心理领域,形成情感联系的过程。在此阶段,随着双方共同情感领域的发展,沟通也会越来越广泛,自我暴露的深度与广度也会逐渐加大,但人们的话题仍然避免触及隐秘性领域,自我暴露也不涉及自己根本的方面。

(3) 情感交流阶段　情感交流阶段是交往双方在建立信任感的基础上具有较深感情投入的交往过程。在这一阶段,双方关系的性质开始出现实质性的变化,在交往中自我暴露的深度和广度加大。如果关系在这一阶段破裂,将会给人带来相当大的心理压力。

(4) 稳定交往阶段　稳定交往阶段是情感进一步稳定、深化阶段,是人际关系的最高层次,双方不仅亲密接触,而且有深度的情感卷入,彼此沟通的内容更为广泛,心理相容程度进一步增加，相互信任，关系稳固。

2. 人际关系的恶化过程

根据冲突及内耗的性质和程度，可将人际关系的恶化过程分为分歧、冷漠、疏远及终止四个阶段。

(1) 分歧阶段　分歧阶段是指双方交往及交流减少，心理距离加大，接纳性下降，彼此在知觉及理解上感到难以准确地判断对方。

(2) 冷漠阶段　冷漠阶段以一方或双方的冷漠为特征。表现为对交往对象漠不关心，消极对待，严重者甚至表现为对交往对象的泛化性否定评价。

(3) 疏远阶段　疏远阶段以关系双方的回避及疏远为特征。表现为在双方共同出现的社交场合，尽量避免彼此的接触，在迫不得已需要寒暄的时候，以嘲弄、挖苦、讽刺对方的言语方式进行，并伴有一系列的非语言行为，如面部表情不自然或呆板冷漠，有意扩大双方的人际距离等。此时，双方所有的表现都表明人际关系难以维持。

(4) 终止阶段　终止阶段以人际关系的结束为特征。在此阶段，交往者将相互之间的关系视为一种强加的额外负担，千方百计地终止人际关系。关系的终止信号首先是向对方传递保持距离的信息，或者在身体及心理上建立起不沟通的屏障，在沟通上传达互不相关的信息，各自只关心自己的利益，将差别作为关系终止的理由。

三、认知影响人际关系的因素

社会心理学家研究表明，影响人际关系密切程度的因素包括以下几个方面。

(一) 距离的远近

人与人之间地理位置上越接近，越容易形成亲密关系。在现代人的交往中，空间距离越小，则双方越容易接近，越容易相互吸引。俗话说："远亲不如近邻"，也说明了距离是影响人际关系的重要因素。

(二) 交往的频率

除了空间距离因素之外，交往次数也是建立人际关系的重要客观因素之一。在群体中，成员之间接触越多，了解时间越长，越容易形成良好的人际关系。而且，一般来说交往次数的多少和交往水平的高低也有直接联系，交往的次数越多，交往的水平也就越高，但也有例外。如果两个人接触，只是彼此寒暄，应酬几句而已，那么，即使交往次数再多，也不能建立良好的人际关系。交往的次数加真诚，才可能形成良好的人际关系。

(三) 态度的相似

在人际交往中，如果交往双方有共同的理想、信念和价值观，就比较容易预测对方的情感与反应倾向，也就容易获得对方的支持，形成共鸣。因此，在交互作用的过程中也容易彼此适应，建立良好的人际关系。俗话说："英雄所见略同"，也说明了态度相似对人际关系的影响。

(四) 需求的互补

需求与人际关系密切相关，如果没有需求和满足需求的期望，那么空间距离再小，也可能会“鸡犬相闻，老死不相往来”。而一旦有了需求和满足需求的期望，即使空间再大，也可能“天涯若比邻”。

（五）个性特征的吸引

个性特征是一个人在思想、性格、品质、意志、情感、态度等方面不同于其他人的特质。人的个性很大程度上影响其交往的态度、频率和方式。因此，我们要不断完善自我，形成良好的个性品质，构建和谐的人际关系。

四、建立良好人际关系的策略

（一）人际关系的交往原则

1. 交互原则

人们有一个共同的倾向，就是都希望别人能够承认自己的价值，支持自己，接纳自己。因此，在一般情况下，喜欢我们的人，我们才会去喜欢他们；愿意接近我们的人，我们才愿意接近他们。而对于疏远我们、厌恶我们的人，我们的反应也是相应的，对他们也会疏远或厌恶。

2. 互利原则

在日常生活中，人与人之间的交往不仅需要倾向的相互一致，而且还需要保持交换对等与互利。互利有物质互利、精神互利、物质-精神互利三种模式。按照人际交往互利的原则，我们在同别人交往时，必须注意关系的维护。无论多亲密的关系，都不能一味地只是利用而不“投人”。否则，再亲密的关系也会变得疏远，使人际关系面临困难。

3. 自我价值保护原则

自我价值是指个人对自身价值的意识与评判。而自我价值保护则是为了保持自我价值的确立，心理活动的各个方面都有一种防止自我价值遭到否定的自我支持行为。如在行为解释上，我们可能有这种倾向：当自己获得成功时，会倾向于将成功的原因归于自身，以显示自己优于别人；而当别人获得成功时，会将别人的成绩归因于外部条件，以说明别人的自身条件并不比自己优越。

4. 情境控制原则

情境不明确，或不能达到对情境地有效把握时，会引起机体的强烈焦虑。心理学家研究发现，任何一种关系，无论社会位置意义上的关系多么紧密，只要关联的双方对情境的控制是不均衡的，一方必然受到另一方的限制，那么这种关系必定不能深入，必定缺乏深刻的情感联系。当患者到医院住院时，对情境的自我控制能力受限，甚至连自由都受到了一定的限制，此时不得不保持一定程度的自我防卫。

5. 信誉原则

在交往中，从古到今都把信誉看得非常重要。“一言既出，驷马难追”、“一诺千金，一言百条”都是说明一个“信”字。信誉的含义包括：①言必信，即在交往中说真话；②行必果，即守诺言，践诺言。在人际交往中，要做到以诚相待，遵守诺言。

6. 相容原则

在人际交往中，贯彻相容原则是建立良好人际关系的前提。相容是与民主、平等、独立相关联的，是民主社会的产物。在交际中要严于律己，宽以待人，多看别人的长处与优点。同时要做到大事清楚，小事糊涂。林则徐说“海纳百川，有容乃大”。心中有大目标和原则，就不会因小失大。

（二）人际交往的心理障碍与矫正

1. 孤僻心理

孤僻是指受社会自然条件限制，个体意识特质的自觉平衡失调的一种封闭心理。其特点是：意向上以自我为中心；认知上孤陋寡闻；情感上忧郁冷淡；行动上自我封闭、沉默寡言。不愿与人交往，偶有交往也是应付。

其矫正措施主要包括以下三个方面：一是面对现实，敢于正视过去的创伤或者挫折给自己带来的不良体验；二是正确认识自己的优点，激发自信与自尊，追求人生乐趣；三是有针对性地主动学习，提高人际交往的能力。

2. 羞怯心理

从心理学角度来分析，羞怯缘于神经活动过分敏感，形成的消极性自我防御机制。其特点是：意向上缺乏自信，害怕风险；认知上不能正确地认识自己的潜能，轻信权威；情感上紧张害羞；行为上举止言行失常。

克服羞怯心理，首先要肯定自我价值，树立自信心，充分相信自己；其次要多参与集体活动，多与人接触，增加锻炼机会；最后要进行一些肌肉松弛训练和想象训练，给自己积极暗示，逐步克服羞怯心理。

3. 猜疑心理

猜疑是指个体意识特质的自觉平衡失调，对他人缺乏全面了解，并对他人的正常行为毫无根据地猜测、怀疑和否定的心理状态。其特点是：意向上以自我为中心；认知上自我困扰或寻故激化矛盾，影响交际活动的正常进行；行为上依据假想和既定思路，观察、分析及处理问题。

矫正猜疑心理，首先要做到相信自己，相信他人，即在自己的心理天平上增加“自信”和“他信”这两块砝码；其次要坚持“宽以待人，严于律己”的原则；再次要注重调查研究，抛开陈见，以事实为依据；最后还应加强交流，开诚布公，及时消除误会。

4. 焦虑心理

焦虑是指个体的认知和需要不能得到满足，主体意识特质的自觉平衡失调而产生的一种不安、受威胁和忧虑的心理状态。其特点是：意向上焦虑烦躁；认知上思路凌乱；情感上紧张慌乱；行动上急于求成或甘于落后。适度的焦虑可成为人前进的动力，但焦虑过度会影响身心健康和人际交往。

矫正焦虑心理，首先要树立正确的人生观，使自己具备正确的情绪和情感；其次要积极投身丰富多彩的健康活动，充实情感体验；再次要学会自我调整情绪和情感的技能；最后要学会把握改变认知的方式，提高应对压力的能力。

5. 嫉妒心理

嫉妒是指人们为竞争一定的权益，对相应的幸运者或潜在的幸运者怀有的一种冷漠、贬低、排斥、甚至是敌视的心理状态。其特点是：意向上因渴望而感到压力、挫折甚至怨恨；认知上刻意曲解，常存偏见；情感上多见羞愧、愤怒、怨恨；行为上争强好胜、排斥他人，甚至损害他人利益等。

克服嫉妒心理可从以下四个方面着手：一是正确认识别人的长处，接受自己不如别人的现实，变嫉妒为动力；二是看到自己的长处，学会扬长避短，寻找和开拓有利于充分发挥自身潜能的新领域；三是转移注意力，积极参与各种有益的活动；四是学会自我宣泄，阻止嫉妒朝着更深的程度发展。

6. 报复心理

所谓报复心理是指当人们受到强烈刺激后，表现出与对方行为相对抗的反应性心理。其特点是：意向上对他人怀有敌意；认知上分析判断能力降低，轻率处理问题，草率作出决定；情感上易怒，自控能力差；行为上针锋相对，或迁怒于他人，或寻找机会惩治对方。

报复心理的矫正可从以下三个方面着手：一是树立远大的理想，使自身具有宽阔的胸襟、宏大的气量，以避免报复心理的产生；二是学会自我调节，淡化报复心理；三是进行冷处理，避免过激的报复行为。

（三）建立良好人际关系的策略

1. 重视印象整饰

印象整饰又称印象管理，即通过有意识地修饰，主动而适度地展现自己的形象，使之在他人心目中形成良好的第一印象。因此，在与人初次交往时，要根据对方的特征、交往的目的和交往的情境，选择合适的装束，有时候甚至要事先了解交往对象的情况并做一番必要的准备，以保证交往活动的顺利进行，给对方留下美好的印象。

2. 强调主动交往

心理学家发现，在人际交往上，许多人不是主动发起交往活动，主动去接纳别人，而是被动地等待别人去接纳，甚至处处试图去吸引别人的注意。他们只能做交往的响应者，而不能做始动者，然而，根据人际关系的交互原则，别人是不会无缘无故地对我们感兴趣的。因此，要想同别人建立良好的人际关系，使自己摆脱孤独，就必须做交往的始动者，处于主动地位。

3. 及时提供帮助

社会交换理论告诉我们，任何一个人只有当一种关系对他们来说是值得的，他才愿意并试图去建立、去维持。因此，我们要想同他人建立良好的人际关系，对他人予以帮助是十分重要的。当他人在健康上、情感上、生活上、工作上遇到困难或危机时，如果我们及时给予帮助，则会很快得到他人的信任，正如人们所说的"患难之交"，就是最好的证明。

4. 关注对方的兴趣

根据接近吸引的规律，交际时必须寻找双方的共同点。只有当双方的兴趣和关注点会聚在一起时，才能真正起到有效沟通和加强相互关系的作用。谈话兴趣与关注点的会聚是一个渐进的过程，而且需要谈话双方都将注意力投向对方，而不是集中在自己的身上。一个人如果只想自己的事情，以自己的理解和情感作为唯一的出发点，那么自然难以关注对方的兴趣和爱好，肯定会降低自己对他人的吸引力，继而淡化彼此交往的倾向。

5. 肯定对方的价值

每个人都有强烈的自我价值保护倾向，当人们自我价值面临威胁时，机体就会处于强烈的自我防卫状态，即一种焦虑状态。因此，人们对否定自我价值的人有强烈的排斥情绪。称赞是对他人的肯定，每个人都有得到尊重与肯定的需要。因此，选择恰当的时机和适当的方式表达对他人的赞扬是增进感情的催化剂。

6. 经常互致问候

人际关系是以情感联系为纽带的，双方经常性的交往是维持和增进情感的联系手段。人们常说"远亲不如近邻"，这是因为远亲之间虽有血缘等亲情关系，但因为相隔距离较远，给交往带来了一定的困难，造成双方的不熟悉，其密切程度甚至还不如交往密切的邻居。交往的方式多种多样，其中节假日、生日时的问候与拜访是一种常见的方式，这会使对方感到格外温暖和感动。

（杨运秀）

案例引导

护士小林，女性，18岁，中专毕业，应聘到一所二级甲等医院工作。上班的第一天，护士长安排她为8床的昏迷患者做床上擦浴，擦浴时小林发现8床患者无阴毛，于是她把这件事马上告诉了护士小张，随后又告诉卫生员老李，护士长知道此事后严厉地批评了她。工作了一段时间后，大家发现小林不能控制自己的情绪，高兴时对患者无微不至、热情有加，情绪不好时则对患者不理不睬、冷若冰霜，对来自农村的患者态度生硬，对来自城镇的患者热情有加。

案例分析

1. 案例特征

(1) 小李泄露患者"无阴毛"的隐私，既违反了护理人际交往的基本规范，也侵犯了患者的隐私权。

(2) 小李"高兴时对患者无微不至、热情有加，情绪不好时则对患者不理不睬、冷若冰霜"；"对来自农村的患者态度生硬，对来自城镇的患者热情有加"，都是违反了护理人际交往的规范。

2. 需要解决的问题

帮助小李用护理人际规范来约束自己，规范护理行为。

3. 需要完成的任务

任务二　认识护理人际关系

任务二 认识护理人际关系

学习任务 …

任务目标

能运用护理人际关系的基本规范评价自身行为。

学习目标

1. 解释护理人际学、护理人际规范的定义。
2. 简述建立良好护理人际关系的意义。
3. 简述护理人际交往的基本规范。

教学活动方式

多媒体展示、角色扮演、模拟情境、小组讨论等。

岗位专业基本知识

一、护理人际关系

(一) 护理人际学概念

护理人际学是探讨和研究护理人员在从事医疗护理、卫生保健工作中,同社会、医院、人群所发生的各种交往关系的学问,是社会人际学的基本原理、规范在护理领域中的具体运用。

(二) 护理人际学研究对象

护理人际学是以护理工作中的人际关系为研究对象。它主要研究护士个体与医生、护士、患者(含患者家属)及其他群体在护理实践中的人际交往关系,重点研究护患关系。

二、护理人际关系的基本规范

(一) 人际规范

人际规范是指人们相处、交往时的行为道德标准,或称做人的规矩。它受社会舆论、信念、传统习俗、道德、文化等制约。人际规范在阶级社会带有阶级的烙印,不同的社会制度下人际规范的内容也不同。

(二) 护理人员人际规范

护理人员的人际规范,是护士进行人际交往的行为准则。在我国应符合社会主义的人际规范，应符合护理职业道德，体现护理专业特点。在护理实践中，遵循护士人际规范，能有效协调工作中的各种关系，减少或避免各种冲突的出现，提高工作质量和工作效益。

（三）注重护理人际交往的基本规范

为了建立和谐护理人际关系，提高护理工作质量，护士的人际交往应着重注意以下几个方面。

1. 同情体贴，热情负责

同情体贴，热情负责，体现了社会主义的人道主义原则，体现了护士全心全意为人民服务的精神。护理人员为了患者的健康，必须对患者有深切的同情心，这种同情与怜悯、仁慈是不同的，它不是个人的恩赐，而是护士应尽的义务和职责。

2. 尊重人格，一视同仁

尊重他人人格是每个公民必须遵循的行为准则之一。护士在与服务对象交往时，必须尊重对方的人格，不论职务高低、年龄大小、病情轻重、容貌美丑、关系亲疏、贫贱富贵等，都应一视同仁，平等待人。切忌以貌取人，以贵贱分高低，对某些患者关爱有加，对某些患者冷若冰霜。

3. 诚实谦让，文明礼貌

文明礼貌待人，给人以美的享受。诚实谦让的交往，能增进相互之间的信任与理解。护理人员在荣誉面前应取谦让态度，不嫉贤妒能；对他人的批评应虚心诚恳，宽宏大度；对同事、对患者始终做到诚实谦让、热情礼貌、举止端庄、语言文明。

4. 竭诚服务，不谋私利

全心全意为人民服务，就要忠于职守，做好本职工作。在护理实践中，一切从患者的利益出发，是护理工作的基本原则。在个人利益与患者利益发生冲突时，应以患者利益为重，必要时牺牲个人利益。应树立"辛苦我一个，幸福千万人"的崇高风尚。

5. 实事求是，严谨慎独

护士是否具有实事求是和严谨慎独的工作态度，不仅关系到护理学科的发展，而且直接影响到患者的生命安危。因此，对护理工作中的每一项检查和操作，必须严肃认真、一丝不苟，在任何情况下，都要严格遵守操作规程，决不能弄虚作假。对于护理工作中的失误或差错事故应如实报告，及时纠正，决不隐瞒和推卸责任，勇于从失误中总结经验教训，形成严谨、科学、审慎的工作作风。

6. 恪守信誉，保守秘密

自古以来，我国就流传着这样一句话："人有三不背，一不背父母，二不背师长，三不背医生。"说明了患者对医护人员的高度信任。患者有什么心愿和要求，常常会向医护人员全盘托出，期望能得到理解和帮助，解除病痛。护士必须恪守对患者的承诺，如隐私的保密等，才能得到患者的信赖，构建和谐的护患关系。

三、建立良好护理人际关系的意义

护理人际关系是护士在工作过程中所形成的多种网络人际关系的总和。科学地建立和调节人际关系，不仅有利于解决服务对象的各种健康问题，促进护理学科的全面发展，而且有利于护士个人的身心健康和事业的发展。

(一) 有利于营造良好的护理服务环境

在社会群体中，人与人之间的友好交往，能营造良好的社会环境。同样，在各种健康服务机构中，护士与服务对象之间的相互理解、相互信任和关怀，也会促使这些场所形成良好的心理气氛。这种良好的心理气氛，一方面能使医护人员合理的心理需求得到不同程度的满足，促进医护人员的身心健康，另一方面能使患者在治疗、护理、康复方面的需求得到最大限度的满足，解除或转移焦虑、恐惧、抑郁等消极心理，增强患者战胜疾病的信心。

(二) 有利于提高医疗护理服务质量

良好的护理人际关系是做好护理工作的基本保证，它可以直接促进护理人员与患者之间、护理人员与其他医务人员之间的相互信任和密切协作，使患者积极主动地参与和配合医疗护理活动，促进患者康复。同时良好的护理人际关系也有利于医院管理水平的提高，也可有效地避免或减少护理差错事故及纠纷，提高护理服务质量。

(三) 有利于提高护理工作效率

护理群体中和谐的人际关系对于提高护理工作效率有着重大作用。护士在工作中能够同心同德、互相帮助、互相学习，无疑会大大提高工作的效率和质量。如果护士互相猜忌提防，彼此态度冷漠，缺乏协作精神，必然会影响护理工作的效率和工作质量。“一个和尚挑水吃，两个和尚抬水吃，三个和尚没水吃”，这其中虽有领导管理的因素，但也说明了人际关系不协调对工作效率的影响。

(四) 有利于提高护理人员的人文修养

人际交往的过程是人与人之间在认识上相互沟通，情感上相互交流，性格上相互影响，行为上相互作用的过程。护士与其他人群的人际交往，同样遵循这一基本过程。在这一过程中，良好的人际关系，对护士情操和性格的陶冶具有重要作用。广泛正常的人际交往可以使护士丰富和发展自己的良好个性，满足自己的精神心理需要，促进知识更新，改进思维方式，进一步提高人文修养，不断按理想的专业要求完善自我。

能力检测

一、名词解释

1. 人际学
2. 人际关系
3. 护理人际学
4. 人际规范

二、填空题

1. 人际认知的内容包括________、________、________。

2. 良好人际关系的建立和发展，一般要经历________、________、________、________四个阶段。

3. 根据冲突及内耗的性质和程度，可将人际关系的恶化过程分为________、________、________、________四个阶段。

4. 人际吸引律中的诱发吸引主要包括________、________、________。

三、选择题

A$_1$ 型题

1. 下列哪项不是建立良好人际关系的策略？(　　)

A. 主动交往　　B. 交往者自身素质　　C. 帮助他人
D. 肯定对方价值　　E. 关注对方兴趣

2. “无商不奸”这句成语反映的是认知过程中的哪种心理效应？(　　)

A. 首因效应　　B. 社会刻板效应　　C. 近因效应
D. 光环效应　　E. 投射效应

3. “情人眼里出西施”是下列哪种心理效应？(　　)

A. 投射效应　　B. 社会刻板效应　　C. 近因效应
D. 光环效应　　E. 首因效应

4. “酒逢知己千杯少”用的是下列哪种吸引规律？(　　)

A. 接近吸引　　B. 对等吸引　　C. 互惠吸引
D. 互补吸引　　E. 光环吸引

5. 关于第一印象的特点，正确的是(　　)。

A. 它不可能是唯一的印象　　B. 它真实可靠
C. 第一印象等同于整体印象　　D. 它不可能带来人生的机遇
E. 它可能令人终身难忘

6. 人际交往的原则不包括下列哪项？(　　)

A. 交互原则　　B. 共情原则　　C. 互利原则
D. 相容原则　　E. 平等原则

7. 不属于人际关系主要特点的是(　　)。

A. 多重性　B. 社会性　C. 单纯性　D. 心理性　E. 动态性

四、简答题

1. 影响人际关系的主要因素有哪些？

2. 简述护理人际交往的基本规范。

3. 简述首因效应的基本内容。你认为护士应怎样将这一理论运用于护理实践？

五、案例分析

1. 小王，专科毕业，被本市一所综合性医院聘用。上班的第一天，她身着职业装，提前15分钟到岗，见到科室工作人员，不管是医生、护士还是护工，她都主动打招呼。护士长安排一位资深的护士带领她为患者输液。她对待患者热情礼貌、耐心回答患者提出的问题，且动作准确、操作熟练，很快完成了治疗工作。完成治疗工作后，又认真巡视病房，主动询问患者的需要，还协助其他护士查对医嘱，为患者发放口服药。整整一天，她一刻也没闲下来，给医务人员留下了良好的印象，大家打心眼里喜欢她。

请问：

(1) 小王是怎样建立良好的人际关系的？

(2) 参加工作后，你准备如何建立良好的人际关系？

2. 小赵毕业于一所重点大学的护理专业，她热情率真，理论功底深厚，知识面较宽，技术水平高，应聘到一所综合性医院工作。上班后被安排到集体宿舍与同科的3名护士同住一室。她没有朋友，大家不喜欢她的理由是：她半夜下班回到宿舍时把房门弄得“乒乓”响，严重影响别人休息；她自恃自己是本科毕业，时常流露出瞧不起专科生的想法；她管不住自己的嘴巴，喜欢说东道西，影响科室团结，影响护患关系；她性情急躁，对患者不能一视同仁，患者也有意见。你作为科室护士长，如何帮助小赵调适与周围人的关系，使其成为一名优秀护士。

（杨运秀）

模块二

沟通在护理职业岗位工作中的应用

goutong zai huli zhiye gangwei gongzuo zhongde yingyong

项目三　护理工作中的护患沟通

案例引导

患者邓某，男性，60岁，因头晕、头痛、心悸，由老伴陪同前来门诊部就诊。进入医院后四处张望，不知道挂哪个科室，分诊护士看到后主动上前询问患者，患者表示对自己的病情非常担忧，担心看病患者太多，没有好医生给自己看病，分诊护士安慰患者，安排其在内科门诊候诊，并为其介绍值班医生的情况。经医生就诊后拟收入院，护士协助患者办理入院手续，病区护士开始入院护理。

案例分析

1. 案例特征

(1) 患者"进入医院后四处张望，不知道挂哪个科室"，是患者发出非语言求助的信息；"分诊护士看到后主动上前询问患者"，显示出护士及时发现问题并与患者沟通。

(2) "分诊护士安慰患者，安排其在内科门诊候诊，并为其介绍值班医生的情况"，运用护患沟通的技巧，为患者解答疑虑，提供服务。

(3) "护士协助患者办理入院手续，病区护士开始入院护理"等特征显示，护士运用护患及家属沟通技巧协助患者办理入院手续，病区护士运用住院患者的护患沟通技巧进行入院护理。

2. 需要解决的问题

在护理工作过程中：

(1) 如何建立良好的护患关系是护士需要解决的问题。

(2) 掌握不同阶段护患沟通的技巧是护士护理患者时应具备的基本技能。

3. 需要完成的任务

任务一　认识护患关系

任务二　与不同诊治过程的患者沟通

任务三　与不同疾病患者沟通

任务一　认识护患关系

学习任务

任务目标

1. 能与患者建立较好的护患关系。

2. 能与不同疾病的患者进行有效的沟通。

学习目标

1. 掌握护患关系的定义。

2. 熟悉在不同诊治过程中护士与患者的沟通。

教学活动方式

多媒体展示、角色扮演、模拟情境、小组讨论、实训、考核等。

岗位专业基本知识

一、护患关系的定义

护患关系(nurse-patient relationship)是指护理人员与患者之间在相互尊重、相互学习、互相促进的过程中形成的以增进健康、预防疾病、促进康复、减轻痛苦为目的的一种人际关系。护患关系是护理人员所面临的诸多人际关系中最重要的关系。

二、护患关系的性质

1. 工作关系

护士与患者之间的交往是一种职业行为，是有目标且需要谨慎执行的特殊关系，这种关系带有一定的强制性，与患者的身份、性别、职业、年龄、素质及护士是否愿意建立这种关系无关。基于工作的需要，护士应同患者建立并保持良好的护患关系，对所有患者一视同仁，真诚地为其服务，促进患者身体的康复。

2. 互动关系

护患互动是一种护理人员与患者之间互动的关系，是建立良好护患关系的基础。护理人员良好的素质、扎实的专业知识、精湛的技术水平能对护患关系的建立起到帮助作用。

三、现代护患关系的特点

(一) 护患关系的民主化

随着社会民主化及医学模式的转变，医疗护理确立“以患者为中心”的现代理念，可通过在医院设立行风监督员、医德医风联系卡等方式，促进民主的医患、护患关系的形成；注重对患者的人文关怀，加强患者的维权意识和民主观念，提高患者的地位和权利意识等，促使护患关系向民主化方向发展。

（二）护患需求的多元化

随着社会的不断进步，多元文化生活方式和生活质量的不断提高，人们对医疗护理服务也提出了多元化的服务需求。人们对护理的需求不再只局限于单一的临床治疗护理，对如何提高生存质量和生活质量，更多地需要心理护理、健康教育、健康咨询、家庭护理、社区护理、康复护理等医疗护理服务。

（三）护患合作的人文化

在护理工作中，护患双方合作的人文理念不断提升，“以患者为中心”的现代护理理念充分显示出护理的人文性。患者需要得到护理人员的尊重、关爱，使其隐私得到保护，安全得到保障，以及得到及时的护理和舒适的休养环境等。而如何尊重患者的权利和情感、人格和隐私，满足患者的个性需求，关心和爱护患者，在进行医院环境、文化氛围建设的同时，也要注重患者心理需求，实现对患者的整体关怀，这是现代社会发展对人文化护理工作提出的新要求。同时，由于护理工作繁重、压力大且具有职业风险性等特点，也希望能够得到社会及患者的理解和支持，所以，需要护患双方共同建立融洽的人文护患关系。

（四）护患关系调节的法制化

随着我国法制社会机制的不断完善，人们在对身体健康及与之密切相关的医疗服务水平的需求越来越高的同时，法制观念和维权意识也逐步增强，对医院的管理和医疗质量提出了更高的要求。因此，医护人员在工作中应加强法律法规的学习，提高法制观念，在工作中严格遵守法律法规和各种规章制度，严格遵循操作规程，以减少护患纠纷、医疗事故争议和预防差错失误，尽量避免医疗事故的发生；同时要加大法制宣传教育的力度，使患者和家属树立正确规范的就医行为和道德准则，遵守医院有关管理制度，配合医护人员进行诊疗活动。

（五）护患关系的技术化

一方面，医学科技的迅速发展使患者在诊疗和护理中大量使用先进的仪器和设备辅助诊断、治疗和护理；另一方面，由于长期以来护理人力资源的客观不足，护理工作过于需求技术化的倾向，高尖端的专科护理和技术的深入发展要求护士应掌握新技术、新技能，用过硬的技术为患者提供技术娴熟、体贴入微的人性化服务，以满足广大人民群众对健康的需求。

四、护患关系的发展过程

（一）第一期（开始期）

护患关系的建立始于护士与患者的初次见面。护患双方初次接触的主要任务是护患双方建立相互了解的信任关系。护患之间的信任是建立良好护患关系的基础之一，有利于护士以后顺利实行各项护理活动。

在护患交往的过程中，护士应真诚地向患者介绍自己及病区的环境、设施、医院规章制度等。护士在收集有关患者身体、心理等方面的信息时要体现出良好的仪表、言行、态度，对患者的爱心、责任心、同情心都有利于护患之间信任关系的建立。

（二）第二期（工作期）

在护患双方互相信任的基础上，护士将完成所有的护理工作，满足患者的需要，此期是患者治疗、护理的重要时期。护患关系在工作期的基础是护士运用自己的知识和能力及对患者良好的态度，赢得患者的信任，与患者合作，最终满足患者的需要。

（三）第三期（结束期）

患者经过治疗和护理后病情好转，达到预期目标，护患关系进入结束期。此期护士要对护理工作进行评价，对患者进行相关的健康教育及提供咨询服务，根据患者具体情况制订出院计划或根据需要制订康复计划，保证护理服务不因出院而间断。此期的任务是护士与患者共同完成制订的护理目标，根据出现的问题或可能出现的问题制定对策。

五、护士在建立良好护患关系中的作用

（一）帮助患者正确认识角色特征

护士应根据每位患者不同的文化程度、职业特性、生活习惯、民族信仰等特点，帮助患者分析影响角色适应的因素，正视患者角色，使其尽快适应新角色。

（二）促进护患关系的建立

护患关系建立的重点在于双方的沟通，护士应认真履行角色责任和工作职责，准确定位自身的角色功能，根据患者的特点选择适宜的沟通方式和语言。使自己的言行符合患者对护士角色的期待，维护患者的合法权益，减轻或消除护患之间的意见分歧，促进良好护患关系的建立。

岗位专业相关知识

护患沟通是护理服务中最基本的技能，体现出重要的艺术表现。在护理活动中，要讲究护患沟通艺术，以营造良好的护患沟通氛围，增进患者身心健康。

一、树立患者至上理念

树立“一切为了患者，为了一切患者，为了患者一切”的服务宗旨，急患者之所急，痛患者之所痛，想患者之所想，解患者之所难。以满腔热忱、认真细致、严谨周密、一丝不苟、实事求是、体贴入微的态度为患者服务。

二、在优质服务中沟通

为患者提供“一流的服务态度，一流的诊疗护理技术，一流的生活照料服务，一流的环境服务”，以优质服务来满足患者就诊、诊疗、护理、康复的需求，加强护患关系，从而提高护理服务质量，提高护士在社会中的期望值。

三、重视与患者陪伴人员沟通

利用一切与患者亲属接触的机会或通过定期召开陪伴人员座谈会进行沟通。一是利用这些有利时机进行医院规章制度的宣传；二是征求患者亲属意见，了解其对护理服务态度和状况的满意程度；三是通过这些机会适时进行健康教育和指导。护士在沟通过程中的态度应平和、冷静、友好，促使患者亲属做好患者的思想工作，使患者更好地配合护理。为护理环境创造一个亲切和谐的气氛，进一步融洽护患关系。

四、做好随访工作

患者出院后，通过定期电话随访、信访和上门随访等方法，了解患者健康恢复情况、康复锻炼情况和药物疗效作用等，进一步提高患者的生活质量，提高医院护理的信誉、美誉和知名度。

（马珊珊　李丽娟）

任务二　与不同诊治过程的患者沟通

岗位专业基本知识

一、候诊时患者的角色特征及护患沟通

（一）候诊时患者的角色特征

患者角色不是与生俱来的，患者因患病来到医院候诊、就诊，此时所产生的主要角色特征表现为“急”、“怕”和“快”。“急”的特征是心情急躁、焦虑不安，想立即得到一位好医生的诊治；“怕”的特征是担心被他人插队，使自己的诊疗时间被拖延，从而延误病情；“快”的特征是希望候诊、就诊时间越短越好，能尽快轮到自己就诊，尽快离开医院。

（二）与候诊患者沟通

针对患者的病情及候诊时的特征，护士应主动向患者及亲属介绍专科医生的技术和特点，让患者自主选择自己满意的、放心的医生或向患者推荐相关的专科医生；安慰患者及亲属不用担心被插队，向患者解释所有患者均按拿号顺序就诊，若遇到急症、年老、体弱和病情危重需提前就诊患者，应向其他患者及亲属说明情况，取得理解和合作；劝导患者及亲属在医生为其他患者诊治时不要围观，以提高就诊速度，这样才能尽快轮到自己就诊和尽快离开医院。

二、就诊时患者的角色特征及护患沟通

（一）就诊时患者的角色特征

就诊时患者的角色特征表现为紧张、顾虑和期待。当护士按候诊顺序安排患者到

医生面前看病时，此时患者的心情较紧张。一是担心对自己的病情描述不清楚；二是某些涉及隐私的问题难以启齿、不敢如实讲明等，均会担心因此影响医生的诊断及治疗，在思想上存在一定的顾虑；三是希望护士安排经验丰富、年资高的医生为其接诊，女性患者往往希望被女性医生接诊；四是希望就诊后能有一个明确的诊断结论。

（二）与就诊患者的沟通

1. 就诊前

应用语言和非语言沟通技巧评估收集患者资料，为就诊医生提供诊疗依据；向患者介绍就诊医生的技术、能力等专业和优势，缓解患者的担忧和顾虑，使患者安心就诊。

2. 就诊时

疏散围观亲属，请患者及亲属信任医生，协助医生诊疗。对于无法描述病情的患者，如昏迷、年老、年幼、精神障碍等患者，应引导患者亲属与医生沟通，使诊疗能够有效、顺利进行。

3. 就诊后

应及时为患者及亲属介绍服药方法、注意事项、疾病预防措施、病情观察、随访、复诊等基本知识，使患者能够有计划地防病治病，从而提高医疗护理质量和人们的生活质量。

三、住院时患者的角色特征及护患沟通

（一）住院时患者的角色特征

由于住院后，患者的环境及生活规律发生改变，患者原有的生理、心理平衡和稳定被打乱，从而产生各种生理、心理反应。

1. 角色转换与替代

由于患病，患者拥有了患者的权利，可以获得免除部分原有社会责任的权利。此时，患者角色占据了主导优势，原有的社会角色被患者角色所替代。

2. 角色孤立与依赖

尽管在医院有医生、护士的诊疗、护理、关心和爱护，但患者总会因为与家人分割在不同的生活环境中而显得孤单。如年幼患者缺少了父母的疼爱和呵护，年老患者缺少妻子、子女的关心体贴等，在医院均显得很孤立，这种依赖性在医护人员和家属的照顾中会逐渐增强。

3. 角色不适应与适应

医院的特殊环境和疾病的限制会使患者产生各种不适应。如医院里特有的药水味、血腥味、室内混杂气味等使患者难以适应，疾病限制和生活习惯造成饮食不适应，陌生环境、人员流动大、作息时间改变等引起睡眠不适应。因此，住院患者要通过一段时间调适才能适应患者角色。

（二）与住院患者的沟通

1. 入院介绍

运用语言和非语言沟通技巧，热情接待患者，做好入院介绍，介绍医院和科室的情

况，使患者能够尽快了解病室环境、工作人员、规章制度、探视时间、作息制度、卫生安全要求及注意事项等，尽快熟悉环境、消除陌生、融入医院这个环境，有利于角色的转化和适应。

2. 解释引导

住院患者由于缺乏医学知识，担心病情加重或患不治之症，或对一些医学检查是否会对人体产生伤害、致痛等不了解，会产生恐惧、害怕等心理。因此，患者要求对治疗、检查、护理的情况有一定的了解，护士应针对患者关心的问题进行沟通，在交谈的过程中避免使用医学术语，用通俗易懂的语言与患者交谈，给予解释、引导、安慰和帮助，使患者感受到关爱和温暖，尽早消除孤立。

3. 及时沟通

在为患者进行医疗护理工作中，根据患者病情、生理、心理需求随时、及时与患者沟通。与患者沟通前，应对患者当前的病情制定的治疗方案、对使用药物的作用及不良反应等有充分的了解和准备，才能在护理前对患者做好评估、解释和说明。在护理操作中随着操作过程的不同环节随时引导患者，配合操作，如“请您张开嘴……”“请您深呼吸……”“请您吞咽……”等。对患者出现的不适应及时安慰和调整，如“是不是还难受？我先暂停一会，等您好些我们再进行。”护理后及时询问患者感受，交代注意事项等，如“您现在感觉怎么样？有没有不舒服？”“若有什么不舒服请及时告诉我，我也会随时来看望您的！”等。如果病情影响沟通的正常进行，可根据患者的病情另行约定时间交流。

在与患者的交流过程中，护士应尊重患者人格、风俗习惯和宗教信仰，保护患者隐私，鼓励患者表达不良情绪。在患者诉说时，护士要用语言和非语言沟通方式表示出正在认真倾听，并及时表达对患者的理解与同情。与患者交谈时应声调柔和并与患者有适当的目光接触，要学会换位思考，体会患者的情感和心境。

完成任务过程

根据本项目案例，候诊护患沟通情境如表 2-1 所示。

表 2-1 候诊护患沟通情境

任务过程	任务情境		要点说明
	角色	沟通行为	
护患沟通	护士	仪表端庄，服饰符合职业要求； 微笑、热情、快步迎上前； “您好！大爷，这里是内科门诊，您有什么不舒服？”	体态语言； 主动询问； 热情打招呼，使用恰当的称呼，开始建立良好的护患沟通； 向患者说明专科属性
	患者	“我的胃有点不舒服，现在叫到几号啦？”	了解基本情况
	护士	“现在到 5 号了，您的是几号？”	
	患者	“你看看这是多少？还要等多长时间？”	

续表

任务过程	任务情境		要点说明
	角色	沟通行为	
护患沟通	护士	“您的是 18 号，大约要到 10 点半左右，请您在座位上稍等一下。”	告诉患者具体候诊时间
	患者	“护士，我得这病好几年了，一直都恢复得不太好，给我安排经验丰富的张大夫看行吗？上次就是他给我看的病。”	示意悬挂医生照片的介绍牌
	护士	“给我看看您以前的病历，对不起，今天张医生不上班，王医生看得也挺好的，请您放心。”	向患者解释清楚，消除患者对就医的顾虑
	患者	“好的，谢谢！”	
	护士	“不客气，这里有关于内科常见病的预防手册，您可以看看，排到您的时候我会叫您，请稍等。”	做好卫生宣教工作，并维持候诊秩序

（马珊珊　李丽娟）

任务三　与不同疾病患者沟通

岗位专业基本知识

一、一般性疾病患者的沟通

一般人们在患了感冒、发热等一些轻微疾病后，都会有一个通过治疗和休息很快就康复的比较清晰的认识，这类患者通过给予对症安慰、指导安全用药、关心、休息等很快就恢复健康。但有些患者虽只患了一般性疾病，但心理上却对自己疾病认知有误，认为可能很严重、无可救药，是不治之症等，从而产生行为上的异常，对这类患者应运用心理学知识分析，帮助患者找出问题症结，耐心解释，以防患者发生意外。

二、急性病患者的沟通

来急诊科就诊的患者大多数是急症、危症、重症患者。此类患者的特点是发病比较急、病情较重、病情变化快，患者心理压力大，对医护人员的期望值高。

（1）患者来到医院急诊科就诊是由于病情危急，医护人员应紧急投入抢救工作，所以护患之间交流时间较少，因此，为了促进护患关系的建立，急诊时护士不能仅单纯履行抢救使命，还要重视加强护患沟通，减少护患纠纷的发生。

（2）护士在接诊过程中应该让患者感觉到护理人员的温暖、热情、关心及专业的技术和抢救能力，进行护理治疗的解释、说明、指导工作时，语言应简洁明了、果断，充分显示治疗护理紧急、迅速和快节奏的特性，给予患者信任和安全感。与急性病患者沟通时还可使用安慰性语言，如“您已到医院，请不要紧张，我们会很快为您治疗的。”等话语进行安慰。与家属沟通时要做好解释、安慰工作，如“您别着急，我们会尽力抢救患者的，请您耐心地等候。”

三、慢性病患者的沟通

1. 慢性病的特点

慢性病一方面是病程长并反复发作，治疗效果不明显，甚至有些慢性病患者终身不能治愈，患者情绪低落，甚至失去生存的信心。另一方面长期患病使患者习惯患者生活习惯，产生持续依赖心理。恰当的交流能够成为辅助患者康复的良药，对疾病的康复起积极的作用。

2. 与慢性病患者沟通

(1) 慢性病需要患者长期服药，护理人员与之进行沟通时，应正确选择沟通的内容和方式，语气柔和，语速适中，指导患者使用正确的服药方法，切勿随意更改药量或停药。如与高血压、糖尿病患者交谈时告知有关疾病的防治信息，并制订相关的护理计划，鼓励患者积极参与治疗。

(2) 与慢性病患者沟通时应注意以下几方面问题：①让患者有充分倾诉的机会，护士要认真倾听患者对自身疾病的感受，从对话中了解与疾病有关的资料，有利于进一步的沟通；②有针对性地对患者现存的问题提出适合患者个体的改善建议；③要注意尽量少地使用医学术语，用大众化语言来表达，深入浅出、浅显易懂；④鼓励患者在生活中进行自我监督。

四、手术患者的沟通

大多数手术患者都有恐惧、害怕的心理，不良的情绪会影响手术效果和术后康复。护士要注意自己的行为、言语、治疗操作等，通过有效沟通减轻患者不良心理，有利于手术的顺利进行和恢复。

（一）手术前沟通

1. 充分宣教、建立信任

护理人员应先了解患者的精神心理状态、对疾病和治疗的认知和思想准备，以及患者的性格、人际关系和家庭情况。护士应和蔼可亲、平易近人，主动向患者做自我介绍，并说明来意，帮助患者解决某些问题，使患者有安全感和被尊重的感觉，减轻患者由于对手术室人员的陌生而产生的焦虑情绪，取得患者的信任。

2. 消除恐惧、树立信心

耐心听取患者的意见和要求，告知患者及其亲属手术的重要性和必要性、术前准备的目的、注意事项，详细交代病情、手术的安全性、术中可能出现的不适，使患者了解手术过程，让患者有足够的思想准备，从而降低心理负荷。

3. 指导放松、始终负责

指导患者如何运用放松技巧，如深呼吸、放松等减轻疼痛、缓解紧张的技巧。告知患者手术的风险性，有关专家应根据患者本人的有利条件，反复研究病情，最终确定最佳治疗方案，使患者及亲属深感医护人员对患者自始至终是负责的。

4. 注意言行、控制时间

与患者沟通时注意语言、非语言并用，交谈时间不宜过长，避免谈论患者感到不适的话题，如意外、死亡等。切不可用含糊的词语来回答患者的问题，如“不知道”、“不明白”等。

（二）手术中沟通

1. 热情接待，消除担忧

当患者进入手术室后，护士要热情接待，向患者介绍手术室中的环境、手术的注意事项等，麻醉前应安慰、鼓励患者，如“您别担心，我们的麻醉医师很有经验的，保证不会疼的。”“这样的手术是医院的重点项目，我们经常开展，会很安全的。”从而减少患者对手术的担忧。

2. 运用肢体语言，传递信息

适当运用触摸语言，如拍拍患者的手背，或握握患者的手，传递给患者“我就在您身边，请放心，我在随时观察您。”“我能理解您对手术既害怕又紧张的心情，请不要担心。”“您很勇敢！”“手术顺利的话，很快就可以完成。”等增强信心的信息，使患者感受到护士就在我身边，在关心我、爱护我、照顾我，在为我解决护理问题，从而获得宽慰、安全感和信心。

（三）手术后沟通

1. 及时告知手术效果

患者手术后回到病房（或从麻醉中刚醒来时），护理人员应以亲切、和蔼的语言进行安慰、鼓励，让患者了解手术进行得很顺利，治疗目标已达到，安心治疗很快就能恢复健康。

2. 指导和鼓励正确咳嗽、咳痰

术后患者可能会担心伤口疼痛、裂开、发生意外等而不敢咳嗽、咳痰时，告知患者咳嗽、咳痰对预防并发症的重要性，正确的咳嗽、咳痰是不会使伤口裂开的，并指导患者正确咳嗽、咳痰的方法，鼓励大胆咳嗽和咳痰，使患者获得信心。

3. 缓解疼痛

护理人员应了解手术后患者的疼痛部位与手术部位、切口方式及使用镇静剂的情况，了解每位患者个体的疼痛阈值、忍耐能力和对疼痛经验的差异性，减弱或消除一切可能引起或加重疼痛的原因，如个体因素表现为患者过度紧张、意志力薄弱、烦躁、疲惫，环境因素有噪声、强光等。在术后 6 小时内，应用药物可大大减轻患者手术后全过程的疼痛，若已感到疼痛时用镇痛药，则会影响缓解疼痛的效果；暗示疗法可以减轻患者疼痛或增加疼痛，所以要使用正确的暗示疗法；听音乐可减轻疼痛。

4. 细心观察，促进恢复

术后按时进行随访，仔细观察患者伤口情况，耐心地进行术后康复指导。在与患者沟通过程中，术后患者可出现一些情绪上的不良反应，如焦虑、恐惧、后悔、担忧，难以适应周围的人际关系，严重者可出现神经官能症的症状。护士在与患者沟通中应及时处理出现的各种问题，应用移情、触摸、沉默、倾听等沟通技巧，使患者的心理及情绪的不良反应得到及时调整，帮助患者渡过手术后的难关，促进其尽快恢复。

五、重症患者的沟通

重症患者的心理状态极其复杂，当患者病情严重或处于危重状态时，为了避免加重患者的病情，护士与患者交谈沟通时间应尽量缩短，最好以封闭式提问为最佳，使用非语言方式进行沟通，避免增加患者的负担。

交谈中可以适当给予患者一定的刺激，如触摸患者，与患者交谈，以观察患者是否有反应。对有意识障碍的患者，护士可以重复一句简单的话或以同样的语调不断反复与患者交谈，观察患者的反应。

六、临终患者的沟通

在患者临终前进行沟通，是帮助患者适应当前无法改变的自身现状和周围的环境，帮助患者克服心理上的障碍。与临终患者沟通时，护士应向患者展现真实的自我，发自内心地同患者交流，关心、帮助患者。患者如果能从护士的言语、行为中感受到真诚，便会向护士敞开心扉倾诉自己。对于临终患者，护士要在心理上尊重患者，站在患者的角度去换位思考，理解对方的感情，与患者沟通中双方要有目光的交流，全神贯注地倾听患者发出的全部信息。

临终患者的心理是复杂多变的，护士应该根据临终患者的心理特点、文化层次、生活习惯等，选择合适的方法和内容与临终患者进行沟通，最大限度地满足临终患者的心理需求。

七、传染病患者的沟通

传染病与其他疾病最大的区别是其具有传染性。传染病患者心理压力比较大，病情不能迅速好转，被隔离后会有自卑、抑郁、焦虑等心理情况，因此在护理过程中做好与传染病患者的沟通，对其治疗和康复具有重要意义。

对于传染病患者，应做好卫生宣教工作，使其了解自身疾病特点，对需要隔离的患者，应向患者及亲属说明隔离的原因，为避免患者出现孤独感，护士可依据隔离种类决定是否允许家属探望，与患者交谈时使用恰当的称呼，给予患者精神安慰和鼓励，使患者感到亲切，消除孤独、自卑感。对于病情允许的患者，鼓励其进行锻炼，积极参加力所能及的活动。

护士在护理过程中，在做好保护措施(如戴口罩、手套等)的情况下，可以选用亲密距离(50 cm)交流，既可以自我保护又不至于引起患者的质疑与陌生。

与传染病患者沟通交流应注意以下几方面：①不能有任何嫌弃传染病患者的表现；②主动宣教有关传染病预防、治疗的知识；③重视与传染病患者亲属的沟通，宣传传染病防护知识，指导患者亲属与传染病患者如何保持亲情接触，拓宽传染病患者的社会交际空间，树立患者的自尊和自信。

实训考核

【目标】

(1) 认识护患沟通在护理工作中的重要性。

(2) 熟练运用各种沟通技能，满足服务对象的各种需求。

【内容和方法】

(1) 内容　案例，语言和非语言沟通技巧。

(2) 方法　运用案例，进行小组讨论、情境模拟训练、角色扮演。

【考核方法】

运用案例，进行角色扮演。

【考核评价】

护患沟通效果评价表如表 2-2 所示。

表 2-2　护患沟通效果评价表

班级______ 座号______ 姓名______ 成绩______　　年　　月　　日

项目		评价内容	分值	得分
准确评估（18 分）	护士评估	符合职业形象仪表规定	10	
		表情自然；微笑真诚、亲切；目光和蔼、关爱	2	
		明确非语言沟通的基本要求	2	
	患者评估	患者的病情、语言和非语言沟通信息	2	
	环境评估	是否有影响沟通的因素存在	2	
分析判断（10 分）	迅速准确分析评估收集的基本资料		5	
	迅速与不同患者建立良好的护患关系		5	
护患沟通（60 分）	候诊患者沟通	可以热情主动询问、向患者介绍环境、告诉患者具体候诊时间，使用恰当的称呼是良好护患沟通的开始，做好卫生宣教工作，并维持候诊秩序	10	
	就诊患者沟通	能与患者就健康有关的内容进行有目的的沟通，收集患者的有关资料，正确实施封闭式提问和开放式提问，语言清晰简洁，词汇简单易懂，少用医学术语，语言与非语言沟通并用，有目光的交流	15	
	住院患者沟通	做好入院介绍，用通俗易懂的语言与患者交谈，尊重患者人格，保护患者隐私，换位思考，认真倾听患者诉说	15	
	不同疾病患者沟通	能结合不同疾病患者的情况进行沟通	20	
效果评价（12 分）	态度	热情、认真、关爱	2	
	能力	能结合语言沟通，正确应用非语言沟通技巧	2	
		可以正确对不同患者进行有效的沟通	4	
		应变能力强，能根据患者不同的信息，采取相应的沟通方式	2	
	效果	遵循语言、非语言沟通基本要求，沟通顺利、有效，患者满意	2	
合计			100	

能力检测

一、名词解释

1. 护患关系

二、填空题

1. 护患关系的发展过程：________、________、________。

三、选择题

(一) A_1 型题

1. 影响医护关系的因素不包括(　　)。

A. 角色心理差位　　B. 角色期望冲突　　C. 角色压力过重

D. 角色权利争议　　E. 角色理解欠缺

(二) A_2 型题

2. 一位护士正在为一位即将出院的术后患者进行出院前的健康指导，此时护患关系处于(　　)。

A. 准备期　B. 开始期　C. 工作期　D. 结束期　E. 熟悉期

四、简答题

1. 护士在建立良好护患关系中的作用有哪些?

五、论述题

1. 请你叙述怎样与手术患者进行沟通。

(马珊珊　李丽娟)

任务四　护理工作过程的治疗性沟通

学习任务

任务目标

1. 在护理工作中，能依据患者病情及护理操作过程，运用治疗性沟通方法进行有效沟通。

2. 护理工作过程顺利，为患者提供优质的护理服务。

学习目标

1. 简述治疗性沟通的概念、目的。
2. 简述治疗性沟通的影响因素。
3. 掌握护理治疗操作过程中的沟通方法。

教学活动方式

多媒体展示、角色扮演、模拟情境、小组讨论、实训、考核等。

岗位专业基本知识

一、治疗性沟通

（一）概念

治疗性沟通是指护患之间、护理人员与护理人员之间、护理人员与医生或其他医务人员之间，针对患者的治疗问题，能对治疗起积极作用而进行的信息传递和交流。护理工作过程的治疗性沟通是一般沟通在护理实践中的应用，护士是信息的发送者，患者是信息的接收者，其信息属于护理工作范畴以内的专业性内容。沟通范围不局限于医院内，也包括家庭及社区的所有与健康有关的内容。此沟通贯穿于护理治疗工作的每个环节中，旨在满足患者需要，帮助患者进行身心调适，使其处于接受治疗的最佳状态，以提高治疗护理效果。

综上所述，凡是针对患者的健康问题，具有服务精神的、和谐的、有目的的可起到治疗作用的沟通行为均称为治疗性沟通。

知识链接

治疗性沟通与一般人际沟通的区别

区 别	治疗性沟通	一般人际沟通
目的	确定护理问题，进行健康教育	加深了解，增进友谊
地位	以患者为中心	双方对等
结果	解决护理问题，促进护患关系	可有可无
场所	医疗机构及与健康有关的场所	无限制
内容	与健康有关的信息	无限制

（二）治疗性沟通的目的

（1）建立和维护良好的护患关系，有利于护理工作顺利进行。

（2）收集患者的资料，进行健康评估，为护理诊断提供依据。

（3）护患双方共同讨论并确定患者需要解决的护理问题。

（4）了解患者的心理精神状态，对患者实施心理护理。

（5）制订目标明确、行之有效的护理计划，以利于达到预期的护理目标。

（6）观察患者的病情变化及护理效果，确定新的护理问题。

（三）治疗性沟通的原则

1. 专业性原则

护理工作过程中的治疗性沟通所涉及的内容，是关于患者健康方面的问题，属于护理专业性范畴。

2. 适应性原则

进行治疗性沟通时,应根据患者不同的年龄、职业、文化程度、社会角色来组织内容,采用不同的沟通方式。

3. 良好关系性原则

在护理工作中,评估患者的健康状况,收集患者的资料,最常用的方法就是交谈。交谈技巧的运用可进一步促进良好护患关系的建立和维护。

(四)影响治疗性沟通的因素

1. 改变话题

在与患者沟通时,对于谈话内容中对治疗没意义的部分,护士如果直接改变话题或做出不感兴趣的反应,会阻碍患者说出对治疗有帮助的信息,也会给患者一种护士不愿与其交谈的感觉,从而改变沟通的重点,影响沟通的效果。

2. 说教或主观判断

护士用说教的口气对患者的处境和感情发表个人的见解会影响患者继续表达自己的感受,使收集到的资料不客观。如护士说"你不该这样说"时,患者可能会以为你不愿再谈下去,他也会停止叙述。

3. 虚假、不适当的安慰

在沟通中为了使患者高兴,护士对患者肤浅的宽慰会给患者一种敷衍了事、并不想真正了解其感受的感觉,从而使患者失去对护士的信任,也不能使患者安心。如"别胡思乱想,你的病一定会好的。"

4. 匆忙下结论或解答

患者很少在谈话之初就涉及重点内容,如果护士为了想尽快解决患者的问题,不等患者说完就提出意见,往往会阻碍患者继续说下去,这样会导致不能解决患者的真正问题或全部问题,反而使患者感到自己不易被人理解。

5. 针对性不强的解释

回答患者的咨询时,若护士的解释与患者的自我感觉不相符,如当患者为血压高而担忧时,护士回答他:"血压是正常的,吃的药也是最好的",这样患者就觉得无法再谈下去了,会阻碍患者进一步说出自己的顾虑,不能正确地对待疾病。

二、护理工作过程应用沟通的意义

当今社会人们对健康越来越重视,但在实际医疗护理服务中,需求与满足需求之间存在着矛盾,如果处理不好,轻则将影响医患、护患关系,重则可能导致医疗纠纷。面对这种现实情况,医疗护理服务提供者与被服务对象之间迫切需要支持与理解,而沟通则是双方理解的桥梁。在护理工作过程中,护士扮演着患者的照顾者、咨询者、计划者及患者的代言人等角色,工作在为患者服务的第一线,良好的沟通能力是护士必须具备的基本能力,它发挥着以下几个方面的作用。

(一)有利于建立帮助性人际关系

护患关系是一种帮助性人际关系,贯穿在患者寻求医疗护理帮助以获得理想的健康状态的整个过程中，护理人员的工作核心就是最大限度地帮助人们获得健康。护理人员的许多帮助性照顾行为就是通过与患者的沟通来完成和实现的。

（二）有利于提高临床护理质量

良好的护患沟通是做好一切护理工作的基础。由于护理对象的特殊性，很多临床护理工作都需要患者的密切配合，通过发挥患者的主观能动性，使医疗护理活动能够顺利地进行。护患双方的良好配合能增强护理效果，有利于患者尽快地恢复健康，从而增加患者对护理工作的满意度。

（三）有利于营造良好的健康服务氛围

良好的沟通在人与人之间会产生良好的社会心理氛围，使护患双方心情愉悦，营造出良好的健康服务氛围。在这种环境中，护患双方相互理解、相互信任，满足了患者和医护人员双方的心理需求，医护人员会以更饱满的热情投入到工作中，患者会更主动地配合治疗和护理，达到患者早日康复的服务目标。

（四）有利于健康教育

健康教育是全面促进人群健康的一种治疗手段，是护理活动的重要组成部分。护士通过与患者进行评估性沟通，可以了解患者现有的健康知识需求，并针对患者的个体情况向患者传递有关的健康知识和技能，提高患者及家属自我保健的能力。

三、操作过程沟通的程序和内容

在护理临床实践中，护士为患者进行任何护理技术操作（如注射、导尿、灌肠）时，都应委婉、清楚地向患者进行沟通解释。因为患者对为其进行的各种治疗护理有知情权，即护士应将进行的是什么护理操作，为何采取该项操作，怎样进行操作告知患者。护士有责任向患者进行有关方面的指导，鼓励患者提问并做出承诺。通过与护士的沟通交流，患者理解了，满意了，表示愿意接受时，护士才能进行操作。所以护理操作中，有效的沟通交流是十分重要的。

护理操作治疗性沟通用语一般分为三大部分，即操作前解释、操作中沟通和操作后沟通。

（一）操作前解释

1. 操作前评估

护士通过与患者交谈，评估患者的病情状况、自理和表达能力、治疗要求、合作程度、对将为其实施的护理操作知识的了解水平及心理反应。

2. 操作前解释

根据患者的具体情况，护士向患者解释本次操作的目的，患者应做的相关准备。简要介绍操作的方法和程序及在操作过程中患者需要配合的事项。护士还应态度诚恳地表达执行该项操作的态度和愿望，并要保证将用熟练的护理技术，尽量减少患者的不适。

例如：患者王某，女性，50 岁，因肺炎发烧，体温 39.2 ℃，计划使用乙醇拭浴，责任护士小李来到病房与患者进行操作前的解释沟通，沟通过程如下。

护士:“阿姨,您好!感觉如何?”

患者:“护士,我感觉很不舒服。”

护士:“您在发烧,我准备为您擦拭一下身体,您会舒服些的。”

患者:“好的,怎样擦拭呀?”

护士:“您不用担心,是用乙醇擦拭身体来帮助您降温。”

患者(迟疑的表情):“是吗?”

护士:“阿姨,您担心会不舒服、不方便吗?我们会用布帘遮挡,擦拭时给您的头部放冰袋协助降温、防头痛,足底放热水袋使您感觉舒适,胸前敏感区不擦拭,只擦拭四肢及背部,对您的身体不会有影响。此方法对您降温是十分重要的。”

患者:“这下我明白了,谢谢你了。”

护士:“不用谢,您需要去卫生间吗?一会我过来给您做乙醇拭浴。”

患者:“好的。”

(二)操作中沟通

1. 指导患者配合

在具体的护理操作中,根据操作步骤的需要,护士可以边操作边指导患者配合,如深呼吸、放松、吞咽、握拳、松拳等,让患者配合护士的操作。

2. 了解操作环节中患者的感受

在护理操作实施过程中,病情危重的患者缺乏沟通能力,护士应随时观察患者,如有无面色苍白、脉搏呼吸异常、出冷汗等反应,或是否有寒战、呛咳、腹痛、恶心等感受,及时判断患者是否发生病情变化或处于危机状态等,以利于立即采取紧急措施,保证治疗操作的安全。

3. 鼓励和安慰患者

有些护理操作,特别是侵袭性操作,会给患者带来不适或疼痛感,因此患者通常会产生很大的畏难情绪,护士针对这种情形,一方面要多使用鼓励、安慰性沟通语言,增强其战胜疾病的信心,另一方面要诚恳热情地、有意识地与患者就其他话题进行交谈,借此分散患者的注意力,减轻操作带来的不适或疼痛感。

例如:患者张某,男性,30岁,因急性胰腺炎入院,腹痛腹胀,医嘱为禁食,胃肠减压。护士在为其插胃管的过程中,进行了如下沟通交流。

护士:“小张,你好,我看你脸上出汗了,是不是这会肚子疼得厉害啊?”

患者:“是呀,护士,肚子又痛又涨,太难受了。”

护士:“我刚才给你讲了,通过插胃管来减压,可缓解腹痛腹胀,我准备好了,你准备好了吗?”

患者:“嗯,不好意思,我有些紧张。”

护士:“别紧张。插管时,我会告诉你怎样跟我配合的。”

患者:“谢谢!你这么一说,我感觉不那么紧张了。”

护士看到鼓励安慰见效,开始了插胃管的操作……

护士:“小张,胃管已充分润滑过了,我会从你的左鼻腔插入,你放松,等感觉胃管

到达你的咽喉部时，你就要做吞咽动作和我配合。”(护士做了一下示范动作)

患者：“知道了，像吞面条似的。”

护士：“你真幽默。”

插管中，患者有些恶心、气促，护士把管回抽少许，暂停了一会儿。

护士：“小张，放松些，像我一样做深呼吸。”(护士做了深呼吸的示范)

护士：“小张，我们再来。听说你平时喜欢足球，此运动肯定能锻炼人的毅力和耐力。”在这样的沟通交谈氛围下，护士完成了插胃管的护理治疗操作。

患者：“护士，谢谢你！”

护士：“不用谢，你很勇敢。”

(三) 操作后沟通

1. 询问患者感觉

护士在护理操作结束后，应亲切询问患者的感觉，观察患者的病情变化，评价患者的护理问题是否解决，是否达到预期护理目标。

2. 告诉患者需要注意的事项

在护理操作结束后，护士告诉患者应该注意的问题，以保证操作治疗效果及患者的安全舒适，同时就患者的问题进行健康教育，提高其健康知识水平。

3. 感谢患者的协作

安全有效的护理治疗操作，不是单靠护士就能完成的，操作中患者的配合起着重要作用。操作结束后，应对患者的协作表示感谢。维护良好的护患关系，营造和谐的工作氛围。

例如：患者刘某，男性，60岁，上呼吸道感染，咳嗽、咳痰。护士在门诊治疗室为他做雾化吸入后，进行操作后的健康宣教，宣教过程如下。

护士：“大叔，您感觉怎么样？嗓子还疼得厉害吗？”

患者：“这会不那么干了，也不那么疼了，比刚才好多了。”

护士：“试着咳一下，看痰还黏不黏。”

患者：“咳咳……好像没先前黏了。”

护士：“吸入方法、持续时间您都按要求做到了，效果当然也好啦，谢谢您的合作。”

患者：“是我该谢你的。”

护士：“这是我该做的。您在这休息一会再离开，以防止现在外出受凉加重感冒。回去后记得多喝水，别受凉。”

完成任务过程

一、护理操作过程中治疗性沟通的应用

案例：患者王某，男性，45岁，司机，十二指肠穿孔修补术后第2天，给予抗生素输液治疗。静脉输液过程的治疗性沟通情境如表2-3所示。

表 2-3 护理操作过程治疗性沟通情境(静脉输液)

任务过程	任务情境		要点说明
	角色	沟通行为	
操作前解释	护士	仪表端庄,服饰符合职业要求	体态语言
		微笑,眼睛注视着患者及其家人,轻轻点一点头	运用表情微笑、目光交流和首语
		轻声问:“王师傅,昨晚睡得好吗?看起来您的精神好多了,伤口还疼吗?”	了解病情、睡眠及伤口情况
		“现在我来为您输液,今天的液体总量仍为3 000 mL,液体中要加一些抗生素,能消炎、防感染。”	告知今天输液总量、所用药物性质及作用
		“液体量多,您要不要先小便?”(递给患者便壶)	为使操作顺利进行提供方便
操作中沟通	护士	“请您把手伸出来。”	配合铺治疗巾,扎止血带环节
		“扎这可以吗?您的血管很好,放心,我会一针扎上的。”	选择血管,征求患者意见及向患者承诺
		“请您握拳。”(消毒、穿刺)	使血管充盈,以便提高穿刺成功率
		“好了,扎进去了,请松开拳头。”(固定,调节滴数)	告诉患者穿刺成功,缓解紧张心理,进一步指导配合操作
操作后沟通	护士	“您感觉怎么样?有没有疼?”	询问患者感觉
		“谢谢您的配合。针头我已用胶布固定好,输液的时间较长,您活动时要小心点,以免针头滑出血管外或者扎穿血管。”	感谢患者合作,告知操作完成,让患者安心;告知需注意的事项,以防意外,保证安全、舒适
	患者	(看了看滴数)“80滴?是不是太快了?”(自己伸出另一手欲去调节)	患者发出顾虑的信息
	护士	“输液速度我们都计算好了,是根据年龄、病情、药物的性质来调节的。一般成人是每分钟40～60滴,您的体质好,又没心脏病,您放心,这个速度,不会出问题的。而且您输液的液体量大,输得太慢会耗费太长时间,也影响您的休息,请您不要自己随便调节。”	告知所采取的护理措施的依据、目的和作用 强调不能随意调节的注意事项
		“等一会儿输含钾药物时我会为您调慢一些的。”	告知后续操作和即将处理的方法
	患者	“那我就放心了,谢谢你。”	患者解除顾虑,并表示感谢
	护士	“不客气,您还有什么需要吗?如果您感觉不舒服或有事请按呼叫器。您休息吧,我们会经常来巡视,及时为你更换药品的。”	询问患者的需要,传递后续护理的关爱

二、护理工作治疗性沟通实训

技能实训　护理工作治疗性沟通

【目的】

学会在护理操作过程中运用治疗性沟通与患者进行有效的沟通，取得患者的理解和合作，以利于护理工作安全、顺利地完成。

【方法】

(1) 教师首先对病案内容进行分析讲解，然后将学生分成若干实践组和评议组。

(2) 实践组学生进行角色扮演，评议组进行评议。

(3) 实践组与评议组互换角色，原评议组进行角色扮演，原实践组进行评议。

(4) 角色分配：护士、患者。

【沟通技巧】

护理工作治疗性沟通如表 2-4 所示。

表 2-4　护理工作治疗性沟通

沟通过程	沟通行为		要求及注意点
准备	护士	仪表规范，衣帽整洁，端庄、大方 目光亲切、有神，面带微笑，自信 明确该项操作目的	符合仪表规范要求 目光交流，自然、真诚 护理操作目的要明确
	护士	核对床尾卡 站立床前："您好！请问您叫什么名字？"	体现非语言沟通应用 面对患者，微笑或点头示意
	患者	"×××"	—
操作前解释	护士	"×××，您好！根据您病情的需要，我准备为您做……操作。" "做这项操作护理的目的是……方法是……对您病情需要(或疾病治疗、或预防)很重要。" "操作过程中可能会产生……的感觉，有什么不舒服，要及时告诉我，我会尽量用轻柔的、熟练的动作给您护理。请您放心，在操作过程中我会告诉您怎样跟我配合的。"	向患者和家属说明做什么操作 解释操作的目的，简要介绍操作方法 表达执行该项操作的态度、技术和愿望，简要介绍需要配合的事项
	患者	"好的，谢谢！"	—
	护士	评估患者 "现在我帮您看看操作部分的基本情况，请您配合一下好吗？" "您需要去卫生间吗？一会我过来给您做……操作。"	评估患者全身情况、自理能力、心理反应及合作程度 为顺利完成操作做好准备
	患者	"好的。"	—

续表

沟通过程	沟通行为		要求及注意点
操作中沟通	护士	洗手、戴口罩，携用物至床前 再次核对床尾卡、姓名	确保操作安全
		“×××，您好！您准备好了没有？现在准备帮助您做……护理，请您配合一下，好吗？”	边操作边指导患者配合的方法，如深呼吸、放松、吞咽、握拳、松拳等 指导患者配合操作节奏
	患者	“准备好了。”	—
	护士	“那我们开始操作了。请您……” “感觉怎么样？有没有不舒服？”	了解操作环节中患者的感受 随时观察患者，如有无面色苍白、脉搏异常、呼吸异常、出冷汗等反应；或是否有寒战、呛咳、腹痛、恶心等感受
		“您做得很好。” “就这样，克服一下，很快就好。”	运用各种语言，鼓励和安慰患者
		“你很勇敢！”	适用于小孩
操作后沟通	护士	“现在您感觉舒服些了吗？”(或“现在您感觉怎么样？有没有不舒服？”)	询问患者感觉
	患者	“好多了。谢谢！”	—
	护士	“不谢，我也感谢您配合得很好，使操作过程很顺利。谢谢您！” “现在操作已做好了，请您不要随意动(或碰、或……)这些已做(或设定、或固定、或……)好的操作设置，以免影响结果的观察(或治疗效果，或发生并发症……)。”	告诉患者应该注意的问题，以保证操作治疗效果及患者的安全舒适，同时回答患者的问题，进行健康教育，提高其健康知识水平
	患者	“好的，我知道了。”	—
	护士	“您现在可以好好休息，若有什么需要，可按呼叫器，我也会随时来看您的。”	体现后续护理工作的继续和关爱
	患者	“好的，谢谢！”	—

实训考核

【目标】

(1) 学会运用护理治疗操作中的沟通技巧。

(2) 遵循治疗性沟通基本要求，与患者进行有效沟通。

【内容和方法】

(1) 内容　具体案例(略)，护理治疗工作中的沟通技巧。

(2) 方法　运用案例，进行小组讨论、情境模拟训练、角色扮演。

【考核方法】

运用案例，进行角色扮演。

【考核评价】

护理治疗性沟通效果评价如表 2-5 所示。

表 2-5　护理治疗性沟通效果评价表

班级_________座号_________姓名_______成绩_________　　　年　　月　　日

<table>
<tr><th>项　目</th><th colspan="3">评 价 内 容</th><th>分值</th><th>得分</th></tr>
<tr><td rowspan="5">准确评估
（10 分）</td><td rowspan="3" colspan="2">护士评估</td><td>符合职业形象的仪容、仪表规定</td><td>2</td><td></td></tr>
<tr><td>表情自然，微笑真诚、亲切，目光和蔼、关爱</td><td>2</td><td></td></tr>
<tr><td>明确治疗性沟通的基本要求</td><td>2</td><td></td></tr>
<tr><td colspan="2">患者评估</td><td>患者的病情、语言和非语言沟通信息</td><td>2</td><td></td></tr>
<tr><td colspan="2">环境评估</td><td>是否有影响沟通的因素存在</td><td>2</td><td></td></tr>
<tr><td rowspan="2">分析判断
（10 分）</td><td colspan="3">迅速准确分析评估收集的基本资料</td><td>5</td><td></td></tr>
<tr><td colspan="3">迅速准确判断所需的各种沟通信息</td><td>5</td><td></td></tr>
<tr><td rowspan="9">沟通实施
（60 分）</td><td rowspan="2">操作前
解释</td><td>操作前评估</td><td>通过交谈，评估患者的病情状况、自理能力、表达能力、治疗要求、合作程度、对将为其实施的护理操作知识了解水平及心理反应</td><td>10</td><td></td></tr>
<tr><td>操作前解释</td><td>解释本次操作的目的，患者应做的相关准备，操作程序、要配合的事项，要给予承诺</td><td>10</td><td></td></tr>
<tr><td rowspan="3">操作中
沟通</td><td>指导患者配合</td><td>根据操作步骤的需要，护士可以边操作边指导患者如何配合</td><td>10</td><td></td></tr>
<tr><td>了解患者感受</td><td>随时观察患者，及时判断患者是否处于危机状态，以利于立即采取紧急措施，保证治疗操作的安全</td><td>5</td><td></td></tr>
<tr><td>鼓励和
安慰患者</td><td>进行侵袭性操作时，护士要多使用鼓励、安慰性沟通语言，分散患者的注意力，减轻操作带来的不适和疼痛感</td><td>10</td><td></td></tr>
<tr><td rowspan="4">操作后
沟通</td><td>询问患者感觉</td><td>能根据患者空间改变，采取相应措施</td><td>5</td><td></td></tr>
<tr><td>告知注意事项</td><td>告诉患者注意的问题，保证治疗效果及患者的安全舒适</td><td>5</td><td></td></tr>
<tr><td>进行健康教育</td><td>提高其健康知识水平</td><td>5</td><td></td></tr>
<tr><td>感谢患者
的协作</td><td>对患者的协作表示感谢，维护良好的护患关系，营造和谐的工作氛围</td><td>5</td><td></td></tr>
<tr><td rowspan="3">效果评价
（20 分）</td><td colspan="2">态度</td><td>热情、认真、关爱</td><td>2</td><td></td></tr>
<tr><td colspan="2">能力</td><td>正确应用治疗性沟通技巧，应变能力强，处理方式得当</td><td>10</td><td></td></tr>
<tr><td colspan="2">效果</td><td>遵循非语言沟通基本要求，沟通顺利、有效，患者满意</td><td>3</td><td></td></tr>
<tr><td>合计</td><td colspan="3"></td><td>100</td><td></td></tr>
</table>

能力检测

一、名词解释

1. 治疗性沟通

二、选择题

A_2 型题

1. 一位护士在与患者的交谈中，希望了解更多患者对其疾病的真实感受和对治疗的看法，最适合的治疗性交谈技巧为(　　)。

A. 认真倾听　　B. 仔细核实　　C. 及时鼓励
D. 封闭式提问　　E. 开放式提问

三、简答题

1. 治疗性沟通的特征有哪些？
2. 在护理治疗工作中如何运用沟通策略？

(陈芳芸　李丽娟)

任务五　护患冲突与处理

学习任务

任务目标

能针对护患冲突正确分析护患冲突的原因，采取有效沟通方法，妥善处理护患冲突。

学习目标

1. 简述护患冲突的原因。
2. 掌握护患冲突的处理方法。

教学活动方式

角色扮演、模拟情境、小组讨论等。

岗位专业基本知识

一、认知护患冲突

人既是一个生物的人，又是一个社会的人，人总是生活在一定的自然环境和社会环境中，无论人们抱着多么美好的愿望，没有冲突的世界是不存在的。可以说，有人群的地方就会有人际冲突。许多事实表明，冲突导致的不良影响或危害并不是来自冲突本身，而是人们处理冲突的态度和方式。人们也只有在正确认识冲突的基础上，妥善对待和处理冲突，才能更好地发挥冲突的有利一面，控制冲突对个人或组织的不良影响。

知识链接

矛盾冲突的一般原因

(1) 目标不明确。

(2) 个人价值分歧。

(3) 缺乏合作/信任。

(4) 资源不足的竞争。

(5) 未明确的角色/缺乏工作描述。

(一) 对人际冲突的认识

人际冲突主要是指两个或两个以上个体之间、个体与群体之间或群体与群体之间在目标、观念、行为期望、知觉不一致时存在的互不相容、互相排斥的紧张状态。人际冲突是一种矛盾的表现形式，常常表现为双方的需要、欲望、态度、利益、要求等不相容引起的对立或争斗。

(二) 对护患冲突的认识

护患冲突是人际冲突的一种特殊表现，是指在医疗护理实践活动中，护理人员与患者之间在护理服务观念、治疗护理目标、角色行为期望、认知水平等方面存在差异时形成的不相容的对立状态。

随着护理实践范围和功能的扩大，护患冲突中的活动主体包含了更丰富的内容。护理人员一方可以是护理员、护士、护士长或护理部主任，而患者一方可以是患者及其家属、陪护人、监护人、患者所在的单位甚至媒体舆论。

二、护患冲突的原因与分类

(一) 护患冲突的原因

护患冲突是在患者就医过程中形成的，不同的医疗护理条件、医院文化、诊治范围和护理服务质量差异都是护患冲突的主要原因。

1. 护理服务观念滞后

医疗服务行业是社会广泛关注的热点，随着社会的发展，医学模式的转变，患者的自我保健意识不断增强，对护理服务质量的要求越来越高，但有些护士不能完全适应这种转变，缺乏以患者为中心的服务理念，导致工作缺乏主动性、积极性，对待患者有“冷、硬、顶、气”等现象。

2. 护患沟通不良

护患沟通问题的实质是信息交流的困难、误解及沟通渠道受噪声干扰等。比如，对同一事情，会因掌握的信息不同、理解的角度不同而导致沟通效果也不同。由于护理人员工作量大、负荷超重，与患者交流沟通的时间较少，从而造成了患者的不理解或误解，进而诱发冲突。

3. 护患角色期待差异

护士被誉为“白衣天使”，体现出社会对护理工作者的角色期望是很高的。人生病后多了一种患者角色，也就有了患者角色的相应权利和义务，在寻求医疗护理帮助时，带着种种不同的期待。如果他们对护士期待过高，但现有的条件达不到，他们会很失望，进而导致对护理人员的不满，信任度下降，产生护患冲突。

4. 护理技术性问题

护士是具有护理专业知识和技能，给患者提供护理专业技术服务的医务工作者，应该具备扎实的护理操作技能水平。如在输液、注射等常规治疗操作中，以及在新特药、新技术的应用及危重患者的治疗抢救过程中，若技术不规范、不熟练、工作到位不及时，极易引起护患冲突。

5. 医疗收费问题

当前的医疗体制改革与医疗保障制度的实施，使原来的公费医疗和劳保医疗变更为医保卡或自费医疗。加之新技术不断引进，医疗费用不断增长，从而超过患者的经济承受能力。同时，患者的维权意识增强，当患者及家属因对某些收费不理解反复质问时，个别护理人员解释不清或不耐心，则易发生护患冲突。

6. 法律意识问题

随着人们法律意识和自我保护意识地不断增强，患者及家属希望自主选择医生和护士，希望了解和参与治疗过程，若忽视了他们的权利，则会有意或无意造成他们对治疗过程的不满情绪。有些护士法律意识淡漠，当着患者及家属的面谈论患者病情、治疗、护理等方面问题。一旦病情发生变化，患者易误认为是医护人员造成的，进而引起不必要的护患冲突。

(二) 护患冲突的分类

1. 积极性护患冲突

积极性护患冲突又称为建设性冲突。此类护患冲突的结果能够激发护士的积极性、主动性和创造性，提高护士的工作责任感和患者的参与意识，能够帮助护患双方发现存在的问题，并通过护患双方的争论寻求解决问题的最佳方法。比如，争议形式的冲突有助于护士和患者不同观点或情绪的发泄，调适并密切护患关系。因而，对待护患冲突的态度也就不是单一地防止它的产生，而是应该采取正确的方法去处理它，使冲突得到圆满解决。

2. 消极性护患冲突

消极性护患冲突又称破坏性冲突。这种护患冲突造成双方的不满与不信任，使相互支持、相互信任的护患关系变得紧张，不但阻碍护患沟通交流，也会造成患者心理上的焦虑等不良情绪。处理和防止护患间的消极性护患冲突也是护理管理的重要内容。

三、护患冲突的处理

护患关系是在特定医疗机构中形成的一种帮助与被帮助的关系，是以解决患者在患病期间所遇到的生理、心理、社会等方面的问题，以满足患者需求为主要目的的一种专业性的人际关系。如果发生护患冲突，不但会给双方带来负面影响，同时也会影响医院的声誉，后果严重时甚至干扰医院的正常工作秩序，所以，护士应学会协调和处理护患冲突。

（一）护患冲突的预防

加强护士自身素质建设，在治疗过程中提倡“微笑服务”，树立“以人为本，以患者为中心”的服务理念；多与患者进行交流与沟通，使其能够理解护理工作的特殊性；严格执行规章制度和技术操作规程，规范各项技术操作及各项文书书写；合理收费、提高透明度，向有疑问的患者耐心解释，让患者明白消费；增强法制观念，在工作中履行告知义务，尊重患者的知情同意权。

（二）护患冲突的处理

1. 一般护患冲突的处理

（1）回避　回避是指从冲突中撤离出来或者忽视冲突的存在，主要用于由一些微不足道的事情所造成的冲突，或者冲突正处于高涨阶段需要时间冷却时，或者分歧只是潜在存在，或者是因为性格和价值观导致的冲突等。例如，在患者得知自己的病情恶化后情绪激动地指责护士时，护士应该采取回避的处理方式，不与患者争执，通过回避使双方都能冷静并能控制自己的情绪，以便更好地处理矛盾。

（2）顺应　为了尽最大可能保持双方的良好关系而放弃自己的目标称为顺应。也就是说解决冲突时，当人际关系比目标更重要的情况下就可以选择顺应的方式。如患者总是对护士抱有较多的角色期待，希望护士给自己更多的关心和帮助，在护士由于工作忙而不能满足患者的需求时，就引发了患者的不满情绪而与护士发生小冲突。这时护士为了维护护患关系，向患者说“对不起，抱歉”，借此降低冲突双方的对抗程度，但这并不表示你做错了，而是对双方所处状态的抱歉。

（3）折中　在冲突中采取放弃部分个人目标，满足部分人际关系以求双方达成一致的方法称为折中。如目标和关系都相对重要，而双方不能满足自己的全部需要时，就可采取折中的方法解决冲突。例如，在护理老年患者时，患者常常会固执地向护士提出一些不合情理的要求，护士此时要权衡一下，一方面要完成治疗护理目标，另一方面还想在维持良好护患关系的情况下和患者通过沟通，各自退让一步达成共识来解决冲突。

2. 特殊护患冲突的处理

（1）攻击　攻击是指在冲突环境下，绝不后退，连续发动进攻想要控制和支配一切。例如，遇到精神病患者和护士发生冲突时，就可采取如下方法解决护患冲突。

① 责备：发现并指出患者问题的错误之处，并让它在交流中起主导作用。

② 打断：处理问题大嗓门儿，让对方一句话都不能插，而放弃争执。

③ 强制：毫不犹豫地告诉患者做什么，提出要求或命令患者。此强制方法在护士

不得不解决因性格、认知和价值观差异导致的冲突时最为有效。

(2) 调解　调解包括以下五个步骤:①陈述调解者的愿望和理由;②陈述调解者认为的对方的愿望及理由;③提出解决冲突的办法;④选择一个解决的办法;⑤检验这个办法是否令双方都满意。例如,在临床护理治疗操作中,护士因技术不熟练致使患者发生医源性损伤而发生护患冲突时采用此方法。劝说是调解的基本方式,一般采取委婉隐喻、抑扬交互、循循善诱的方法,巧妙地引导对方思考,使其心悦诚服地接受调解。

(3) 双赢法　双赢法是以一种积极而有信心的方式表达权利和观点,努力寻找解决办法的冲突处理方式。例如,在新特药、新技术推广应用中,护士面对患者拒绝配合时,用直接而且有建设性的语言表达意见,把重点放在和患者的交流上,努力找出对护患双方都有利的方法,达成护患双方都赞同的意见。与患者相互合作,共同沟通解决问题,而不能把患者当作对手。这是双赢法解决护患冲突的技巧。

能力检测

一、名词解释

1. 护患冲突

2. 顺应

二、选择题

A_3 型题

患者,女性,81 岁,退休干部。因冠心病住院治疗,住院前三天与护士们关系融洽。第四天,年轻护士张某在为其进行静脉输液时,静脉穿刺 3 次均失败,更换李护士后方成功。患者非常不满意,其女儿向护士长抱怨。从此,患者拒绝张护士为其护理。

1. 护患关系发生冲突的主要因素是(　　)。

A. 角色压力　　B. 责任不明　　C. 角色模糊

D. 信任危机　　E. 理解差异

2. 护患关系冲突的主要负责人是(　　)。

A. 患者　　B. 张护士　　C. 李护士

D. 护士长　　E. 患者女儿

三、简答题

1. 护患冲突的原因有哪些?

2. 举例说明一般护患冲突的处理方式。

(陈芳芸)

项目四 护理工作中与患者家属的沟通

案例引导

患者乐乐，男性，5岁，因发热、咳嗽、有痰、呕吐，由父母带到门诊求治。由于不知要看哪一科，父亲焦急地询问护士："护士，请问我们该挂哪个科室的号比较好？"护士一边忙，一边头也没抬不耐烦地说："不知道"。父亲生气地说道："你这个小护士，态度怎么这么差，你算什么白衣天使？"护士一听没好气地说："我态度怎么不好了，你没看见我正忙着吗？"两人你一言我一语地争执起来。

经安慰和医生就诊后，乐乐被收入院。到病房后，由于环境陌生，这让乐乐的父母感到无所适从。病房护士小赵热情地接待了他们，向他们介绍环境、注意事项及孩子的病情，使他们的紧张情绪得以缓解，很快适应了病房的环境，护士小赵的服务令他们很满意，并表示对在门诊发生的不愉快不再追究。

案例分析

1. 案例特征

(1) 护士一边忙，一边头也没抬地说："不知道"。护士因工作繁忙，把回答患者家属的问题看做是负担，采取冷漠的态度，敷衍了事，属于角色责任模糊。

(2) 父亲生气地说道："你这个小护士，态度怎么这么差，你算什么白衣天使？"患者家属对护士期望过高，他们认为护士应该有求必应，属于角色期望冲突。

2. 需要解决的问题

因患者家属对门诊护士的工作缺乏理解，而护士采取了冷漠的态度，敷衍了事，导致护士与患者家属之间的沟通出现问题。

(1) 护士应了解门诊患者家属的角色特征，如何与患者家属进行沟通，是护士需要解决的问题。

(2) 如何与患者家属建立良好的关系是护士应予以重视的问题。

3. 需要完成的任务

任务一　认识护士与患者家属的关系

任务二　与门诊患者家属的沟通

任务三　与住院患者家属的沟通

任务一 认识护士与患者家属的关系

学习任务

任务目标

了解患者家属的角色特征，能与不同时期的患者家属进行有效的沟通。

学习目标

1. 掌握患者家属的角色特征。
2. 熟悉护士与患者家属建立良好关系的作用。
3. 了解影响护士与患者家属关系的因素。

教学活动方式

多媒体展示、角色扮演、模拟情境、小组讨论、考核等。

岗位专业基本知识

一、患者家属的角色特征

在护理工作涉及的众多关系中，最容易被忽视的是护士与患者家属之间的关系。护士与患者家属之间的关系实际上是护患关系的一种延伸。护士与患者家属之间的良好关系对提高护理效果和促进患者康复起着非常重要而积极的作用。患者家属的角色有如下几种。

1. 患者的心理支持者

患者患病后容易出现焦虑、恐惧等心理问题，需要有人给予排解和安慰，而患者家属是帮助患者稳定情绪、排除心理干扰的最佳人选，具有其他人无法替代的作用。许多患者的心理症结只有患者家属才能解开，护士和其他人员是无法替代的。因此，患者家属是患者情绪稳定的重要因素，是患者心理的主要支持者。

2. 患者生活的照顾者

由于疾病的类型和严重程度不同，患者的生活自理能力也会受到不同程度的影响。如脑卒中患者一侧肢体功能丧失，心力衰竭患者需要绝对卧床休息等，因此在患者住院期间或出院后相当长的一段时间里，都需要患者家属承担照顾的责任，亲情关系使患者从心理上更易于接受患者家属提供的生活照顾，可以避免因其他人员照顾而产生的不安或内疚感。但在护理工作中，不能因为患者家属承担了照顾患者的责任，护士就可以把自己的工作推给患者家属，更不能让患者家属取代护士工作，而应减少患者家属对患者的直接护理，减少陪护人员。

3. 患者治疗护理过程的参与者

整体护理需要患者的积极配合与参与，但如果是病情危重患者或者是婴幼儿、精神病患者等不能自主参与治疗护理时，就需要患者家属的积极参与和配合。同时，患者家属是患者病情的知情者，能够及时为医护人员提供可靠的、对诊断有价值的病历资料，便于医生对疾病的诊断和护理计划的制订。因此，护士应把患者家属看做是帮助患者恢复健康的助手和支持者，要善于调动患者家属的积极性，共同为患者提供高质量的护理服务。

4. 患者病痛的共同承受者

疾病不仅给患者带来痛苦，同时也会带给患者家属沉重的心理压力，尤其是危重患者或绝症患者的家属。对于心理承受能力较差的患者，医护人员一般会先将患者的病情和预后告诉患者家属。因此，患者家属常常要比患者本人更早承受精神上的打击，并且还要将这种打击藏在心里，不在患者面前表露。

5. 患者原有家庭角色的替代者

患者患病前在家庭中的角色功能是相对固定的。一旦生病，其原有的角色功能就由其他成员分担或替代。家庭其他成员如果能够迅速承担患者原有的角色功能，就能使患者尽快地消除患病后的心理压力，尽快进入患者角色，安心治病。

二、影响护士与患者家属关系的因素

1. 角色理解欠缺

护士与患者家属之间缺乏相互理解，易产生矛盾冲突。一方面，由于我国护理人力资源普遍缺乏，护理任务繁重，护士长期处于超负荷工作状态，而且由于职责的不同，护士不可能为患者解决所有的问题。因此，患者家属不了解护理工作特点，不理解护士工作的难处，易产生埋怨、指责，发生纠纷甚至殴打护士的事件。另一方面，某些护士由于长期处于帮助者地位，养成了较强的优越感，甚至对患者或其家属流露出厌烦的情绪，因而易与患者家属产生矛盾冲突。

2. 角色责任模糊

患者家属是患者心理的支持者、生活的照顾者，也是患者护理计划的制订与实施的参与者，是护士的助手和支持者，患者家属和护士应共同为患者的健康负责。有些患者家属对自己的角色特征认识不清，认为患者住院期间，医院就应为患者承担全部责任，包括治疗、护理和一切生活照顾，而把自己摆在旁观者和监督者的位置，当需要患者家属配合或协助时，便产生不满情绪。

患者的护理需要患者家属积极参与，这并不意味着患者的护理都应该由患者家属来完成，为患者提供优质的服务，满足患者的需求是护士的基本职责。有少数护士对此认识不足，把本应由自己完成的工作交给患者家属去做。这也是引起护士与患者家属矛盾冲突的常见原因。另外，护士在为患者提供护理服务的同时，也应该充分理解患者家属，为他们提供帮助和指导，如介绍患者的病情、及时传递信息、指导他们如何照顾好患者等。但有少数护士因工作繁忙，把回答患者家属的问题看做是额外负担，采取冷漠的态度，敷衍了事，这也会引起护士与患者家属之间的矛盾。

3. 角色期望冲突

人们常把护士称为白衣天使，这是对护士职业的肯定，也是对护士美好形象的期望。许多患者和患者家属也以此来勾画理想中的护士形象，对护士抱有过高的期望，他们认为护士应该有求必应、有问必答、百问不厌，能为患者解决一切问题，操作无懈可击。他们常用这种理想化的标准来衡量现实中的每一个护士，当发现个别护士的某些职业行为与他们的期望不相符，或患者的某些问题通过护理手段不能解决时，就会对护士产生不满或抱怨，从而导致护士与患者家属之间的矛盾冲突。

三、护士如何与患者家属建立良好关系

1. 热情接待患者家属的探访

护士应热情地接待来医院探视患者的家属，有的患者家属第一次来到医院，对医院环境不熟悉、不适应，对医院的规章制度也不了解。在接待的过程中，护士的态度要热情，主动询问并耐心听取患者家属的要求并予以指引，主动介绍医院环境、陪护、探视制度及注意事项。这样才能使患者家属感觉到被尊重、被接纳，对护士产生信赖感并主动与护士一起承担对患者照顾的角色功能。

2. 耐心解释患者家属提出的问题

患者生病住院后，患者家属都会向护士提出一系列与患者有关的问题。护士应根据自己掌握的专业知识、临床经验和所了解的情况，向患者家属耐心地解释，消除患者家属的焦虑情绪和恐惧情绪。通过这种交往，既可以增加患者家属对护士的信赖感，同时还可以通过患者家属做好患者的心理护理工作。

3. 主动及时介绍患者的病情，虚心听取患者家属的意见

患者家属到医院探视是为了能够照顾患者和了解患者的病情、治疗和护理情况，护士应理解患者家属的心情，主动向患者家属介绍患者的病情、治疗措施及预后，让他们对患者的情况做到心中有数，以减轻他们的紧张、焦虑情绪，也便于他们做好各种安排。患者家属出于对患者的关心，往往对病情观察得比较仔细，对患者的心理状态也了解得比较清楚，对于患者的护理常常能提出一些合理的建议，护士应主动征求患者家属的意见，认真倾听，虚心接受。

4. 给予患者家属心理支持

亲人生病，患者家属会产生不同程度的紧张、焦虑情绪，尤其是突患急症或不治之症患者的家属，往往会感到烦躁不安和孤独无助，他们很需要他人的帮助和支持。护士应耐心细致地做好患者家属的思想工作，使他们对疾病有正确认识，减轻其心理负担，共同稳定患者的情绪，促进患者早日康复。

5. 指导患者家属参与对患者的护理

一般来说，患者家属都有参与护理的积极性，希望自己能更好地照顾患者，但他们大多数不具备医疗和护理知识，不懂得如何参与，这就要求护士对他们进行认真而有效的指导。当患者出院时，护士应与患者家属进行直接沟通，指导他们更好地帮助患者进行后期治疗和休养。

四、建立良好护士与患者家属关系的意义

患者家属是患者最有力的社会支持者，因此作为医护人员应及时、准确地对患者家属进行健康宣教，及时提供各种反馈信息，安慰、关心、爱护和尊重患者家属，维护患者家属的身心健康，帮助患者家属提高应对能力，促进医护人员与患者的合作，发挥患者家属在患者康复中的作用。良好的护士与患者家属关系对护患关系的建立和巩固有良好的促进作用。

（杨　晴）

任务二　与门诊患者家属的沟通

学习任务……

任务目标

能根据门诊患者家属的角色特征，运用沟通技巧，与门诊患者家属进行有效的沟通。

学习目标

1. 熟悉门诊患者家属的角色特征。
2. 掌握与门诊患者家属的沟通技巧。

教学活动方式

多媒体展示、角色扮演、模拟情境、小组讨论、考核等。

岗位专业基本知识

门诊是医院面向社会、对外服务的重要窗口，是患者进行治疗、咨询、体检、保健的第一场所，也是与患者家属接触最早、最广泛的场所。门诊患者家属对门诊服务的满意程度，也将极大地影响其对医院总体形象的认可。如何提升门诊服务质量，杜绝护理人员与患者家属的矛盾，是对门诊医护人员的一种挑战，门诊护士在与患者建立良好护患关系的基础上，要充分认识门诊患者的特征和重要性，以“患者为中心”，取得患者家属的信任，才能更好地提高护理服务质量。因此，如何与患者家属进行良好沟通，是门诊护士不容忽视的一项基本技能。

一、门诊患者家属的角色特征

1. 陪诊角色

患者由于疾病的痛苦和自理能力降低或丧失，无法完成健康人所能承担的各项活

动，需家属陪伴就诊。有些认为只是小毛病或认为就医会给家庭增加经济负担等而拒绝就诊者，或患者角色行为缺如者，往往均需家属强制陪伴就诊，为患者在候诊、就诊、诊查过程中提供方便。

2. 决策和协商者角色

在门诊就诊过程中，当医生征求所采取的就诊措施、诊查手段、方法、用药等治疗意见和建议时，若患者为清醒患者，则患者家属扮演着与患者协商的角色，若患者意识不清或是老人、婴幼儿等，则患者家属扮演着决策者角色。

3. 代办者角色

在门诊就诊的整个过程中，患者所需要的挂号、缴费、联系医护人员、联系辅助诊查科室、标本送检、取检验报告、取药等一系列操作均因患者疾病的痛苦、活动能力有限而需要患者家属代其完成。

4. 协调者与合作者

由于患者对医院环境不熟悉，就诊程序不了解，加上对自身疾病能否治好的担心，患者容易产生急躁心理。此时，患者家属应主动诚恳地与患者交谈，了解患者真实的内心感受，及时寻求与医护人员的合作，帮助患者调节情绪，解决存在的问题，在医生与患者之间、护士与患者之间起到协调的作用，更好地为患者服务。

5. 督导角色

患者由于疾病的痛苦，体力的消耗，心理、精神上的压力较大，易缺乏耐心，在治疗上不能积极配合，此时，患者家属应充当督导角色督促患者按时按量服药，定期做门诊复查和一系列检查等，以促进患者早日康复。

二、与门诊患者家属的沟通

门诊患者家属的心理需求主要表现在以下三个方面：①怕有人插队耽误亲人的就诊时间；②希望能找到最好的医生为亲人就诊；③想尽快见到医生，尽快地解除患者病痛和及时了解患者的病情。门诊护士在与患者家属的沟通应努力做到以下几个方面。

1. 使用礼貌和通俗易懂的语言沟通

语言是一门艺术，具有无穷的魅力，是人们交流思想传递信息的重要工具，更是重要的护理沟通的手段。当患者家属带着患者来就诊时，常常处于一种陌生、恐惧、抑郁、孤独、焦虑、痛苦、期望的状态，在这种情况下，护理人员的语言既可以“治病”，也可以“致病”，可以给患者和患者家属带来信任和希望，也可以给患者和患者家属带来痛苦和绝望。门诊护士在与患者及其家属交流时应多使用礼貌用语，忌用损伤性语言，注意语言应通俗易懂，尽量避免使用深奥的医学术语，以免让人难以理解或产生误解。

2. 热情接待，主动沟通，提高信任度

门诊患者及家属对医院的环境、规章制度不是十分了解，易产生心理负担。因此，门诊护士要热情接待、耐心询问、用心倾听，主动热情地与患者家属进行交流，介绍门诊环境，协助其挂号就诊，尽可能为患者及家属提供全方位、高质量的服务，提高医护人员信任度，使护患双方达到相互理解，从而建立良好的护患关系。

3. 及时解释引导，帮助完成和解决问题

门诊护士应掌握患者家属的心理特点，在交谈时不要只顾自己说话，要不时观察患者家属的反应，要留给患者家属说话的机会。要善于倾听，针对患者家属为患者代理各项治疗事务的过程中，可能遇到的或需要解决的问题，应及时给予指导、解释和说明，使患者家属获得信心，使患者顺利完成治疗，解决各项问题。

4. 耐心回答患者家属提出的各种问题

门诊护士对于患者家属提出的问题要耐心地一一解答，做到实事求是，避免信口开河，要有爱心、耐心、责任心和同情心，不能不理不睬，甚至训斥患者家属。对待每一位患者家属应做到一视同仁，让患者家属明白医护人员所做的一切都是为患者着想，都是在帮助患者解决需求，从而让患者及患者家属满意，从而达到彼此的信任和理解。

5. 选择合适距离

医护人员与患者及家属谈话时的距离在沟通技巧中也非常的重要。在门诊护理中，与患者家属交流时易采用社交距离(1.2～3.5 m)，若距离选择不当，会使患者及家属产生误解。

6. 换位思考

门诊护士在与患者家属交谈时要注意多换位思考，学会站在对方的立场上思考问题，把“我……我的……我该怎样”变成为“您……您的……对您亲人的病情有什么好处”等，从患者家属的角度去感受、理解患者家属的感情，通过换位思考，从而使护患关系更加融洽。

7. 健康宣教

利用患者及其家属候诊的时间，可因人、因病情情况针对疾病的预防、判别、紧急处理等向患者及其家属进行健康宣教，帮助患者家属了解相关疾病的防治、保健和处理，更好地协助医护人员诊疗护理和照顾患者。

（杨　晴　李丽娟）

任务三　与住院患者家属的沟通

学习任务

任务目标

针对住院患者家属的角色特征，运用沟通技巧，与住院患者家属进行有效的沟通。

学习目标

1. 熟悉住院患者家属的角色特征。
2. 掌握与住院患者家属的沟通技巧。

教学活动方式

多媒体展示、角色扮演、模拟情境、小组讨论、考核等。

岗位专业基本知识

患者家属因亲人患病会产生抑郁、情绪低落等心理，因陪伴在医院会对家庭生活安排、子女学习等问题产生担忧。但患者家属要陪伴患者从住院到出院的整个治疗和护理过程中，始终是医疗、护理人员的帮助者和协调者，特别对昏迷、意识不清的患者及老人、婴幼儿等在评估收集资料时，医护人员需要患者家属的叙述，而患者的生理心理需求、病情观察、护理效果及信息的反馈，也均需患者家属的配合和提供。通过与患者家属的接触和沟通，可为建立良好的护患关系、为患者的治疗和护理起到积极作用。

一、住院患者家属的角色特征

1. 患者原有家庭角色功能的替代者

我们每个人在家庭中都担任着相对固定的角色（如父亲、母亲、儿子、女儿、丈夫、妻子等），一旦住院，其原有的角色功能由其他家庭成员分担或代替，整个家庭原有的生活方式被打破，所有人的角色都会因此发生变化，因此患者家属应妥善分担患者原有的角色功能，使患者尽快消除心理压力，尽快进入患者角色，安心治病。

2. 患者生活的照顾者

由于疾病的类型和严重程度不同，患者的生活自理能力会受到不同程度的影响，因此也易产生焦虑、恐惧等心理问题。患者家属是为患者排忧解难的最佳人选，为患者提供生活上的照料和精神上的安慰，能有效缓解患者生理、心理上的痛苦，帮助患者树立战胜疾病的信心，促进患者早日康复。

3. 医疗行为的支持者

患者家属是患者最亲密的人，在医疗行为中，不但为患者提供生活服务、经济支持，同时作为亲人拥有医疗护理的知情权和决策权，在为患者实施的各项治疗护理操作中，由患者家属提供签字等支持医疗行为。

4. 护理工作的帮助者和监督者

患者在住院期间，由于某些生活能力受到限制，需要患者家属来代替，为患者提供护患沟通、陪同等帮助，参与护理计划的制订和实施，把护理的目的告诉患者，使患者乐于接受，在护患之间架起一座沟通的桥梁。患者家属可直接参与医疗护理行为的监督中来，能对医疗护理行为的过程、目的和效果起到一定的督促、监督作用。

二、与住院患者家属的沟通

1. 入院时与患者家属的沟通

患者入院时护士应诚挚地接待患者及其家属，向患者及患者家属介绍病区环境、主管医生和责任护士、科主任、护士长的情况，尤其应强调作息时间、家属探视时间、安全管理等相关规章制度。以便协助患者家属尽快、更好地进入照顾者和陪伴者的角色。

护士在热情接待和安置患者的同时，也要密切与患者家属的沟通，引导和协助患者家属安置好患者。由于患者家属与患者的关系密切，对患者的基本情况、生活习性等比较全面的了解，对于那些昏迷患者、需要照顾的老年患者、小儿及有精神障碍无法沟通的住院患者，护士与其家属的沟通就显得尤为重要。患者家属的理解及配合程度直接影响着患者在住院期间的治疗。因此，建立良好的护士与患者家属的关系，有利于护理工作顺利开展。

2. 住院期间与患者家属的沟通

患者由于丧失部分或全部的自理能力，活动能力受限，在住院期间，其生理、心理治疗和护理处于被动状态，不完全或完全需要他人照护，患者家属在这其中起着非常重要的作用。

(1) 满足其探病的心理需求　探视患者的家属进入病房，护士应主动与其打招呼，耐心解答患者家属提出的有关的问题。介绍患者的医疗护理基本情况、病情变化与转归、心理与生理变化等，解除患者家属的不安和担忧，满足其探病的心理需求。

(2) 让患者家属心中有数　告知可能出现的具体情况，如压疮、气管插管、口腔溃疡等并发症，使患者家属做好心理准备，面对和接受事实，更重要的是使其能有效地配合医护人员的抢救、治疗和护理工作。

(3) 及时解决问题　当患者出现病情变化，或进行有创检查及变更治疗方案、使用贵重药品、发生欠费等时，护士都应及时与患者家属沟通，做到“防患于未然”，以免引起不必要的纠纷。对患者家属内心痛苦的倾诉，应予以倾听、理解、安慰和疏导，使其感受到护士的关怀和温暖，更好地配合护理工作。

知识链接

善于倾听

曾经有个小国的使者到中国来，进贡了三个一模一样的金人，把皇帝高兴坏了。可是这小国的使者不厚道，同时出了一道题目：这三个金人哪个最有价值？皇帝想了许多办法，请来珠宝匠检查，称重量、看做工，都是一模一样的。怎么办？使者还等着回去汇报呢。一个泱泱大国不会连这个小事都不懂吧？最后，有一位退位的老大臣说他有办法。皇帝将使者请到大殿，老臣胸有成竹地拿着三根稻草，插入第一个金人的耳朵里，这根稻草从另一边耳朵出来了。第二根稻草从第二个金人的嘴巴里直接掉出来，而第三个金人，稻草进去后掉进了肚子，什么响动也没有。老臣说：“第三个金人最有价值！”使者默默无语。最有价值的人，不一定是最能说的人。老天给我们两只耳朵一个嘴巴，本来就是让我们多听少说的。善于倾听，才是成熟的人最基本的素质。

3. 患者出院时与其家属的沟通

患者出院时，护士应向患者家属说明患者在院期间的总体治疗情况及身体恢复、治愈状况，出院医嘱及出院注意事项，交代出院后的随诊及随访时间。向患者进行健康教育时，尤其不能忽视患者家属参与健康宣教。

并非完全康复或只是结束疗程的患者，要指导患者家属如何观察患者的病情，督促患者正确、按时吃药，按要求保持医院联系、咨询、随诊及随访、做好定期复诊等。

4. 出院后与患者家属的沟通

对已出院需随访的患者，护理人员在与患者进行定期电话回访沟通的基础上，还应多与患者家属沟通，通过侧面进一步了解患者出院后的病情、用药、生活情况和康复情况，并通过指导家属配合康复、理疗，促进患者的康复。

能力检测

一、填空题

1. 患者家属的角色特征包括______、______、______、______、______。

2. 影响护士与患者家属关系的因素有______、______、______。

3. 护士应把患者家属看做是帮助患者恢复健康的______和______，要善于调动______积极性。

4. 门诊患者家属的角色特征包括______、______、______、______、______。

二、选择题

(一) A_1 型题

1. 患者的生活照顾者是(　　)。

A. 患者的家属　　B. 患者的主管医生　　C. 患者的管床护士

D. 其他人员　　E. 以上全是

2. 患者家属的心理支持者是(　　)。

A. 护士　　B. 医生　　C. 同事和邻居

D. 患者　　E. 护士和医生

3. 护士与患者家属沟通用语是(　　)。

A. 礼貌、通俗易懂的语言

B. 生硬的语言、不耐烦的态度

C. 恶言恶语、排斥的态度

D. 美好关怀的语言、关心安慰的态度

E. 以上都不对

(二) A_2 型题

4. 患者张某，男性，5 岁，因病到医院就诊，其父向门诊护士询问挂号事宜，护士应(　　)。

A. 以温和的态度耐心解答　　B. 敷衍了事地回答

C. 不耐烦地回答　　D. 只顾忙工作不予理睬

E. 把患儿的家属推给别人

5. 患者王某，男性，65 岁，因脑血栓偏瘫住院治疗，其家属情绪低沉、焦虑、恐惧、忐忑不安，护士应做到(　　)。

A. 给予精神上的安慰　　B. 鼓励家属树立信心

C. 指导家属配合护士做好护理　　D. 做患者家属的心理支持者

E. 以上全是

6. 患者王某，男性，65岁，经一段时间住院治疗后病愈出院，护士指导患者家属做到（　　）。

A. 让患者按时吃药注意休息　　B. 加强康复锻炼

C. 营养均衡　　D. 避免情绪波动太大

E. 以上全做到

（三）A_3 型题

患者吴某，男性，70岁，左侧肢体感觉障碍、运动障碍、语言障碍，意识模糊，因脑溢血住院治疗。患者家属精神紧张，情绪低落、恐惧、焦虑不安。

7. 护士与患者家属之间的沟通，下列正确的是（　　）。

A. 不愿与患者家属沟通

B. 工作忙没时间与患者家属沟通

C. 与患者家属敷衍了事地沟通

D. 以温和的态度耐心地与患者家属沟通

E. 以上都是

8. 当患者住院后，护士应是（　　）。

A. 患者家属的心理支持者　　B. 患者家属精神上的安慰者

C. 康复锻炼的指导者　　D. 生活上的照顾者

E. 以上全是

（四）A_4 型题

患儿李某，10岁，发热，全身无力，面色苍白，头晕，鼻子出血，血常规显示白细胞异常增多，红细胞、血小板减少，临床诊断为急性白血病，需住院治疗，其父母压力很大，伤心、恐惧、焦虑不安。

9. 病房护士对患儿家属的询问应做到（　　）。

A. 有问必答　　B. 百问不烦　　C. 有求必应

D. 给予安慰和支持　　E. 以上必须做到

10. 护士在与患者家属沟通时的态度应是（　　）。

A. 热情、耐心地沟通

B. 不愿意与患者家属沟通

C. 工作忙，敷衍了事地沟通

D. 对患者家属提出的问题感到厌烦

E. 以上都不是

11. 患儿住院后，护士的角色应是（　　）。

A. 精神上的支持者

B. 心理上的安慰者

C. 生活上的照顾者

D. 精神上的支持者、心理上的安慰者、生活上的照顾者

E. 一名旁观者

三、简答题

1. 住院患者家属的角色特征有哪些？

2. 护士如何与患者家属建立良好关系？

四、论述题

1. 如何与门诊患者家属进行有效的沟通？

（杨　晴　李丽娟）

项目五　职业岗位中的团队合作沟通

案例引导

赵医生和张护士同在某医院外科病房工作。赵医生是新分配到医院的硕士研究生，张护士是中专毕业、已参加工作15年的老护士。某日，患者李某甲状腺术后第二天，常规液体输完后，张护士把输液通路拔了，不久她发现刚参加工作不久的管床的赵医生又下了医嘱，还要补液1 000 mL。张护士在早晨查房时已了解患者进食很好，科室常规治疗又不再补液，且患者输液通路已经拔出，不想让患者因再扎一针而不满，急脾气的张护士就跑去找赵医生。

案例分析

1. 案例特征

(1)“赵医生是新分配到医院的硕士研究生”，说明赵医生学历较高，可能有着较为扎实的医学理论知识，但新参加工作不久可能临床经验比较缺乏。

(2)“张护士是中专毕业、已参加工作15年的老护士”，说明张护士是一名有着较为丰富临床经验的护士。

(3)“张护士在早晨查房时已了解患者进食很好，科室常规治疗又不再补液”，说明张护士熟悉科室的工作的常规，经验较为丰富。

(4)“常规液体输完后，张护士把输液通路拔了”，说明张护士墨守成规，缺乏与医生的协调沟通。

2. 需要解决的问题

患者李某进食很好，输液通路已经拔出，而医生又下了医嘱要求补液，护士对医生的医嘱有不同看法，对医生的医嘱提出质疑，双方产生了冲突。

(1) 对医生的医嘱有质疑时，该如何与其进行沟通是当前护士需要解决的问题。

(2) 掌握医护沟通策略是维持和谐医护关系的重要前提。

3. 需要完成的任务

任务一　与医生的沟通

任务一 与医生的沟通

学习任务

任务目标

1. 能发挥护士在医护关系中的作用，正确处理护士与医生的关系，促进医护关系向和谐、健康的方向发展。

2. 能正确分析影响医护关系的因素。

学习目标

1. 简述医护关系的概念。

2. 简述影响医护关系的主要因素。

3. 掌握护士在促进医护关系中的作用。

教学活动方式

多媒体展示、角色扮演、模拟情境、小组讨论等。

岗位专业基本知识

一、医护关系定义

医护关系是指医生和护士这两个群体在医疗护理活动过程中形成的相互关系，是护理人际关系中一个重要组成部分。在医疗护理活动过程中，医生与护士的关系非常密切。建立良好的医护关系是顺利完成医疗护理活动的重要保证。随着医学模式由"生物医学"模式向"生物—心理—社会医学"模式的转变，医生与护士的关系也由传统的"主导—从属型"模式向"并列—互补型"模式转变。护士不再从属于医生，护理工作也不再是机械地执行医嘱，而成为紧密联系又相对独立、共同协作、相互依存、互为补充的并列合作关系。

二、影响医护关系的因素

医生和护士是两个相互独立且各有特点的职业，在医护交往的过程中，会因一些特殊因素而产生矛盾冲突，从而影响医护之间的关系。影响医护关系的因素主要有以下四个方面。

（一）角色心理方位

心理方位是衡量人际心理关系的重要指标，包括心理等位和心理差位两种关系。

(1) 心理等位关系是指在人际交往过程中，交往双方在心理上处于同等位置，彼此没有主从、上下之分，如朋友关系、同事关系等。

(2) 心理差位关系是指在人际交往过程中，交往双方在心理上处于不平等的上下位关系，如父子关系、主雇关系等。

在新的医学模式下，医护关系应是“并列—互补型”，即在进行医疗活动过程中，医生和护士只有分工不同，没有高低贵贱之分，医护双方是一种平等合作的伙伴关系，即心理等位关系。但是由于受传统的医护关系模式(主导—从属型)及重医轻护思想的影响，人们通常认为“医生的嘴、护士的腿”，医护的关系就是单纯的发号施令与机械执行医嘱的关系，护士习惯于服从医生，习惯于机械地执行医嘱，认为自己比医生的地位低，应听医生的话，形成了医生地位高，护士地位低的角色差位。另外，也有一些年资较高、临床经验较丰富的护士，对本科室患者的病情观察、治疗抢救等业务技术方面比一些年轻的医生更熟悉，因此不尊重、不配合、甚至挑剔指责医生，形成了护士地位高，医生地位低的角色差位。另外，随着护理专业的飞速发展，临床护理岗位中有不少高学历的护士，其中一些人过分强调护理专业的独立性和自主性，不能很好地配合医生的工作。以上这些情况都可能影响医护之间的关系。

(二) 角色压力过重

在为患者提供健康服务的过程中，医护双方各有自己的专业领域和业务范围，都有自己独立的角色功能，都要承担自己的角色任务。如果分工恰当，酬益合理，相互关系就比较协调。但实际上，许多医院在人员配备、岗位设置、奖金分配等方面存在一些问题，导致护士的角色压力过重，负性情绪较多，进而影响医护关系的和谐、健康发展。如有些医院医护比例严重失调，医生满员或超编，护士却缺编，工作中出现医生轻闲，而护士繁忙，超负荷、快节奏的工作造成了护士角色压力过重，或者是岗位设置不合理，医生多是在编在岗的正式工，而护士多数是合同工或临时工，缺乏一些应有的保障，再有不少医院分配奖金时，医生奖金高，护士奖金低等，这些都使得护士认为自己付出多，却回报少，因而心理严重失衡。

随着社会的进步，经济的发展，患者健康意识、法律意识及自我保护意识不断提高，对于医疗护理质量的要求越来越高，而在医患关系又比较紧张的医疗环境下，护士的工作越来越艰巨。工作的辛劳、患者的不理解、医生的不认可等均使护理人员角色压力进一步加重，常常使护士疲惫不堪。护士的负性情绪增多，变得紧张、易怒，有时向同事发泄他们的不满情绪。而工作的繁忙又使得与医生进行交流沟通减少，这些都不利于医护关系健康发展。

(三) 角色理解欠缺

不论是医生还是护士，工作的内容和过程虽不完全相同，但最终目标却是一致的，因此医疗和护理是相辅相成的，在临床工作中只有医生和护士紧密结合、相互协作才能营造和谐的工作氛围，提高工作效率。但是医疗和护理分属两个不同的专业，知识分属两个不同的体系，各有重点，各有特色，若对合作伙伴的专业、工作模式、特点、要求等缺乏必要的了解，常会影响到医护之间的合作关系。在医院的日常工作中，常见到医护之间因不理解而相互埋怨或指责，例如，护士埋怨医生开医嘱太慢，无计划，无菌观念不强、物品用后不能及时整理等；医生则埋怨护士占着医嘱本，不善于观察病情、不能按时为患者完成治疗或给患者的解释不到位等。特别是当今医学专业的发展和变革日新月异，专业之间的理解欠缺更易出现。目前我国的护理工作模式已转变为整体护理，而整体护理的开展常需要医院各类人员的共同参与，但很多医生并不了解整体护理，对护士的一些护理活动存有质疑等，这些都影响了护士与医生之间的正常关系沟通。医护之间缺乏对对方专业性质的理解与沟通是影响医护之间关系的重要因素，若这种情况持续存在，会破坏医护之间的相互协作的关系。

(四) 角色权力争议

医生和护士虽然工作的对象、目的相同，但都应在各自的职责范围内行使权力，承担责任。在某些情况下，医护之间会因工作职责和权力、义务的争议出现矛盾冲突。例如，护士在执行医嘱时对医生所下医嘱有不同看法时，便可能产生角色权力争议。医生认为下医嘱是医生自己的事，护士只管执行医嘱，不需要干预；而护士则认为如果医嘱不妥当，自己有权提出意见，这也是护士的职责，医生应该听取护士意见。在病情和评估结论不一致或高年资、经验丰富的护士对低年资医生处理患者的方法有异议时，都有可能产生角色权力争议。当医护双方发生权力争议而引起矛盾冲突时，需要双方心平气和地通过平等交流来取得一致，以保证医护关系的正常发展。

三、护士在促进医护关系中的作用

有效的交流与沟通可以促进医护关系的建立和发展，很多情况下，护士可以发挥主动而积极的作用。

(一) 主动介绍专业特点，消除误会和偏见

虽然医疗与护理关系甚为密切，但很多医生并不了解护理专业的特点，护士应主动介绍自己的专业特征和进展。尤其是当前整体护理在我国的许多医院开展不久，更需要护士主动进行介绍。在日常工作中，护士也应随时与医生进行沟通，解释护理工作的特征、内容及具体方法，以得到医生的理解、合作与支持，消除误会和偏见。

(二) 相互理解和学习，促进医护工作的衔接与合作

在医疗护理活动中，医生的正确诊治加上护士的优质护理才能取得最佳医疗效果。医护双方要充分认识对方的作用，承认对方的独立性和重要性，理解各自的工作特点和难处，支持对方工作。护士在工作中既要尊重医生，遵从医嘱，完成医疗护理工作，又不能盲目依赖医生，唯命是从，能够对医疗工作提出合理的意见。医生也要理解护理人员的辛劳，尊重护理人员，重视护理人员提供的患者情况，及时修正治疗方案。医护双方只有相互理解、相互支持、相互信赖、团结协作，医疗护理工作才能顺利开展。不同专业、不同年龄、不同资历的医护人员都有着各自的优缺点，医护双方各有所长，在专业上应相互学习。作为护士，不仅应掌握本专业的理论知识和技能，还应虚心向医生请教，从更深的理论角度理解疾病，学会观察病情，了解医生的诊疗过程；作为医生，也要虚心向护士请教，特别是工作多年的护士，有着非常丰富的临床经验。医护双方应互尊互学、相互启迪、取长补短、共同进步，以促进医疗和护理互相补充、相互渗透，便于各医疗护理工作的衔接与合作。在工作中医护双方应尽可能帮助对方在患者面前树立威信，使患者积极配合医疗护理活动。高年资护士应尊重低年资医生，

悉心指导，主动向他们介绍科里其他医生处理病情的习惯，常见药物的副作用及处理等。

（三）加强与医生的沟通，有利于建立良好的医护关系

由于患者疾病的类型、心理、社会状况等不同，诊治的手段和方案等也必然不同，所以医疗活动的过程是医护间治疗信息的不断传递和反馈、循环往复的过程。在这个信息交流的过程中任何一个环节出现问题，都会影响到整个医疗活动的顺利进行，因而在为患者提供健康服务的过程中，医护之间要精诚合作，必须进行良好的沟通。只有不断地进行信息交流才能相互协作，只有相互协作才能发现工作中存在的问题，并用各自的专业知识和技能"互补"，达到共同的目标。在制订诊疗方案和护理计划时，护士要及时与医生进行信息的沟通。如护士在制订护理计划时要充分考虑医生的诊疗方案，且护士所制订的护理措施有助于提高医生诊疗方案的效果。平时跟医生要多沟通，了解患者的治疗、化验检查结果，了解患者的需要和对治疗的不满，及时地帮助患者解决实际问题。在临床工作中医生和护士对于一些治疗和护理常会持不同的看法和观点，以致产生权力的争议。只有进行良好的沟通，才能在为患者提供健康服务的过程中双方配合默契，协调一致。解决这种意见分歧和争议时应相互尊重，并遵循"保障患者利益和安全"的最高准则。为了维护患者的利益和安全，护士应坚持原则，不能顺其自然，也不能姑息迁就，否则就有可能发生医疗差错、事故。任何医疗差错都可能给患者带来巨大的痛苦和灾难，因此，医护之间应该互相监督，及时发现、纠正医疗护理中的差错，使之不铸成大错。面对医生工作中存在的问题，护士应选择恰当的时机和场合，态度诚恳、和颜悦色、耐心巧妙地提出合理化的意见或建议。注意维护对方的形象，尊重对方的人格，既不能直接指责和藐视对方，也不能在其他人面前过于直率地指出医生的问题或指责医生，更不能在患者及患者家属面前议论医生的是非长短或治疗中的不当之处，甚至在患者面前与医生发生争执，以免影响医护关系。当医护之间发生矛盾时，护士应认真分析产生矛盾的原因，不要抱怨，主动谅解对方，协商解决问题。

（四）树立良好形象，促进医护关系和谐发展

在医护合作中，双方都希望自己的合作对象具有较强的工作能力，与自己配合默契。护士应努力提高自身的素质，树立良好的形象，才能获得医生的尊重，真正做到与医生平等。首先，护士应热爱自己的职业，充分认识到自己的工作价值，重视自己的工作，而不应有低人一等的感觉。其次，护士应树立全心全意为人民服务的思想，有良好的品质和职业道德，工作要积极主动，不互相推诿。再次，护士应该钻研业务，提高自己的专业知识和技能，这是提高自己地位及促进医护关系的关键措施。护士应熟悉本科室疾病的诊断、治疗方法，在了解患者病情的同时，要熟悉医生的治疗计划、检查安排，学会看化验单、检查单，掌握常用药的用药注意事项等，积极配合治疗。最后，护士应努力提高自己的沟通技能，提高情绪行为的自制力及医护关系的亲和力，在促进医护患关系中起到积极的作用。

完成任务过程

根据案例特征，需要护士应用恰当的沟通技巧与医生进行沟通。护士与医生沟通策略的应用情境如表 2-6 所示。

表 2-6　护士与医生沟通策略的应用情境

任务过程	任务情境		要点说明
	角色	沟通行为	
找医生协商	护士	“赵医生，您好！我知道您很忙，可是我有个情况想跟您商量一下。”	尊重年轻医生
	医生	“张护士，您好？请问有什么事？”	尊重护士
	护士	“是这样子的，都怪我，7 床李某打完常规液体后，我就按照常规拔了静脉通路，结果刚才我看到您给他开了液体。您也知道如果再给患者扎一针，他可能会因此对我们的工作不满而产生纠纷。所以我想跟您商量一下，看看这个患者您是否觉得必须补液？另外我刚刚去看了患者，他现在进食很好，以我们科室常规来说可以不补液，当然，如果您觉得很有必要，我就再跟患者好好解释一下，如果您觉得可以不补，那烦请您把医嘱停掉，好吗？”	先承认工作中的过失，自我检讨 了解临床工作实际 关心患者，不是无理干涉医嘱 提出的建议合理，有依据 尊重医生的权利
	医生	“张护士，您讲得很有道理，这个患者可以不补液，我马上停了这个医嘱。谢谢您的提醒，我刚工作不久，对科室的一些常规还不了解，还希望您以后多给予指导。”	虚心接受意见 尊重护士 谦虚有礼
结束协商	护士	“不客气，大家互相学习、互相帮助。”	互尊互学

岗位专业相关知识

一、医护关系的重要性

医疗和护理是整个疾病治疗过程中的两个主要组成部分，两者像一部车子上的两个轮子，发挥着同等重要的作用，缺一不可，密不可分。在临床工作中，只有遵循互相配合、互相尊重、平等合作的原则，才能建立“并列—互补型”的新型医护关系。只有医护关系和谐融洽才能给患者很大的安全感和信任感，才能给工作人员良好的工作氛围，充分调动医生和护理人员的积极性，发挥现代医院的整体效应，提高工作效率和服务质量。

二、建立良好医护关系的原则

（一）患者第一的原则

建立良好的医护关系应首先遵循患者第一的原则，即把患者的生命、健康和利益放在首位。当医护之间因为角色权利发生争议时，应在“患者第一”的原则下进行沟通，严禁因个人的权力争议影响患者的诊治和护理。即任何医疗护理行为都应将患者的生命、健康放在首位，注意维护患者的利益。决不能以牺牲患者的利益为前提协调医护关系，如有的医生怕护士因太辛苦产生抱怨，主动把重病患者的生命体征监测频率减少，再如，有的护士怕医生生气，夜间患者病情危重时不及时唤醒医生，以致延误病情。

（二）尊重他人的原则

医护间建立良好的关系的基础是互相尊重。不论对方的年龄、资历如何，医生不应该轻视或贬低护士，护士也不能挑剔或指责医生。医护之间只有相互尊重、相互理解、相互支持，才能提高工作效率、改善医护关系，提高医疗服务水平。医生应帮助护士树立在患者心目中威信，便于护理工作的顺利开展，护士也应帮助医生树立威信，使患者对医疗工作充满信心。

（张俊玲）

案例引导

某医院血液内科近日患者很多，护士小王刚参加工作不久，一直在忙碌，即将下班时，3 床患者李某不慎摔倒，另一患者告诉了小王，当她跑过去时患者已经自己扶着栏杆爬起来了。护士小王未将患者李某摔伤的事在交班记录本上记录下来，交班时也未告诉下一班护士。当日晚上患者突然出现剧烈头痛、恶心、呕吐、躁动不安、血压升高、脉压差增大、心跳及呼吸缓慢等表现，值班医生经过细致观察，发现患者李某脑后有个伤口，并下医嘱做了 CT 扫描，结果是硬脑膜外出血，经紧急开颅手术及积极的救治后患者病情稳定。第二天，护士长决定找护士小王谈谈。

案例分析

1. 案例特征

(1)“护士小王刚参加工作不久”，说明该护士可能缺乏工作经验，还不能很好地适应工作岗位。

(2)“护士小王未将患者李某摔伤的事在交班记录本上记录下来，交班时也未告诉下一班护士”，说明护士小王工作存在失误。

2. 需要解决的问题

患者李某在护士小王值班期间摔了一跤，而护士小王未及时记录，也未就此情况进行交班，后来患者发生了危急情况，经过医生的妥当处置才转危为安。护士长就此事需要与护士小王进行沟通。因此：

(1) 护士长如何与小王进行有效的沟通，是当前需要解决的问题；

(2) 掌握护际关系沟通的策略是维持和谐护际关系的重要前提。

3. 需要完成的任务

任务二　护际关系的沟通

任务二　护际关系的沟通

学习任务

任务目标

1. 能应用策略，有效、正确地处理护际关系(与管理者及其他护士之间的关系)，建立和谐、融洽的工作环境。

2. 能正确分析影响护际关系的因素。

学习目标

1. 简述护际关系的概念。

2. 简述影响护际关系的主要因素。

3. 掌握建立良好护际关系的策略。

教学活动方式

多媒体展示、角色扮演、模拟情境、小组讨论等。

岗位专业基本知识

一、护际关系的定义

护际关系即护士与护士之间的关系。护理工作需要很强的协作性，只有护士间建立和谐的护际关系，保持紧密协作，才能保障护理任务的顺利完成，提高工作效率及护理质量。但由于护际关系受多种因素的影响，常常会引起护际交往过程中产生不同的心理状态，从而出现矛盾冲突。每个人在工作中都承担着不同的角色，只有自己承担的角色与别人对自己的角色期望相近或一致时，才能减少或避免矛盾冲突的出现，所以在与不同类型的护士交往时，首先应明确对方对自己的角色期望。

知识链接

护际关系的影响因素主要有护士自身的因素(如年龄、学历、职称、阅历、性格、交往能力、敬业精神、工作能力等)、医院管理者因素(如品格、排班、奖惩、人才任用、关心下属等)和社会家庭因素(如个人情感、家庭问题、体制改变、思想冲击、社会认可等)。其中主要的因素是护士自身的因素,其次是医院管理者的因素,再次是社会家庭因素。

二、沟通中常见的关系问题

(一) 护士与护士长的关系

1. 护士长对护士的角色期望

护士长与护士交往时,护士长对护士的角色期望主要表现在以下五个方面:

(1) 希望护士有较强的工作能力,能胜任岗位工作;

(2) 希望护士能够服从管理,支持科室工作,与其他护士关系融洽;

(3) 希望护士能妥善地处理好家庭和工作的关系,全身心地投入工作,顺利地完成各项护理任务;

(4) 希望护士有健康的身体素质,能胜任繁重的工作;

(5) 希望护士有良好的职业态度和敬业精神。

2. 护士对护士长的角色期望

护士对护士长的角色期望主要表现在以下四个方面:

(1) 希望护士长有较强的组织管理能力和过硬的业务技术能力,能够科学管理并善于解决工作中的难题,在各方面给予自己帮助和指导;

(2) 希望护士长能严格要求自己,以身作则;

(3) 希望护士长能尊重护士,并对每一位护士能一视同仁;

(4) 希望护士长能平易近人,关心下属,注重对护士的人本关怀,主动帮助护士解决难题。

另外,不同年龄段的护士对护士长也存在不同的需求,例如:年长护士希望得到护士长的尊重和重视,并能够根据她们的情况安排合适的岗位;而中年护士则希望得到护士长的赏识和重用,使他们充分发挥自己的优势和才能,创造机会,搭建平台;年轻护士则希望得到护士长的肯定和激励,并给他们学习和提高的机会。

在工作中,护士长与护士之间有时会出现一些矛盾,例如:从护士长的方面来说,有的护士长自身的管理水平较差,工作安排缺乏计划性和科学性;有的护士长业务能力一般,在其他护士中缺乏威信,工作过程中不能给其他护士以指导;有的护士长厚此薄彼,对工作能力强的护士偏爱、亲近,对工作能力差的护士苛刻、指责;有的护士长只注重工作绩效,对护士严格要求而忽视了人本关怀;有的护士长高高在上,与其他护士缺乏沟通,不能平等交往;有的护士长工作分配不合理、奖金分配不公平等。这些均可引起护士的不满，进而影响双方的交往，例如：从护士的方面来说，有的护士也不体谅护士长的工作难处，以自我为中心，团体意识和服从意识差，只强调个人困难，不考虑科室工作；有的护士工作态度不够端正，不积极提高工作能力，工作马虎、拖拉、协作性差，不能虚心接受护士长的善意批评和帮助；有的护士只要求护士长照顾自己，却不愿意认真工作等这些都可能造成护士长与护士之间的人际冲突。

（二）护士与护士的关系

护士之间有时也会发生矛盾，特别是年轻护士，主要是因为年轻护士年龄相近，但有的热爱护理事业、工作态度端正、认真负责、工作能力强、表现出色，受到医院的重视和培养，而有的工作态度不够端正，能力一般或较差，工作中懈怠或懒散，完成工作不完满，常影响其他人员的工作进程，不被医院重视。所以工作能力强、认真负责的护士会看不惯或看不起工作能力弱或工作不努力的护士，而工作能力差的护士又嫉妒工作能力强的，甚至去诋毁她(他)们。再加上现在不少年轻护士都是独生子女，在家里娇生惯养，个性又强，对别人的失误往往不能宽容、忍让，因此会发生争执，产生矛盾冲突，影响了护际关系的和谐发展。护际关系的不和谐，最终会使整个病区护理工作受到影响，会造成工作效率低下，群体效应降低，甚至造成了一些差错事故。

（三）护士与护理员(护工)的关系

护理员又称护工，是在临床医疗卫生服务中，对患者进行生活照料、护理的工作人员。目前国内多数医院因护理工作繁忙，都聘用了护理员。而这些护理员主要是一些未经正规培训的人员，且多数是临时工。他们对护理工作的重要性认识不足，缺乏护理专业知识，且认为自己在医院地位最低，常常有自卑感，在与护士的交往中，他们往往处于被动地位。

通常护理员希望护士能尊重自己，尊重他们的劳动，工作中护士能对他们进行指导，但不要随意指使他们，帮助他们在患者面前树立威望。护士则希望护理员能听从指导，尽职尽责，主动服务，除搞好病区的环境整洁、饮食卫生、照顾好患者的饮食起居外，能协助护士为患者做一些基础护理工作，减轻护士的工作负担。

多数情况下护士与护理员之间能和谐相处，互相尊重，密切配合，但也有少数护士居高临下，认为护理员是非专业技术人员，对他们不够尊重，任意指使，凡脏活、重活、累活都让护理员去干，且在其他人面前对他们呼来喝去，使他们心生怨气。也有一些护理员嫉妒护士比自己受尊重或工资高等或有些护理员不尊重护士，不服从护士安排，不能认真、及时地完成自己的工作任务。这样，既影响了护士与护理员之间的关系，又影响了整个病区护理工作的顺利开展。

（四）护士与实习护生的关系

临床实习是护生走上工作岗位前的必经阶段。带教护士与实习护生之间一般都能够保持较好的师生关系，但有时也会出现一些矛盾。通常，带教护士希望实习护生聪明勤快、反应敏捷、勤奋上进、虚心好学、尊敬师长、谦逊有礼，而实习护生则希望带教护士品德高尚、业务熟练、知识丰富、待人热情、一视同仁、带教耐心，但当实习护生不能达到带教护士的要求时，或带教护士不符合实习护生的期望时就可能发生矛盾。如有的带教护士往往只对聪明、勤快、善于交谈的实习护生和蔼亲切，主动带教，而对一些接受能力较差、缺乏灵性、懒散或内向的实习护生态度冷淡，不耐心教导，经常批评指责，不仅使他们产生厌恶心理，失去了学习兴趣，也导致了师生之间产生矛盾冲突。而有的实习护生不尊敬带教护士，表现懒散，工作不积极主动、学习不认真虚心，不懂装懂，尤其是一些学历层次较高的实习护生，自认为学历高而表现傲慢、不虚心请教，不尊重带教护士，导致出现带教护士不愿意带实习护生的情况，也影响实习护生的实习效果。

(五) 新老护士的关系

新老护士之间由于年龄、学历、工作经历和身体等不尽相同，若在工作过程中缺乏沟通，相互之间常因缺乏理解和尊重，相互埋怨、指责而发生矛盾。通常，老护士的特点为资历老，经过多年的临床护理实践，往往积累了丰富的临床工作经验，而且多数爱岗敬业，思想稳定，责任心强，工作扎实，能吃苦耐劳，但他们有些观念落后，墨守成规，工作效率低，爱管闲事，爱唠叨。新护士的特点为学历高、知识面广、思想活跃、精力充沛、反应敏捷、富有活力，但他们有些不热爱护理专业，缺乏敬业精神，业务不熟，工作敷衍了事，拈轻怕重。所以有时会出现老护士看不惯新护士，而新护士会不满老护士的现象，从而出现关系紧张。

(六) 不同学历护士的关系

随着高等护理教育的发展，护理人才培养的多样化，越来越多的具有专科、本科及研究生学历的护士走上临床护理工作岗位。少数学历较高的护士认为自己学历高，知识面广，而不甘于从事临床护理工作，看不起其他中专层次的护士，更不愿意向他们学习临床实践经验；而一些学历较低的护士，对那些眼高手低的高学历护士又不以为然，心存芥蒂，从而导致交往障碍。

三、护际关系沟通策略

护际关系是反映护士素质及护理工作状态的重要标志。护理工作的协作性很强。不同级别、不同年龄的护士之间应保持良好的沟通关系，团结协作，密切配合，形成一个稳定、协调的有机整体，以保证护理工作井然有序地进行，促进护理质量不断提高。护际之间的沟通应以理解、尊重、友爱、协作为基础，创建民主和谐、团结协作的护际氛围和环境，以增加团队的凝聚力，发挥团队的最大效应。

(一) 营造民主和谐的人际氛围

护士之间应相互尊重、相互理解、相互支持、相互帮助、相互学习，提倡民主、加强交流、团结协作，营造互尊、互助、互励、互学的民主和谐的人际氛围。

(1) 护士长既是护理工作的组织者，也是护际关系的协调者，是护际关系的核心和关键。在工作中，护士长首先应提高个人素质和威信，以身作则、工作严谨、知人善用、尊重护士、理解护士、关心护士、平等待人、善于沟通，以情感人、以理服人、以德服人，通过自己的品格修养、工作作风、知识技能和情感等去影响其他护士。

(2) 作为护士要充分理解护士长工作的难处和不易，尊重护士长，服从管理。护士应与其他护士和睦相处，爱岗敬业、努力提高知识技能、工作积极主动、宽容待人、互帮互学。护士与护理员之间要相互理解，相互尊重，尤其是护士，不要随意指使护理员，更不能在患者面前呵斥、指责他们，要尊重他们的人格和劳动。

(3) 带教护士应主动耐心地做好传、帮、带工作，教学相长；实习护士应尊重师长，认真学习专业知识技能。

(4) 新护士应敬业勤业，虚心向老护士学习请教、在勤奋中进步，体谅老护士，积极工作，多讲奉献，比成绩；老护士应不摆老资格，主动更新观念，向新护士学习新知识、新技能，并爱护扶持新护士，热情向新护士传授经验，主动帮助新护士提高技能，解决困难。

(5) 学历高的护士应摆正位置，不骄傲自满、故步自封，主动向实践能力强的护士学习，交流实践经验，提高实践技能；而学历低的护士则多向专业理论扎实、学历高的护士学习，取长补短，提高专业理论水平。

各类护士之间应相互理解，紧密配合，共同努力，营造民主和谐的人际氛围。

(二) 创建团结协作的工作环境

护士承担的是一系列繁重琐碎的任务，这些任务的完成，不仅需要护士有良好的个人综合素质，而且需要护士之间紧密团结，互相协作。护士完成护理工作任务虽然需要每个护士按照分工各司其职，但又必须所有护士相互紧密协作。每个护士工作的顺利完成都离不开其他护士的支持和配合。虽然有些工作不属于自己工作计划分工之内，但当其他护士工作繁重无法完成或遇到困难时都应主动协助。每个护士应设身处地为其他护士着想，在努力完成本班任务后，尽量为下一班护士做好准备，不要把难题留给别人。对上一班护士的工作不挑剔、不指责，对上一班遇到的困难尽力协助解决。老护士应多帮助新护士解决难题，新护士应主动帮助老护士减轻负担。护理工作过程中难免会出现一些差错，而对待护理工作中的差错问题的态度和方式，往往反映了护理人际关系的好坏。一个修养良好的护士对于工作中的过错敢于主动承担责任，而不是推给别人，发现别人的工作失误能积极补救，而不是袖手旁观。在分析和讨论差错责任时，能采取客观公正的态度，认真做出理智的评判，对过错当事人表示同情和理解，主动帮其吸取教训，改进工作。各级各类护士应共同努力，创建一种团结协作、和谐向上的群体氛围。

完成任务过程

根据案例特征，需要护士长应用恰当的沟通技巧与护士进行沟通。护士长与护士沟通策略应用情境如表 2-7 所示。

表 2-7　护士长与护士沟通策略应用情境

任务过程	任务情境		要点说明
	角色	沟通行为	
开始交谈创造良好的交谈氛围	护士长	“小王现在能来一趟我办公室吗？我有事想和你谈谈。”	护士长语气平静 办公室受干扰少，适宜交谈
	护士	“当然可以，护士长，我也想找您谈谈呢。”	有礼貌 勇于正视工作的失误 主动与上级沟通

续表

<table>
<tr><th rowspan="2">任务过程</th><th colspan="2">任务情境</th><th rowspan="2">要点说明</th></tr>
<tr><th>角色</th><th>沟通行为</th></tr>
<tr><td rowspan="6">正式交谈</td><td>护士长</td><td>“请坐”，与护士小王坐得很近
护士长用轻柔的语气问护士小王：“关于患者李先生，你有什么要告诉我吗？在你下班之前发生了什么事？”</td><td>与下属平等
护士长语气轻柔、关心下属</td></tr>
<tr><td>护士</td><td>“真是对不起，我没能很好地完成工作。他刚好在我要下班前摔倒。另一个患者告诉我，可是我跑过去时他已经自己起来了，我以为他没事。还有我刚参加工作，上班一直很忙，下班前，我只顾匆忙记录，却忘记了他摔倒了。听说他手术了，我感觉很内疚也很难过。”</td><td>主动承认错误
与护士长倾心交谈
内心不安</td></tr>
<tr><td>护士长</td><td>“我知道。他摔倒了并不是你的过错。我们确实人手紧张才把你们放到了一线独当一面，我也知道你们工作很辛苦，压力很大。我不是想批评你，只是想了解究竟发生了什么，看看以后能否避免类似情况的发生。不过我还是希望你们都能在下班前确信工作完成得很好。我相信你以后一定能做到，不是吗？”</td><td>能换位思考，理解护士，关心护士
不过多地责怪护士
善于总结问题
信任护士，善于激励护士</td></tr>
<tr><td>护士</td><td>“把每一件事情做好真的很不容易，要做好工作，还要再做好记录。”</td><td>主动交谈工作中的困难</td></tr>
<tr><td>护士长</td><td>“我知道你已经尽力了，你干得一直都不错。这次事件相信对你来说是一个很大的教训。我们会对记录表进一步改进，如果你有什么好的建议就告诉我好吗？”</td><td>肯定、认可护士
虚心听取护士意见</td></tr>
<tr><td>护士</td><td>“好的，等我回去仔细考虑后再告诉您好吗？护士长，您放心吧，我会努力改进的。”</td><td>尊重护士长
态度端正</td></tr>
<tr><td rowspan="3">结束谈话</td><td>护士长</td><td>“那我们今天先聊到这里好吗？有什么问题你可以随时跟我反馈。”</td><td>民主</td></tr>
<tr><td>护士</td><td>“好的，谢谢您护士长。”</td><td>感谢</td></tr>
<tr><td>护士长</td><td>“别客气！”</td><td>礼貌</td></tr>
</table>

（张俊玲）

案例引导

呼吸内科病房，因天气寒冷最近患者突然猛增，护士们都很繁忙。早晨交班后，护士小谢发现10床至20床患者的呼叫器坏了，马上打电话请后勤人员过来修理，但因检验科的电路发生故障，后勤科的值班员老李去检修电路了。而这段时间刚好是该科治疗、护理集中的时段，呼叫器坏了，患者或家属只能一趟趟来治疗室喊护士，所以患者和家属意见很大。老李将检验科的电路修好后马上赶到呼吸内科病房，找到护士小谢进行沟通。经过沟通，护士小谢与后勤人员老李相互理解和支持并取得了患者的谅解。

案例分析

1. 案例特征

(1)“护士小谢发现10床至20床患者的呼叫器坏了，马上打电话请后勤人员过来修理。”说明护理工作与后勤之间关系密切，离不开后勤的支持配合。

(2)“呼叫器坏了，患者或家属只能一趟趟来治疗室喊护士，所以患者和家属意见很大。”说明后勤工作的好坏直接影响着护理工作的顺利进行，并影响着护患关系。

(3)“老李将检验科的电路修好后马上赶到呼吸内科病房。”说明老李努力工作，尽职尽责。

2. 需要解决的问题

呼吸内科病房工作繁忙，呼叫器坏了，影响护理工作的开展，但后勤人员因工作较多不能及时修理，导致患者的不满。因此：

(1) 护士小谢与后勤人员老李如何通过沟通协调好关系，并取得患者的谅解，是当前需要解决的问题。

(2) 掌握与医疗辅助岗位人员的沟通策略是维持护士和后勤人员和谐关系的重要前提。

3. 需要完成的任务

任务三　与医疗辅助岗位人员的沟通

任务三　与医疗辅助岗位人员的沟通

学习任务

任务目标

1. 能有效应用策略，正确处理与医技人员、后勤人员的关系，创造和谐、融洽的工作环境。

2. 能正确分析影响护士与医技人员、后勤人员关系的因素。

学习目标

1. 简述影响护士与医技后勤人员关系的主要因素。

2. 掌握与医技人员、后勤人员建立良好关系的策略。

教学活动方式

多媒体展示、角色扮演、模拟情境、小组讨论等。

岗位专业基本知识

医院是一个以患者为中心的健康服务群体，所以在临床护理工作中，护士除了要与患者、医生、其他护士进行沟通协作外，还经常与其他医疗辅助岗位人员进行沟通和协作。其他医疗辅助岗位人员包括医技人员、后勤人员等。由于护士与这些人员的工作职责、性质和环境不同，以及阅历、文化的差异，所以在人际交往中会产生不同的心理，进而影响相互间的协作关系。要处理好这些关系，交往双方必须树立全局观念，相互尊重、相互理解、相互支持、相互配合。

一、与医技人员关系的问题

医技人员是指医院从事各种诊断性检查、检验及辅助性治疗等工作的专业技术人员。医技工作一般独立性强，不论是工作的环境，还是工作的性质、内容都与护士的工作相差较远，护士对医技人员的工作特点了解有限，而医技人员对护士的工作特点也了解甚少，若工作过程中双方不进行及时沟通，可能出现因缺乏理解和配合而互相推诿或互相埋怨指责的现象。例如：有时影像技术人员埋怨护士为患者准备不充分，影响检查效果，而护士则埋怨影像技术人员为患者检查太慢，影响诊疗护理工作的开展；有时检验技术人员埋怨护士采集标本方法不正确或剂量不够，影响化验结果，而护理人员则埋怨检验报告发送不及时等，耽搁了患者的治疗、护理的时间；有时康复技师埋怨护士没有督促患者进行康复训练，影响患者的康复等，而护士则埋怨康复技师不理解护理工作的繁忙，把自己的工作推给护士干，增加护士的工作负担等。这样就会影响到双方关系，产生了矛盾冲突。

二、与后勤人员关系的问题

后勤人员虽不直接参与患者的诊治和护理，但却能够为医疗护理提供环境、物资、安全等各项保障，因此，护理工作的顺利开展离不开后勤人员的积极配合。由于工作内容、职责任务及文化等的差异，护理人员与后勤人员有时会出现沟通障碍，引发矛盾冲突。如有的护士认为后勤人员不是专业技术人员，在医院中并不是重要的岗位，工作清闲，不能或很少为医院创造经济效益，甚至有护士认为是自己的辛勤劳动养活后勤人员，因而对后勤人员缺乏尊重，在与后勤人员的交往中觉得自己高人一等，常以命令性的口气要求他们提供服务，对后勤人员工作经常指手画脚，无端指责和挑剔，引起了后勤人员的心理压抑与不满，为矛盾冲突埋下了隐患，而有些后勤人员则常因自己的工作不被尊重、重视，工作中缺乏理解、支持与鼓励及待遇较低而感到失落和不满，工作中表现懈怠，不积极主动支持和配合临床一线工作，有时甚至故意磨蹭、耽搁时间，导致医疗护理工作不能及时开展，从而影响护士与后勤人员的关系沟通。

三、与医技人员、后勤人员沟通的策略

护士与医技人员、后勤人员虽然分工不同、职责不同，但都有着共同的目标，所以工作中没有高低贵贱或孰轻孰重之分，工作过程中应相互理解，相互支持、配合。有矛盾可以通过及时、有效的沟通进行解决，这需要双方的一起努力。护士某些时候还发挥着主导作用，所以首先护士应采取积极主动的态度，努力促进双方关系和谐融洽。

（一）彼此理解与尊重

在医院工作中，护士与医技人员、后勤人员都为患者的健康服务，都应得到别人的尊重和理解。在交往过程中，护士首先应尊重、理解其他医疗辅助岗位人员，注意提高自身修养，以礼待人，通过多种渠道、多种方式与医技人员、后勤人员进行沟通。如果在交往中出现问题，绝不能相互推卸责任，护士首先应客观分析问题，做自我检查和批评，如果因自身的工作疏忽，给对方造成不便或麻烦应主动承担责任，向对方致以真诚的歉意，并及时补救、注意改正。如果是因为对方的失误造成一时的工作被动，也不要埋怨指责，而应采取对方能接受的方式提出合理的意见和建议，并主动帮助对方做好善后工作，将失误的不良影响降低到最低。这样既可以化解双方的矛盾，保持和谐的人际关系，又能保证医疗护理工作的顺利开展。

（二）相互支持与配合

在临床工作过程中，诊疗护理工作的顺利开展离不开任何一个部门的正常运作、相互协调。任何一部分的失调都会影响到医院这个有机整体正常有序的运作。护理工作的顺利开展，需要医技人员、后勤人员的有力支持与紧密配合，护士只有与医技人员、后勤人员等进行有效的沟通与协调，才能最大限度地发挥自己的角色功能，提高护理服务质量。在工作过程中，护士不仅要考虑自身遇到的困难，也应设身处地为其他工作人员着想。当其他工作人员的工作安排有困难时，在不影响患者诊疗的前提下，可主动调整工作方案，尽可能为对方提供工作便利。在与检验人员配合时，采集标本

前先要了解该项检验的目的、方法和要求，尽力按要求采集标本，并及时送检；在与影像检查人员配合时，应按要求充分准备，并按预约时间，及时将检查者和所需物品送至检查场所。若因客观原因无法达到要求，也应及时与相关人员沟通，说明理由并及时采取补救措施。当护士的工作需要后勤人员配合时，应诚恳地提出请求，尊重并理解、体谅后勤人员的辛劳。在医院工作中，只有所有人员相互支持，紧密配合，才能建立融洽和谐的人际氛围，共同为患者提供优质服务。

完成任务过程

根据案例特征，需要护士应用恰当的沟通技巧与后勤人员进行沟通。护士与后勤人员沟通策略应用情境如表 2-8 所示。

表 2-8　护士与后勤人员沟通策略应用情境

任务过程	任务情境		要点说明
	角色	沟通行为	
开始交谈	护士	面带微笑，热情有礼地说："哦！李师傅，您来了。10 床至 20 床的呼叫器坏了，等您很久了！"	尊重后勤人员、态度友好地与后勤人员打招呼；主动告诉对方需要完成的任务
	后勤人员	"真对不起，我刚从检验科赶过来，那边很久才修好，所以来晚了。不好意思，影响你们工作了。"	后勤人员主动致歉；尊重护士的工作；主动解释来迟的原因
正式交谈	护士	"您辛苦了！谢谢您能尽快赶来。患者和家属都有些意见了，一会儿您能和我一块儿跟他们解释一下吗？我想解释清楚了，他们会理解的。"	护士体谅后勤人员的辛苦，礼貌地请求后勤人员的协助
	后勤人员	"当然可以，那我们快走吧！"说完和护士一起去病房	后勤人员主动配合护士
结束谈话	护士	微笑着说："李师傅，多亏您了，谢谢！"	致谢
	后勤人员	"别客气，应该的！"	告别

能力检测

一、名词解释

1. 医护关系
2. 护际关系
3. 医技人员

二、填空题

1. 传统的医护关系的模式是______型，现代的新型的医护关系模式是______型。

2. 建立良好医护关系的原则是________、________。

3. 护际关系沟通的主要策略是________、________。

4. 护士与医技、后勤人员的沟通的主要策略是________、________。

5. 心理方位包括________和________两种关系。

三、选择题

（一）A_1 型题

1. 影响医护关系的主要因素不包括（　　）。

A. 角色压力过重　　B. 角色心理差位　　C. 角色期望冲突

D. 角色理解欠缺　　E. 角色权利争议

（二）A_2 型题

2. 某住院患者，因夜间难以入睡要求其医生给其开安眠药，医生答应患者，但忘记开临时医嘱。第二天早晨，患者因晚上失眠而埋怨护士，护士为此对该医生表现出极大不满。导致医护关系冲突的原因是（　　）。

A. 角色权力争议　　B. 角色期望冲突　　C. 角色心理差位

D. 角色压力过重　　E. 角色理解欠缺

四、简答题

1. 简述影响医护关系的因素有哪些？

2. 护士对护士长的角色期望有哪些？

3. 护士长对护士的角色期望有哪些？

五、论述题

1. 请叙述护士如何促进医护关系和谐发展？

（张俊玲）

模块三

人际沟通中的礼仪应用

Renji goutong zhongde liyi yingyong

项目六　认识礼仪与护理礼仪

项目七　交往礼仪在职业生涯中的应用

项目八　仪表礼仪在职业生涯中的应用

项目六　认识礼仪与护理礼仪

案例引导

炎热的夏天，大学毕业生李某，拿着学校的优秀毕业生推荐表，来到一家大公司，还未来得及擦拭脸上的汗珠，便直接走进了业务部张经理的办公室，正在处理业务的张经理被吓了一跳。“对不起，这是我的推荐信，请您过目。”李某说。张经理停下手中的工作，接过推荐表，请李某坐下。递上一杯茶后，拿起推荐表仔细地看起来。李某看到张经理对他的资料感兴趣，如释重负，便往沙发上一靠，跷起了二郎腿，一边喝水一边悠闲地环视张经理的办公室。当张经理问他有哪些优点时，李某习惯性地用手搔了搔头皮（好多年了，别人一提问题，他就会不自觉地用手去搔头皮）。虽然李某讲得很详细，张经理还是半信半疑。谈到学习情况时，李某又搔了搔头皮，随便地说：“全班第一名，每年获得奖学金。”张经理托词离开了办公室，留下李某一个人。李某等了一会儿，感到无聊，便非常随便地拿起办公桌上的电话，同一个朋友闲谈起来。这时，门被推开，进来的不是张经理，而是办公室秘书。

案例分析

1. 案例特征

（1）“还未来得及擦拭脸上的汗珠，便直接走进了业务部张经理的办公室”，不符合礼仪特点的文明性。

（2）“往沙发上一靠，跷起了二郎腿，一边喝水一边悠闲地环视张经理的办公室”、“李某习惯性地用手搔了搔头皮”、“便非常随便地拿起办公桌上的电话，同一个朋友闲谈”等特征均显示李某的行为不符合礼仪原则的相互尊重原则。

（3）“张经理托词离开了办公室，留下李某一个人”，说明李某面临失去就业机会。

2. 需要解决的问题

（1）如何运用礼仪是每个人需要解决的问题。

（2）护生应不断提高自身的礼仪修养，用得体的礼仪来服务人生。

3. 需要完成的任务

任务一　认识礼仪

任务二　认识护理礼仪与修养

任务一 认识礼仪

学习任务 ……

任务目标

1. 认识礼仪的领域，能有效地运用礼仪。
2. 能学习与运用礼仪技巧，为服务对象提供良好护理服务。

学习目标

1. 简述礼仪的概念、内容及特点。
2. 掌握礼仪的基本原则。
3. 熟悉礼仪的意义。

教学活动方式

多媒体展示、讲授、角色扮演、小组讨论、考核等。

岗位专业基本知识

一、礼仪的概念、内容及特点

（一）礼仪的概念

礼仪是人们在长期社会生活交往中形成的、处理不同关系的一种手段，是为表达相互尊重、敬意而约定俗成的，即人们进行社会交往时应遵守的行为规范与准则。

（二）礼仪的内容

礼仪具体表现为礼貌、礼节、仪容、仪表、仪态、仪式等。其中，礼貌是礼仪的基础，礼节是礼仪的基本组成部分。

礼貌是指在人际交往中，通过言语、动作向交往对象表示谦虚和恭敬的品质和行为，如尊老爱幼、热情待客等。它侧重于表现人的品质与素养。文雅、谦恭和坦诚友善是礼貌最基本的要求，要做到这几点，就要言谈得体，举止适宜，遵循社会公认的行动规范。礼貌不同于法律的约束力，它依靠的是个人的道德修养、自省力和社会舆论的影响力。如在公共汽车上，给老人让座是应有的礼貌，男士给女士让座，女士无论坐不坐，都应当给让座的男士说声“谢谢”。在公共场合，礼貌不仅包含礼让，也包括不干扰别人，如公共场合不大声喧哗等。在现代社会中，礼貌是精神文明的组成部分，它可以增进人们的团结与合作。

礼节通常是指人们在社交场合，相互表示尊重、友好、问候、祝愿等惯用的形式，它实际上是礼貌的具体表现方式。如拜会、问访、挥手致意等。礼节在人际交往中也是不可缺少的形式，问候、致意、礼贺、慰问等都有相应的礼节。古语说："人尤礼不生"，说的就是只有彬彬有礼的人才能使人感到亲近，令人尊敬，反之则令人不悦和反感。

仪容与仪表均指人的外表，只不过仪容更侧重于姿容、外表，仪表更注重服饰、装扮和风度。仪容、仪表表现个人的精神风貌和文明程度，仪态主要指人的姿态，包括身体各部位，特别是头、眼、脸、手、臂、足等动作所表达的意思。

仪式则是一种正式的礼节形式，是指为表示礼貌和尊重，在较隆重的场合举行的、具有专门程序的、规范化的活动，如签字仪式、颁奖仪式、奠基仪式等。

（三）礼仪的特点

礼仪是人们在漫长的社会实践中逐步形成、演变和发展的。现代礼仪是在一番脱胎换骨之后形成的，它具有文明性、共同性、多样性、变化性、规范性和传承性等特征。

1. 文明性

礼仪是人类文明的结晶，是现代文明的重要组成部分。人类可以运用语言文字来表达文明、宣传文明、建设文明。文明体现的宗旨是尊重，并成为人们日常生活和工作中的行为规范。它包含个人的文明素养，例如：待人接物热情周到、彬彬有礼；人们彼此间互帮互助、彼此尊重、和睦相处；注重个人卫生，穿着适时得体，见人微笑、问候致意、礼貌交谈、文明用语等。总之，礼仪是人们内在文明与外在文明的综合体现。

2. 共同性

无论是交际礼仪、商务礼仪还是公关礼仪，都是人们在社会交往过程中形成并得到共同认可的行为规范。如今的世界可谓千姿百态，人们也分散居住于五大洲、四大洋的不同角落，但是，许多礼仪都是世界通用的。如问候、打招呼、礼貌用语、各种庆典仪式、签字仪式等仍具有共同性。这种共同性体现了人际关系中的共同需要，是人性对真、善、美的追求，是人类文明的重要组成部分。

3. 多样性

世界是丰富多彩的，其中礼仪五花八门、绚丽多姿。世界各地民俗礼仪千奇百怪，几乎没有人能说清楚世界上到底有多少种礼仪形式。从语言的表达礼仪到文字的使用礼仪；从举止礼仪到规范化礼仪；从服饰礼仪到仪表礼仪；从风俗礼仪到宗教礼仪等。礼仪在不同的国家、不同的场合表达方式也有所不同，如在人们常见的国际交往礼仪中，仅见面礼节就有握手礼、点头礼、亲吻礼、鞠躬礼、合十礼、拱手礼、脱帽礼、问候礼等。有些礼仪所表达的方式和内容在不同的两个国家或地区可能截然相反。

4. 变化性

礼仪并不存在固定不变的永恒模式，随着时间的推移，礼仪会发生巨大的变化。可以说，每一种礼仪都有其产生、形成、演变和发展的过程。礼仪在运用时也具有灵活性。一般来说，在非正式场合，有些礼仪可不必拘泥于约定俗成的规范，可增可减，随意性较大。但在正式场合，讲究礼仪规范是十分必要的。

5. 规范性

礼仪本质就是人们在交际场合待人接物时，必须遵守的行为规范。这种规范性不仅约束着人们在一切交际场合的言谈话语、行为举止，使之合符礼仪，而且也是人们在交际场合必须采用的一种"通用语言"，是衡量他人，判断自己是否自律、敬人的一种尺度。

6. 传承性

任何国家的礼仪都具有自己鲜明的民族特色。作为一种人类的文明积累，礼仪将人们在交际应酬之中的习惯和做法固定下来、流传下去，并逐渐形成自己的民族特色。任何国家的当代礼仪都是在本国古代礼仪的基础上继承、发展起来的。离开了对本国、本民族既往礼仪成果的传承、扬弃，就不可能形成当代礼仪。

二、礼仪的基本原则

（一）自信与微笑的原则

自信是意志和力量的体现，是交际者应具备的重要素质之一，也是保持标准化礼仪规范的前提。许多人在社交场合并不是不懂得礼仪规范，他们最大的心理障碍就是胆怯，主要表现为紧张害怕、手心出汗、表情呆滞、语无伦次、手脚不自觉地做"小动作"等，结果笨拙的言行带来无意的失礼。因此，在与人交往中，不要过多地考虑"别人会怎么看我"，而应当努力表现有礼有节、充满自信的自我。微笑能给人谦逊、真诚、友好的印象，微笑还可以给人力量，帮助交往的双方战胜自卑与胆怯。自信与微笑表现出一个人的文明修养程度，是社交所需要的，因此，保持自信与微笑才能保持良好的人际关系。

（二）谦虚与相互尊重的原则

人人都渴望被他人所重视，人人都有自尊心，因此，尊重他人，是人际交往礼仪中不可忽视的原则。在与人交往时，有的人趾高气扬、夸夸其谈，甚至以蔑视或污辱他人人格以求自尊。事实上，不尊重他人的人，是不会受到他人的尊重的。

（三）理解与宽容的原则

在公众场合以庄重的仪容、得体的举止、文明的行为出现，这不仅需要有美好的心灵、高尚的道德情操，友好待人，加强相互间的团结与合作，还需要坚持正确的为人处世原则，在社会交往中做到谦恭有礼、善解人意、体谅他人。人与人之间如果缺乏理解，就难以沟通感情。"人非圣贤，孰能无过？"应以宽容之心予以谅解。理解与宽容是通往彼此内心的桥梁。应当记住，共性寓于个性之中，人们应该维护和发展共性，以理解和宽容来增强人们之间的凝聚力。

（四）热情与关心的原则

热情的人使人觉得容易接触，愿意与之交往。在社交中，如果对事或对人保持热情，即给予关注、欣赏和赞扬，可以获得良好的人缘。有的人与人交往时，总给人以冷若冰霜的感觉，会被认为高傲或故意摆架子。不论什么原因，在交往中拒人于千里之外，对人对事冷漠置之都是失礼的。助人为乐是一种高尚的道德情操，主动、真诚地关心他人是建立良好人际关系的前提。在社交礼仪中，应该坚持关心原则。

（五）真诚守信的原则

在人际交往中，人们表现出良好的行为、姿态、仪容、仪表时，目的就是为了树立良好的个人形象，获得他人的赞许与承认，使他人能友好地与自己相处与合作。与人交往应从友善、平等的愿望出发，言行一致，只有真诚的人才能表现出对他人尊重和有礼，才能得到他人真正而长久的信任和尊重。在人际交往中，不守时、失约、言而无信等，都是无礼的行为。向他人承诺的事，必须力所能及，因为一旦答应，如果最终办不到，比不答应更失礼。

（六）遵守社会公德的原则

社会公德简称“公德”，是指社会公民为了维护整个社会生活的正常秩序而共同遵循的最简单、最基本的公共生活准则。人们都生活在一定的社会关系之中，如果没有一种共同的行为规则，社会就难以井然有序。社会公德，包括敬老、尊贤、爱幼、乐于助人、爱护公物、遵守公共秩序、维护正义等。遵守公德是文明公民应当具备的品质，也是一种礼貌的行为。

三、学习礼仪的意义

礼仪是人类社会文明发展的产物，是人们社会交际活动的共同准则。加强礼仪教育对于提高自身的修养和素质，促进社会主义精神文明建设，塑造良好社会形象，扩大社会交往，促进事业成功都具有十分重要的作用。学习礼仪意义重大，主要表现在以下几个方面。

（一）弘扬礼仪传统

古老文明的中华民族以聪颖和勤奋创造了人类历史上最灿烂的文化。几千年来，中华各族人民创造了一系列独具特色的礼节、仪式、风尚、习俗、节令、规章和典制等，并为广大人民所喜爱、所沿袭。这些礼仪习俗反映了我国民族的传统美德与优良品质，勾画了我国民族的历史风貌。如我国近代伟人周恩来总理被公认为世界最有风度的领导人和外交家之一，伟人的作风、态度、处事、举手投足都成为我们学习的典范。

（二）提高自身修养

在人际交往中，礼仪往往是衡量一个人文明程度的准绳。它不仅反映了一个人的交际技巧与应变能力，而且还反映了一个人的气质风度、阅历见识、道德情操和精神风貌，因此，在这个意义上，完全可以说礼仪即修养，而有道德才能高尚，有修养才能文明。这也就是说，通过一个人对礼仪运用的程度，可以察知其修养的高低、文明的程度和道德的水准。

（三）完善个人形象

个人形象是一个人仪容、举止、服饰、谈吐、修养的集合，而礼仪在上述诸方面都有详尽的规范，因此，学习礼仪、运用礼仪，不仅有益于人们更好、更规范地设计、维护个人形象，而且也利于人们更充分地展现个人的良好教养与优雅风度。

（四）改善人际关系

人们参加社交活动多为调节紧张的生活，通过社交活动建立友谊、交流感情、广结良友、增长见识、获取信息等。现代化的社会对人们的社交提出了新的要求，社会越发展，物质生活越丰富，人们社交的需要就越显示其价值，而处在社交活动中的每个人的仪表、仪态以及对礼仪知识的了解也显得尤为重要。一个人只要同其他人打交道，就不能不讲礼仪。运用礼仪最大的好处就在于，它能够帮助人们规范彼此的交际活动，更好地向交往对象表达自己的尊重、敬佩、友好与善意，增进了解与信任。

（五）塑造组织形象

良好的组织形象是任何组织都追求的目标，组织形象的塑造处处都需要礼仪。如你想和某一单位联系业务，当你拨打对方办公室电话时，无人接听或铃响五六声之后才有人接听，你会对该单位产生一种工作效率不高、制度不健全、员工素质差等印象。反之，当你一拨通电话，听到对方和蔼可亲的问候、得体的称谓、礼貌的语言、简洁干练的回答时，就会立即产生一种亲切之感。礼仪是塑造组织形象的基础，任何不讲究礼仪的组织，都不可能获得良好的社会形象。

（六）建设精神文明

世界各民族都十分注重交往中的礼节、礼貌，将其视为体现一个国家和民族文明程度的重要标志。在社会主义精神文明建设中，讲究礼节礼仪、注重礼貌是最基本的要求。随着社会主义精神文明建设的广泛开展，各行各业对职业修养与礼仪规范的要求越来越高，医疗卫生行业是社会主义精神文明建设的窗口行业，护理人员在工作中表现出良好的精神风貌，不仅能影响患者的精神状态，也能使患者和家属从中受到感动和鼓舞，从而推动整个社会精神文明的建设。

能力检测

一、填空题

1. ________是礼仪的基础，________是礼仪的基本组成部分。

2. 在现代社会中，礼貌是________组成部分，它可以增进人们的________与合作。

3. 礼仪具有________、________、多样性、________、规范性和________等特征。

二、选择题

A_1 型题

1. 在人际交往中，不守时、失约、言而无信等，都是无礼的行为，违反了（　）。

A. 谦虚与相互尊重的原则　　B. 理解与宽容的原则

C. 热情与关心的原则　　D. 真诚守信的原则

E. 遵守社会公德的原则

2. 敬老、尊贤、爱幼、乐于助人、爱护公物、遵守公共秩序、维护正义等行为，是符合（　）。

A. 谦虚与相互尊重的原则　　B. 理解与宽容的原则

C. 热情与关心的原则　　D. 真诚守信的原则

E. 遵守社会公德的原则

3. 常见的国际交往礼仪中，仅见面礼节就有握手礼、点头礼、亲吻礼、鞠躬礼、合十礼、拱手礼、脱帽礼、问候礼等，说明礼仪具有（　）。

A. 文明性　B. 共同性　C. 多样性　D. 变化性　E. 传承性

4. 待人接物热情周到、彬彬有礼，说明礼仪具有（　）。

A. 文明性　B. 共同性　C. 多样性　D. 变化性　E. 传承性

三、论述题

1. 论述学习礼仪的意义。

（温倩·纳斯尔）

任务二　认识护理礼仪与修养

学习任务

任务目标

1. 在护患交往中，能有效地运用护理礼仪，为服务对象提供良好的护理服务。

2. 不断丰富科学文化知识和掌握娴熟的专业实践技能，提高自身的素质修养。

学习目标

1. 简述护理礼仪的概念、内容及特征。

2. 掌握护理礼仪的修养。

教学活动方式

多媒体展示、讲授、小组讨论、考核等。

岗位专业基本知识

一、护理礼仪的概念、内容及特征

（一）护理礼仪的概念

护理礼仪是护理人员在社会生活中，尤其是在护理过程中为塑造个人、单位形象而应当遵循尊重他人、注重仪表等方面的规范、准则，是一般礼仪在护理工作中的运用和体现，包括言谈合情合理、举止得体大方、按约定俗成的规矩办事，特别是用患者容易接受的方式与他们交往等内容。

（二）护理礼仪的内容

护理礼仪属于职业礼仪的范畴，是护理人员在工作岗位上应当遵守的行为规范，包括仪表、服饰、举止、谈吐等方面的具体要求。护理礼仪主要包括以下方面的内容。

1. 护理仪表和风度礼仪

仪表和风度是以语言举止、风度为表征，在社会交往中体现出个人的德、才、体、貌等各种素质的综合表现或独特风貌，是内在美和外表美的和谐统一。患者入院后，首先注意的就是护理人员的仪表和风度，它影响着护患关系的发展方向。因此护理人员应努力在与患者初次见面时给患者留下美好的第一印象，这是建立良好护患关系的基础。

2. 护理服饰礼仪

着装能体现一个人的文化修养和审美情趣，是一个人的身份、气质、内在素质的反映。从某种意义上来说，服饰是一门艺术，服饰所能传达的情感与意蕴，甚至是不能用语言替代的。护理人员在工作场合穿着得体、适度和规范(图 3-1)，一方面能表现出护理人员严谨的工作态度，另一方面，也向患者表达了一种礼貌和尊重，有利于护患关系的和谐发展。

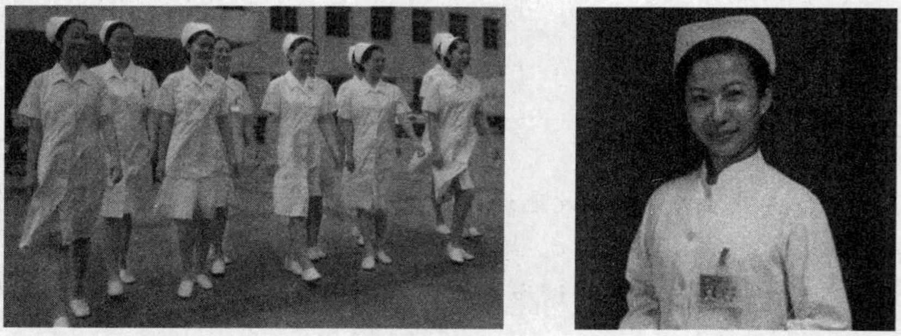

(a)　　　　(b)

图 3-1　护士得体、适度和规范的着装

3. 护理举止礼仪

举止是一种无声的“语言”，它真实地反映了一个人的素质、受教育水平及能够被人信任的程度。它在护患关系的发展中也起着非常重要的作用。一个训练有素的护理人员应具有优美的站姿、端庄的坐姿、优雅的步态、恰当的手势、丰富的表情，这不仅展现了其良好的个人素质，更充分体现了护理职业的独特魅力，给人们留下温和、善良、仁爱的“白衣天使”形象。

4. 护理语言礼仪

语言是人们交流思想、沟通感情、建立联系、消除隔阂、协调关系、促进合作的重要渠道，也是个人知识、阅历、才智、修养和应变能力的综合体现。在护理工作中，护理人员除了通过语言向患者传递尊重、友善、平等等信息外，更需要通过语言获得患者病情的相关资料，以便提供更全面的护理。因此，语言礼仪是护理人员必须掌握的、最基本的工作技巧。

知识链接

常见礼仪用语

初次见面说“久仰”，好久未见说“久违”。
请人批评说“指教”，求人原谅用“包涵”。
求人帮忙说“劳驾”，请人方便用“借光”。
麻烦别人说“打扰”，向人祝贺道“恭喜”。
求人解答用“请问”，请人指点用“赐教”。

看望别人用“拜访”，宾客来访用“光临”。
陪伴朋友用“奉陪”，中途先走用“失陪”。
等候客人用“恭候”，请人勿送用“留步”。
归还原物用“奉还”，老人年龄称“高寿”。
自己作品送人看，常用“斧正”和“雅正”。

5. 护理公务礼仪

护理公务礼仪是护理人员在处理公事、会议及迎送等公务活动中应遵循的礼仪规范。公务礼仪不仅关系到护理人员本人的形象，更影响其所代表的医院形象。因此，护理人员要本着“内强素质、外塑形象”的宗旨，努力创造文明的工作环境，营造和谐、恬静的氛围，促进各项工作的开展。

6. 护理社交礼仪

护理社交礼仪是护理人员在社会活动中与人交往时应遵循的礼仪规范。护理人员应严格遵守礼仪的基本要求，使言行举止合乎人情事理，合乎礼节的要求。这样不但可使护理人员得到社会广泛的欢迎和尊重，更可使护理工作得到更多的理解和支持。

7. 护理涉外礼仪

护理涉外礼仪是护理人员在国际交往中应遵循的礼仪规范。由于对外开放的不断扩大，护理人员的国际交流和合作的机会越来越多，学好护理涉外礼仪有助于增进世界各国护理人员之间的相互了解，加强友好情谊，促进护理事业的发展。

（三）护理礼仪的特征

礼仪主要起规范作用，规范应有标准和尺度，因此在运用护理礼仪时需要遵循一定的原则。概括地说，护理礼仪原则性特征就是护理人员在人际交往、护患往来中所依据的标准与规则。

1. 自尊和尊敬他人

自尊是护理人员对自身的一种态度，它是自我意识的一种表现形式，表现为能够尊重自己，保持自己的人格和尊严。尊敬是护理人员对患者或其他人的一种态度，这种态度要求护理人员承认和重视每个患者的人格、感情、爱好、习惯及应享受的权利和利益。一个懂得尊敬患者的护理人员，也必然是一个懂得自尊的护理人员。既不奉承抬高患者，也不故意贬低自己；既不会对患者傲慢、歧视，也不会对自己求全责备。只有这样才能保持和谐的护患关系，才能保证护理工作的顺利开展。

2. 真诚性

在护患交往中，护理人员遵循护理礼仪应当建立在真诚的基础上，“存乎心，发乎言”。如果礼仪变成了一种假面具，用虚伪的客套话来敷衍患者，表面上口吐莲花，实际上冷若冰霜，就不能赢得患者的信赖，反而会引起患者厌恶，造成对患者的伤害。

3. 宽容性

宽容是护理人员一种质朴的情感，孕育着理性的认识。它既是文明护理的表现，又是护理人员对患者的真情流露。当人患病后，可能引发一系列生理、心理上的变化，从而导致性格改变，行为反常，暴躁易怒，精神病患者尤为突出。护理人员对患者的宽容，不是一般意义上所谓的“宽以待人、严于律己”，而是能体察患者的痛苦心态，理解患者的偏激情绪，宽容患者的不当行为，应耐心宽容、周全护理。

4. 平等礼遇

护理人员在实际工作中，每天要接触许多不同行业、不同文化层次、不同年龄、不同性格、不同职务的患者。疾病的折磨和对健康的追求，使患者对护理人员产生了信任和依赖，护理人员的任何言行可能会给就诊者产生深刻的印象，留下难忘的记忆，甚至影响、渗透到其职业态度乃至整个社会生活。这就要求护理人员对患者一视同仁，予以同等程度的礼遇，不能以财富的多少、关系的近远而厚此薄彼。虽然在护理过程中会由于各种因素而进行适当变化、调整，但患者人格平等的原则不允许改变。

二、护理礼仪修养

护理礼仪修养是指护理人员为了保障医疗和护理安全，保证护理质量，按照一定护理礼仪规范要求，在长期护理实践中形成的良好而稳定的心理特征和个性品质，是护理人员综合素质的外在表现。护理礼仪修养的最终目的是通过教育、改造和锻炼，全面提升护理人员的综合素质，提高护理质量。良好的护理礼仪能使护理人员在护理实践中树立自信心、自尊心和责任心；优雅的仪表、端正的仪态、亲切的语言能使患者在心理上感到平衡和稳定，护患关系融洽能有效地消除患者由于陌生环境带来的紧张、焦虑心理，有利于医疗护理质量的提高。

（一）护理礼仪修养的重要性

护理礼仪属职业礼仪范畴，是护理人员在医疗护理和健康服务过程中形成的、被大家公认和自觉遵守的行为规范和准则。它既是护理工作者内在修养和素质的外在表现，也是护理人员职业道德的具体体现。学习礼仪实际上就是培养人们良好的职业修养。对于护理人员来说，学习、运用礼仪还有着更为重要的意义：①有助于提高护理人员的自身素质；②有助于规范护理人员行为，树立良好的护理人员形象；③有助于促进护理人员的人际交往，改善护患关系，提高护理质量；④有助于净化社会风气，推进社会主义精神文明建设。

（二）护理人员的礼仪修养

良好的礼仪修养不是先天具备的，而是后天养成的。护理人员良好礼仪修养的养成需要长期的知识积累和情操陶冶。有德才会有礼，无德必定无礼，修礼必先修德。大力加强道德修养对于提高护理人员礼仪修养水平是十分重要的。良好的礼仪修养对于树立医疗卫生服务行业行风有重要作用。

知识链接

护士的工作对象不是冰冷的石头、木头和纸片，而是有热血和生命的人类。护理工作是精细艺术中最精细者。其中一个原因就是护士必须具有一颗同情心和一双愿意工作的手。

——南丁格尔

1. 加强个性修养

个性反映了一个人的涵养，礼仪修养必须建立在健康、良好的个性基础上。个性主要包括个人的气质、性格和能力。

(1) 气质　气质是一个人真正魅力所在。形体美融于气质美之中，一个人的气质美总会在其言谈举止、待人接物中表现出来。这种美是自然流露，而不是刻意生硬的模仿。没有美好的形体，就难以称为良好的气质；没有良好的气质，礼仪也就无从谈起。因此，加强礼仪修养必须从培养良好的气质做起。

(2) 性格　健全的性格是完美个性形成的基础。在待人接物时要做到大方得体，礼让有加，必须要有健全的性格。健全性格的特征是：开朗、耐心、宽容；沉着、勇敢、坚毅；富有幽默感。

(3) 能力　交往成功与否，能力是关键。在交往过程中发生意想不到的事情时，要做到不失礼，就需要有较强的应变能力。讲究礼仪，就必须能够有效地调整和控制自己的情绪，具有较好的自控能力；注重礼仪，就应注意多用敬语，委婉地表达自己的观点，做到忠言也能"顺耳"，要做到这些就必须具有较好的表达能力与协调能力。

2. 提高心理素质

人们应具有良好的心理素质和积极的心态才能更好地运用礼仪。没有健康积极的心态，就很难在待人接物时，表现出主动、热情，也不可能做到彬彬有礼、自尊自信。护理人员要想帮助患者在心理上战胜疾病，自身没有良好的心理素质和健康的心理状态，就不可能实现"促进患者身体和心理达到最佳康复"这一护理目标。

3. 丰富科学文化知识

注重礼仪，还应当广泛涉猎科学文化知识。在人际交往中，具有较高文化修养的人，往往容易得到别人的尊重、信任与欢迎。要做到博学多才，就要不断充实自己，这既是加强自身修养的需要，也是人际交往的要求。使自己真正做到知礼、守礼、行礼，考虑问题周到，分析问题清晰，处理问题妥当。

能力检测

一、名词解释

1. 护理礼仪

二、填空题

1. 护理仪表和________在社会交往中体现一个人的德、才、体、貌等各种素质的综合表现或________，是内在美和外表美的________。

2. 护理礼仪具有自尊和________、________、________和平等礼遇等原则性特征。

3. 加强个性修养包括________,________,________等方面的修养。

三、选择题

A_1 型题

1. 加强礼仪修养必须从培养良好的(　　)做起。

A. 个性修养　　B. 心理素质　　C. 文化知识

D. 气质修养　　E. 性格修养

2. 在与人交往发生意想不到的事情时,要做到不失礼,就需要有(　　)。

A. 气质　　B. 性格　　C. 优美仪表

D. 博学多才　　E. 应变能力

3. "开朗、耐心、宽容,沉着、勇敢、坚毅,富有幽默感",是个性修养的(　　)体现。

A. 气质　　B. 性格　　C. 能力　　D. 责任　　E. 完美

4. "彬彬有礼、自尊自信"能体现一个人的(　　)。

A. 心理素质　　B. 性格　　C. 能力

D. 文化知识　　E. 气质

四、简答题

1. 护理人员礼仪修养的意义是什么?

2. 护理人员的礼仪修养要从哪几个方面进行?

(温倩·纳斯尔)

项目七 交往礼仪在职业生涯中的应用

案例引导

一位教师带领学生前往一个大医院应聘，院长是该教师的大学同学。一位护士为每位学生倒水，其间有位女生表示自己只喝红茶。学生们在有空调的大会议室里坐着，大多坦然接受服务，没有半分客气。院长办完事情回来后，不断向学生表示歉意，竟然没有人应声。当工作人员送来笔记本，院长亲自双手递送时，学生们大都伸着手随意接过，没有起身也没有致谢。从头到尾只有一个同学起身双手接过工作人员递过来的茶和院长递来的笔记本，对院长客气地说了声："谢谢，您辛苦了！"

最后，只有这位同学收到了这家医院的录用通知书。有同学很疑惑甚至不服："他的成绩并没有我好，凭什么让他去，而不让我去？"教师叹气说："我给你们创造了机会，是你们自己失去了啊！"

案例分析

1. 案例特征

(1)"院长办完事情回来后，不断向学生表示歉意"是用"礼貌语"来发出了交往礼仪信息。学生中"竟然没有人应声"充分显示学生整体素养偏低。

(2)"一位护士为每位学生倒水，席间有位女生表示自己只喝红茶"，向护士发出餐饮礼仪禁忌信息，说明学生缺乏公共场所礼仪的基本常识。

(3)"院长亲自双手递送时，学生们大都伸着手随意接过，没有起身也没有致谢。"是院长用动作发出的行动礼仪信息，而学生缺乏交往基本礼仪。

2. 需要解决的问题

(1) 请结合案例分析这些学生失去机会的原因。

(2) 这些学生的涵养亟待提高。

(3) 怎么理解"他的成绩并没有我好，凭什么让他去，而不让我去？"教师叹气说："我给你们创造了机会，是你们自己失去了啊！"

3. 需要完成的任务

任务一　学会日常交往礼仪

任务二　学会公共场所礼仪

任务一 学会日常交往礼仪

学习任务

任务目标

1. 认识交往礼仪的领域，能有效地运用交往礼仪。
2. 能学习与运用交往礼仪技巧，为服务对象提供良好护理服务。

学习目标

1. 简述各种社交礼仪的概念、内容及特点。
2. 掌握社交礼仪的禁忌。
3. 了解礼仪的意义。

教学活动方式

多媒体展示、角色扮演、模拟情境、小组讨论、实训、考核等。

岗位专业基本知识

一、称谓礼仪

称谓是指人们在日常交往中彼此间的称呼语。如何称呼对方，直接关系到双方之间的尊重与否及个人修养等。一个得体的称谓会让彼此沟通更顺畅，为以后的交往打下良好的基础，而不恰当或错误的称谓，可能会使对方心里不悦，从而影响到彼此间的关系乃至交际的结果。称谓礼仪同样也是护理礼仪非常重要的一部分，患者住院的时间虽然短暂，但由于转换了角色，护理人员的恰当称呼，会使患者心理上得到安慰与满足。

（一）称谓礼仪的内容

人际交往，礼貌当先；与人交谈，称谓当先。作为护理人员，正确地掌握和运用称谓是护患交往中不可缺少的因素。在我国，惯用的称谓主要有敬称、谦称和通称等内容（表 3-1）。

表 3-1 常见的称谓礼仪用语

敬称	晚辈对长辈的称呼	您，您老，您老人家，王老
	同辈的称呼	哥，姐，嫂
	对方单位称呼	贵厂，贵院，贵乡
	来客称呼	贵宾，贵客

续表

谦称	谦称自己	鄙人，在下
	谦称自己的见解	愚见
	谦称亲属	家父，愚兄，小儿
通称	国际通用的称呼	先生，夫人，太太，女士，小姐

（二）称谓礼仪的要求

在社会交往中正确使用称谓非常重要，切不可掉以轻心，有些称谓在特定的场合使用可能是亲切、自然的，但在其他一些场合则认为是无礼或是令人厌烦的，如在医院里随意叫他人小名、绰号、雅号都会令人不快。此外，一些如“乡巴佬”、“土包子”、“东北佬”、“邮差”等贬称和蔑称都容易伤害患者，应绝对禁止。

二、介绍礼仪

所谓介绍就是自己主动沟通或是通过第三人从中沟通，使双方建立关系的社交形式。它是社交中最常见也是最重要的礼节之一。介绍在人与人之间起到了桥梁与沟通的作用，几句得体的介绍能为彼此的深入交往奠定基础。

（一）介绍的形式及内容

在现实生活当中，介绍的形式非常多，一般有以下几种分法：正式介绍和非正式介绍；自我介绍和他人介绍；集体介绍和个别介绍；要点介绍和一般介绍。这里只谈谈自我介绍和他人介绍。

1. 自我介绍

自我介绍就是在必要的场合，自行担任介绍的主角，将自己介绍给其他人，使对方认识、了解自己。自我介绍实际上就是一种自我推荐。人与人之间的相识交往，多是以自我介绍为起点。良好的自我介绍可以使社交活动更顺利。

自我介绍的内容很多，一般说来有姓名、籍贯、年龄、职业、工作单位、毕业学校、工作经历、特长爱好等。自我介绍的篇幅可根据实际情况或长或短，例如，护理人员在医院导诊、在护理站迎接患者、到外单位联系工作、演讲或会议发言之前及在朋友家聚会待客都应有所区别。如在护理站，当患者来了之后，护理人员应赶紧起身迎上去并进行自我介绍：“您好，我叫付×，是内科护士，需要帮助的话，我会尽快赶到。”表情要坦然、亲切，眼睛要看着对方，不能不知所措、面红耳赤，更不能表现出一种随随便便、满不在乎的样子。

2. 他人介绍

他人介绍是指通过第三人为互不认识的双方引见、介绍的一种形式。通常为他人作介绍的第三人为介绍者，而所介绍的双方是被介绍者。在为他人作介绍时，介绍者对介绍的内容应当恰当谨慎。

（1）正规的介绍　通常是在正式、郑重的场合中进行的介绍，内容多是双方的姓名、单位、职务等。如“我来给两位介绍一下。这位是某医院的内科主任肖×医生，这位是内科的护士长汪×女士。”

(2) 一般性介绍　通常是在较一般的非正式的社交场合中所作的介绍，内容往往相对简单，只有双方的姓名一项，甚至可以只提到双方的姓氏为止。接下来，则需被介绍者见机行事，例如："我来介绍一下，这位是小章，这位是老黄，你们互相认识一下吧。"

(3) 有重点的介绍　通常是在比较正规的场合，介绍者有备而来，有意将某人推荐给某人，在内容方面除了被介绍者的姓名之外，往往还会强调被介绍者的优点。例如："这位是王×护士，这位是 A 公司的董事长李×先生。王护士毕业于上海医科大学护理系，是我科护理技术骨干，现在是您的责任护士。"

(二) 介绍的要求及注意事项

(1) 介绍时要注意称呼。在社交场合，对男性成年人尊称"先生"，对已婚女性尊称"夫人"，"女士"是对一般女性的尊称，"小姐"是对未婚女子的尊称，不可混淆。若有职称或领导职务，则称呼职称或者领导职务更显尊敬。如果在非正式场合，或者大家都是年轻人，则可以不那么拘泥。

(2) 在具体介绍时，护理人员应该有礼貌地平举右手示意，要自然、诚挚、亲切，而且眼神要随手势投向被介绍的对象，而不应该用手指指画画，或显得不耐烦、不庄重、过分随便的样子，否则是对被介绍者的失礼。介绍前介绍者应该了解被介绍双方的姓名和工作单位等详细情况。作介绍时身体上身略向前倾，而臀部朝下。

(3) 护理人员在作介绍时话音要清晰，语言要得体。只有话语清晰自然，语言文雅得体，符合礼节，才能让对方听清听懂。

三、见面礼仪

见面是交往的开始，是了解和沟通的前提。在社交活动中，我们需要与公众见面，需要接待八方来客，见面的礼节直接影响着交往活动的效果。见面礼仪的基本形式有握手、致意及其他见面礼仪等。

(一) 握手

握手是人们在社交场合中最常见的一种礼仪，是沟通思想、交流感情、增进友谊的重要形式。人们在日常交往过程中，除了见面和告别相互握手外，别人帮助自己之后往往也要握手表示谢意，别人取得成就时，我们向对方表示祝贺也要握手。握手也要合乎一定的礼仪规范。

1. 握手的顺序

握手应根据双方的年龄、社会地位、身份、性别及有关条件确定先后顺序。一般应由主人与尊者先行，即由主人、上级、长辈和女士先伸手，客人、下属、晚辈和男士一般应先问候，待对方伸出手后，再伸手与之相握，所以，当见到主人、长辈、上级、女士时，不宜贸然伸手。若一个人与很多人握手，最有礼貌的顺序是：先长者，后晚辈；先上级，后下级；先主人，后客人；先女士，后男士。

2. 握手的礼仪

握手时，双方相距约 1 m，上身稍向前倾，头要微低，伸出右手，四指并拢，拇指张开，两人的手掌相握，并轻轻摇动，一般在 3 秒左右。男士与女士握手，一般只轻握女士的手指部位。握手时，双方应正视对方，面带笑容，并以简要的言语向对方致意（图 3-2）。除了年老体弱者或残障者外，一般不能坐着握手。

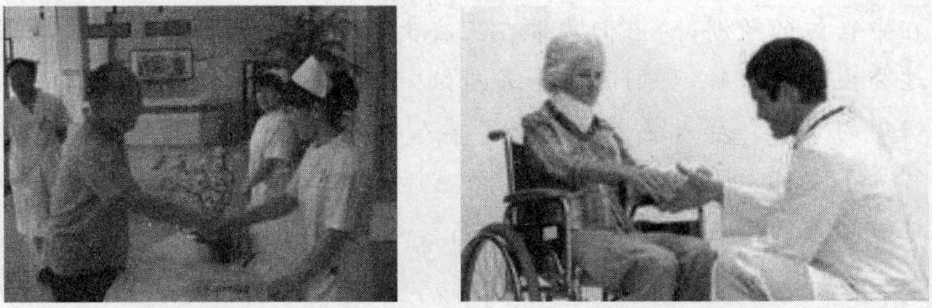

(a)　　(b)

图 3-2　握手

知识链接

握手礼仪的由来

握手最早出现在人类处于"刀耕火种"的年代。在狩猎和战争中，那时的人们手上经常拿着石块或棍棒等武器。他们遇见陌生人时，如果大家都无恶意，就要放下手中的东西，并伸出手掌，让对方抚摸手掌心，表示手中没有藏着什么武器。这种习惯逐渐演变成在分别、会晤或有所嘱托时，用握手以示亲近。如今，握手礼仪非常普及，表示的是对别人的友好与接纳。

3. 握手的禁忌

(1) 不要用左手与他人握手，即使是左撇子也要伸右手去握。

(2) 不要戴手套握手。如原先戴着手套，应尽快摘下手套，再与人握手。如确有不便（如残障），要向他人说明情况，请求对方原谅。按照惯例，身穿军服的男士可以先敬礼，然后戴着手套和女士握手。在社交场合，女士可戴着薄纱手套与他人握手。

(3) 不允许交叉握手，当两人正握手时，别人不能跑上去与正在握手的人握手。

(4) 与女士握手，不宜握得太紧或太久。

(5) 握手时不能精神分散，不能目光游移，不能左顾右盼，不能心不在焉。

(6) 与他人握手时应保证手的干净整洁及未患有任何传染性疾病。如因劳动而使手不清洁时，应说明原委，取得他人谅解。

(7) 不要在与他人握手后，用手帕擦手。

(8) 不要拒绝与他人握手。

（二）致意

致意是人际交往中使用频率较高的一种礼节。它对于人际情感的沟通、人际关系的协调有很大的作用。从礼源上看，挥手致意与军人举手敬礼的动作同出一源。

知识链接

致意的由来

在中世纪的欧洲，骑士们常常在王公大臣、公主、贵妇面前比武扬威，高唱赞歌经过公主的坐席时，要同时举手齐眉做“遮住阳光”的动作，意思是把公主比作光芒四射的太阳。后来这个动作成了军人接受检阅、遇见长官时的礼节。如今，政府官员下飞机、出席典礼时的挥手致意，人们在见面送别时的举手、挥帽等动作也是这种动作的变体。

1. 举手致意

举手致意多用于向他人表示问候、致敬、感谢之意。既可悄然无声地进行，也可以伴之相关的言词。当人们忙于工作，而又看见相熟的人且无暇分身时，向其举手致意，可立即消除对方的被冷落感。

2. 点头致意

点头致意是适用于不便于与对方交谈的场合的见面礼节。如在会场上或在与别人谈话时遇见熟人，与相识者在同一地点多次见面，或仅有一面之交的朋友在社交场合相见，只需点头致意，打个招呼即可。在迎送客人或其他没有必要正式鞠躬行礼，却又需要向对方示意的场合，可以采用点头致意。

3. 欠身致意

欠身致意一般用于坐着时与客人打招呼，只需将上身微微向前躬，不必完全站起。如在饭店的前厅设有大堂经理或副经理台，当他们看到熟人时，可用欠身致意的方式打招呼。有客人到办公室来访时，也可用欠身致意的方式，表示对客人的欢迎和尊重。

（三）其他见面礼仪

1. 鞠躬礼

鞠躬即弯身行礼，是我国的一种传统礼仪，它用来表示对别人的恭敬（图 3-3）。鞠躬礼除了用于向客人表示欢迎、问候，还用于下级向上级、学生向老师、晚辈向长辈表达由衷的敬意，有时也用于向他人表示深深的感激之情。在谢幕、讲演、领奖、举行婚礼和悼念活动等场合都行鞠躬礼。

在我国鞠躬礼一般分为两种。一种是三鞠躬，鞠躬前，应脱帽，身体立正，目光平视。鞠躬时，身体上部向前弯约 90°，然后恢复原状，这样连续三次。三鞠躬适用于传统婚礼、悼念活动。另一种是一鞠躬，几乎适用于一切社交场合。行礼时，身体上部向前倾斜约 15°，随即恢复原态，只做一次，受礼者立即还礼，但长辈对晚辈、上级对下级不用鞠躬，欠身点头还礼即可。

2. 吻手礼

吻手作为一种西方礼俗起源于古罗马，吻手礼是流行于欧美上流社会异性之间的一种高层次的礼仪，近年来在我国都市的年轻人中也偶有所见。行吻手礼时，男、女双

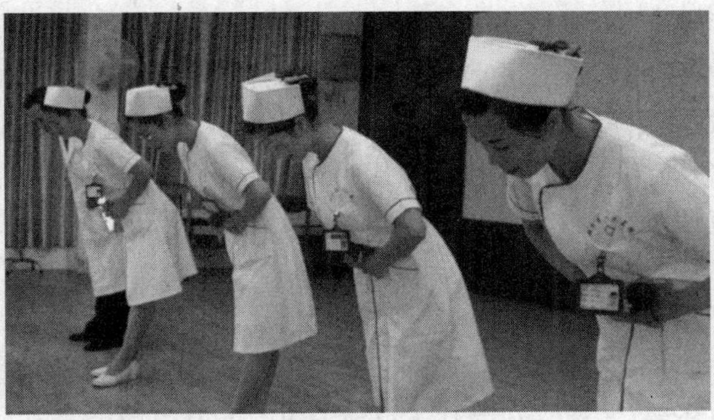

图 3-3　鞠躬礼

方相距约 80 cm,双方须注视对方。女性先将手轻轻向左前方抬起约 60°,做下垂姿势,男性轻轻将其提起,略俯身,低头,在对方手背上轻吻一下,再将手缓缓松开,礼毕。行吻手礼时,男性一定要稳重、自然、轻松,动作不能粗俗,姿势不可过分夸张。

知识链接

据说罗马帝国的战士在出征期间,对留在家里的妻子会严加约束,包括禁止饮酒。有的战士突然回家,第一件事就是要凑到妻子嘴边闻一闻,检查她是否喝了酒。后来,这个动作逐渐成了夫妻间的见面礼节。关于接吻的历史缘由的另一种解释起源于婴儿与母亲的碰嘴的情感交流方式,还有人猜测它源于人类互舔对方的脸来吸取盐分的习惯。需要说明的是,即使在西方,长辈吻晚辈,同性或异性朋友之间的亲吻,也只限于吻面颊、额头或手背。

四、通信礼仪

人们的交往离不开通信工具,在所有电子通信手段中,电话出现得最早,也是应用最广泛的。因此,电话礼仪是当代人要掌握的重点礼仪。

(一) 电话礼仪

电话在现代社会不仅仅是一种传递信息、获取信息、保持联络的平常工具,而且还可为通话者所在的单位及通话者本人绘制一副“电话形象”。所谓电话形象,即人们在通话的整个过程中的语言、声调、内容、态度、时间等的集合。“电话形象”在现代社会生活中无处不在,它能真实地体现出个人的素质、待人接物的态度以及通话人所在单位的整体水平。因此,在使用电话时务必自觉地维护自己的电话形象。

(二) 传统书信礼仪

书信是一种向特定对象传递信息、交流思想的应用文书。学习中国传统书信礼仪,可以使我们在不能见面的时候,从字里行间体现出揖让进退。掌握基本的书信礼仪不仅有助于提高个人的文化礼仪素养,而且还有助于增进交流。

（三）短信礼仪

人与人之间交往的方式除了直接见面、电话、电子邮件、传真、书信交往外，短信交往也日趋增多。在使用短信交往的过程中，必须遵守一定的礼仪规范：发短信一定要署名；收到短信应及时答复；必要时短信预约；及时删除不必要的短信；发短信要注意时间；恰当使用短信语言。

五、馈赠礼仪

馈赠，即赠送，为了向他人表达某种意愿，而无偿地将某件物品送给对方。中华民族自古就有“礼尚往来”之说。在当代人际交往中，正当的馈赠是礼仪的体现，是感情的物化。礼品是人们往来的有效媒介之一，像桥梁和纽带一样直接传递着情感和信息，深深地寄托着人们的情意，无言地表达着人与人之间的真诚友情。

（一）馈赠要求

1. 预先了解受礼者

无论是以医院的名义或者护理人员个人的名义馈赠物品，都应当事先对受礼者的身份、年龄、性格、兴趣及习惯爱好等方面有所了解，并予以分析研究，选择那些能够使受礼者产生良好感知及心理反应的礼品，从而达到赠送者的主观意图。同样的一份礼品，赠予不同的受礼者所产生的效应是有差异的。如果把一套装帧精美、印刷漂亮的中国古代书法集赠予从事教育工作或文化研究方向的学者，他一定会满意欣喜，并为礼品选择得如此周到恰当而对赠送者平添几分好感和敬意。如果将这套书法集赠予文化水平较低的对象，则其可能会不以为然，感悟不出礼品的丰富内涵，甚至还会怀疑赠送者是否在奚落嘲讽自己，进而产生排斥和拒绝的负面效应。

2. 明确馈赠礼品性质

馈赠礼品要明确性质，这也是十分重要的。是为生日、晋升，还是为初次见面、欢送乔迁，或是逢年过节、婚丧嫁娶等，在选购和送出礼品之前都要明确。礼品赠予的时间也要掌握好，不要成为“明日黄花”。逢年过节之前，送上一份礼品以示祝愿，对方会有发自内心的喜悦；生辰、结婚时，送上一份礼品以示道喜，对方会印象深刻；晋升、录取发榜之后，送上一份礼品以示恭贺，对方会由衷地感谢，这就是适时良机。

3. 重视赠予场所

礼品赠予的场所也不能被忽视。初次在办公室或公开场合见面，就送上一份重礼，恐有行贿之嫌，而在庄严场合或大庭广众面前，赠予女性衬衣、丝袜或食品等礼物，会让对方有尴尬的感觉。在重大场合，宜送大方、体面、高雅的物品，在小范围或个别场合，赠予生活品也会受欢迎。

礼品赠予的价值也必须注意，一份名贵的礼品并不就是好礼物，一份价格低廉的礼品不一定对人不敬。俗话说：“礼轻情义重，人情水亦甜。”随着社会文明程度的提高，人们对礼品的选择更加注重它的社会意义、思想意义、情感意义和纪念意义。

（二）馈赠礼仪与禁忌

当选购好一件称心的礼品以后，不能忽略的一点就是在礼品送出之前再做一番点缀处理，使礼品更显特色，让对方在瞬间感受到其包含的精心和诚意，从而令双方愉快。

好的礼品若没有讲究的包装，不仅会使礼品逊色，使人产生“人参变萝卜”的缺憾，而且还易使受礼人轻视礼品的内在价值，从而在无形中折损了礼品所寄托的情谊。假如事先知道送礼的人较多，不妨在礼品上再附上一张较小的签名片，这不但可以增加赠礼人的诚意，还可避免受礼方因事务繁忙，而弄不清是谁送的尴尬。在送礼时为避免几次选同样的礼物给同一个人的尴尬情况，最好每次送礼时做一下记录。切勿直接问对方喜欢什么礼物，这样做一方面可能是他要求的会导致你超出预算，另一方面你即使照着他的意思去买，可能会出现与受礼方想象不一致的情况。送礼一般在刚见面或临分手时比较适宜，送礼时应该大方，双手奉上，边送边说上几句相关的问候、祝贺的话。这种赠予的礼仪便很得体。

实训考核

自我介绍和为他人介绍的社交礼仪训练指导

【目的要求】

(1) 掌握自我介绍和为他人介绍的社交礼仪。

(2) 熟悉介绍礼仪的基本要求。

(3) 养成自己主动与患者和医生沟通的习惯。

(4) 树立热情为患者服务的工作态度。

【课前准备】

(1) 场所准备：教室、实验室或模拟医院住院部。

(2) 学生准备：自我介绍或为老年男性患者、老年女性患者介绍。

(3) 对象准备：模拟老年女性患者或老年男性患者。

【方法步骤】

1. 自我介绍

(1) 集中训练：班上推荐或自荐 4 名同学依次进行自我介绍，模拟为患者介绍姓名、工作科室、毕业学校、工作经历、个人特长等。

(2) 分组训练：以小组为单位进行自我介绍。

(3) 分散训练：每位同学对另一位或两位同学进行自我介绍。

2. 为他人介绍

介绍时注重眼神、手势、语言、表情的恰当和站立方位的正确。

(1) 集中训练：班上推荐或自荐 3 名同学。3 名同学分别扮演介绍人、老年女性患者和主治医生。

介绍顺序：为主治医生介绍老年女性患者，包括姓名、尊称、身份、病情等；为老年女性患者介绍主治医生，包括姓名、工作科室、职务、职称、专长、技术经验等。

(2) 小组训练：每 3 人为一小组，轮流扮演介绍人、医生和患者三者角色。

【评价标准】

(1) 评价能力标准　自我介绍或为他人介绍时，应语言清晰流畅、吐字清楚、音量适中、内容恰当、听者舒心。

(2) 团队合作标准　共同参与、互帮互助、团结一致、真诚合作、荣誉感强、具有奉献精神(积极/一般/被动)。

(3) 创新意识标准　善于观察、简单明了、实事求是、不开玩笑、不随便应付、对女性不涉及年龄和婚姻、对男性不涉及个人收入(良/一般/稍差/差)。

(4) 职业情感标准　介绍时目光祥和、语言亲切、面带微笑、言行庄重、热情大方、时间不超过1分钟(良/一般/稍差/差)。

能力检测

一、填空题

1. 握手最有礼貌的顺序是:先________,后________;先上级,后下级;先________人,后________人;先________士,后________士。

2. 我国鞠躬礼一般分为两种:一种是________,身体上部向前弯约________°;另一种是________,几乎适用于一切社交场合,身体上部向前倾斜约________°,随即恢复原态。

3. 日常交往中礼仪含有:________、________、________、________和馈赠礼仪。

二、选择题

A_1 型题

1. 自我介绍实际上就是一种(　　)。

A. 一般性介绍　　B. 正规介绍　　C. 重点介绍

D. 非正式介绍　　E. 自我推荐

2. 握手时,一般时间应掌握在(　　)秒左右。

A. 1　　B. 3　　C. 5

D. 7　　E. 10

3. 下列哪种场合不适宜用点头致意礼?(　　)

A. 不便于与对方交谈的场合

B. 在会场上或与别人谈话时遇见熟人

C. 仅有一面之交的朋友在社交场合相见

D. 与相识者在同一地点多次见面

E. 老朋友相见场合

三、简答题

1. 在人际交往中,作介绍时的称谓要注意哪些方面?

2. 握手是人们在社交场合常见的一种礼仪,人际交往中握手应注意哪些问题?

(温倩·纳斯尔)

任务二 学会公共场所礼仪

学习任务

任务目标

1. 护理人员学习公共场所礼仪，提高自身修养素质。
2. 学习与运用公共场所礼仪，为服务对象提供良好护理服务。

学习目标

1. 掌握公共场所礼仪的内容。
2. 了解公共场所礼仪的各种规范。
3. 熟悉各种公共场所礼仪的须知。

教学活动方式

多媒体展示、角色扮演、模拟情境、小组讨论、实训、考核等。

岗位专业基本知识

一、餐饮礼仪

餐饮在人们的日常生活中占据着重要地位。参加宴请活动时，举止要文雅大方，进餐要文明且符合礼节。无论是西餐还是中餐，用餐时都要遵循以下几个方面的基本礼仪。

1. 衣着得体

在赴宴时，要讲究个人的衣着打扮。应根据用餐规模、档次选择恰当衣着。

2. 举止高雅

严格约束自己的举止，力求高雅。不挑菜、抢菜，吃相文雅，注意个人卫生。

3. 考究餐具

了解餐具的类型，区分餐具的用法。

4. 礼待主人，善待宾客，尊重侍者

在宴请活动中，听从主人的安排，多加问候；对于侍者，以礼相待；宾客之间要相互帮助，相互照顾。

5. 积极交流，认真交际

宴请的主要目的是交际，而不仅仅是为了大饱口福。要善于利用这个机会问候他人，主动联络老朋友，结交新朋友，不要一言不发，互不搭理而使得场面尴尬。

（一）中餐礼仪

中餐是我国传统饮食文化的一个重要组成部分，中餐可以说是最轻松、愉快的用餐方式。宴会中需要哪些菜式需根据活动的形式和规模，事先在预算标准内安排好。选择哪些菜应考虑主宾的口味、年龄、民族习惯、禁忌等。如果部分或个别来宾有特殊要求，还应提供特殊照顾。下面介绍一些吃中餐的常识。

1. 中餐餐具的用法

中餐的餐具比较简单，通常有一个汤碗、一个六寸中碟、一双筷子、一个汤匙、一个小碟和一副筷架。汤碗是吃甜食或喝汤时用的，中碟兼作盛菜和放残渣用，小碟用来盛佐料。中餐中绝大多数的菜都是用筷子夹起来送进嘴里的，只有当筷子夹不起来时才用汤匙取食。无论是筷子还是汤匙，通常都用右手拿，左、右手一般不同时拿筷子和汤匙。左手的作用主要是端碗和扶碗。

2. 进餐的礼仪

入座后，在主人的招呼下开始进餐，通常要注意以下几点。

(1) 进餐前　勿用餐巾或餐纸擦碗、筷、杯子等餐具，餐巾应展开放在膝上。餐纸在进餐时仅用于擦嘴，餐后应放在盘子右边。

(2) 取菜时　盘中食物不要盛得太多，吃完后可再取，如服务员分菜需增添时，待服务员送上再取；当服务员上到或主人夹到不能吃或不爱吃的菜时，不要拒绝，可取少量放在盘内，并说声“谢谢，够了”。对不符合口味的菜，不应显露厌恶的表情。

(3) 进餐时　进餐时要注意风度，做到以下几点：①要闭嘴咀嚼，不要舔嘴唇或发出声响，咀嚼时不要讲话，更不要主动与他人说话；②喝汤不要啜，如汤太热，待稍凉后再吃，切勿用嘴吹；③嘴内的骨头、鱼刺不要直接往外吐，可用餐巾捂嘴，用筷子取出；④饮酒干杯时，即使不能喝，也不要一点不喝，当主人劝客再添菜时如有胃口，添菜不算失礼；⑤未吃完的菜及用过的餐具、牙签都应放在盘内，切忌放在桌上；⑥剔牙时用手或餐巾遮住嘴巴；⑦进餐时，打嗝是禁忌的，万一忍不住打了嗝，应立即向周围人道歉；⑧不可中途退席；⑨如有人来电话，可请服务员转告对方等一会儿再打过来。

(4) 宴席结束前水果食法　宴席结束前一般会有一道水果，应根据不同的水果采取相应的食法。如梨和苹果除去皮后，分成四瓣或八瓣，用叉或牙签取食；葡萄不可整个拿着吃，要用手一颗颗取下来吃。酒足饭饱后，可以用小毛巾或餐纸擦擦嘴巴，但不宜拍头颈或胸脯。

3. 敬酒的礼仪

敬酒是以自己喝酒来向对方表示敬意的方式。在宴会开始时，主人一般都会先向大家敬酒，并简单地说几句祝酒词。这时，大家通常应端起酒杯站起来，互相碰杯，然后象征性地喝一口酒，不一定要喝尽，除非主人提议要干杯。有时，在比较随便的场合，大家也可以坐着碰杯，若互相碰不到，可以象征性地拿酒杯碰碰桌子。

(二) 西餐礼仪

对于吃惯中餐的人来说西餐礼仪是比较繁杂的。如果不理解西餐礼仪，吃西餐将是一件吃力且很不愉快的事。掌握西餐礼仪应了解坐席排列、餐桌布置、餐具使用及餐巾使用等问题。

1. 坐席排列

西餐一般都使用长桌。如果男、女二人同去餐厅，男士应请女士坐在自己的右边，还得注意不可让她坐在人来人往的过道边。若只有一个靠墙的位置，应请女士就座，男士坐在她的对面。如果是两对夫妻就餐，夫人们应坐在靠墙壁的位置上，先生们则坐在各自夫人的对面。如果两位男士陪同一位女士进餐，女士应坐在两位男士的中间。如果两位同性进餐，那么靠墙的位置应让给其中的年长者。

2. 餐桌布置

除了刀、叉、杯子有讲究之外，餐桌的布置也颇为讲究。上档次的餐桌必定有桌布。通常正规的晚餐，桌布是白色的印花绸缎。每一张桌子还有中心摆设，这种中心摆设可以是鲜花、装饰花或是经过装饰的蜡烛等。总而言之，餐桌的布置是十分讲究情调的。西餐的入座和离座有个规矩，每个人入座、离座时，都要从坐椅的左侧进出。

3. 餐具使用

西餐的餐具主要有刀、叉、匙、盘、杯等几类(图 3-4)。刀分为食用刀、鱼刀、肉刀、奶油刀和水果刀；叉分为食用叉、鱼叉和龙虾叉；匙分为汤匙、菜匙；杯分为茶杯、咖啡杯、水杯、酒杯。餐具的摆法一般是:正面放食盘(汤盘)，食盘左方放叉，右方放刀，上方放汤匙及甜食匙，再上方放调味品及酒杯。杯子从右到左的顺序为:烈性酒杯或开胃酒杯、葡萄酒杯、香槟酒杯、水杯或啤酒杯。面包、奶油放在叉子左方。吃正餐时，刀叉数与菜的道数相等，按上菜顺序由外到里排列，刀口向内。

喝汤时必须用汤匙，最好不出声。吃菜必须用刀叉，一般右手拿刀，左手拿叉。叉用来叉食物，刀用来切碎食物。如把刀叉合并放在盘子上，刀刃向内，叉齿向下，则表示吃完或不再吃这道菜，服务员便会撤下盘子。一道菜尚未吃完，中途要放下刀叉时，应呈“八”字形放在盘子上，刀刃不要向外(图 3-5)。刀叉摆成“八”字形或交叉放置，表示就餐尚未完毕。

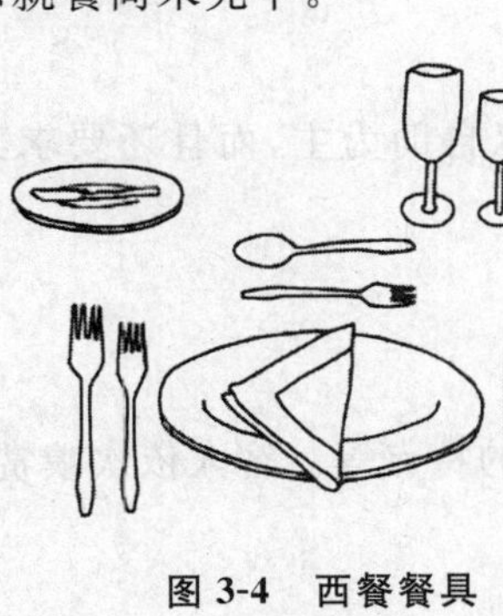

图 3-4 西餐餐具

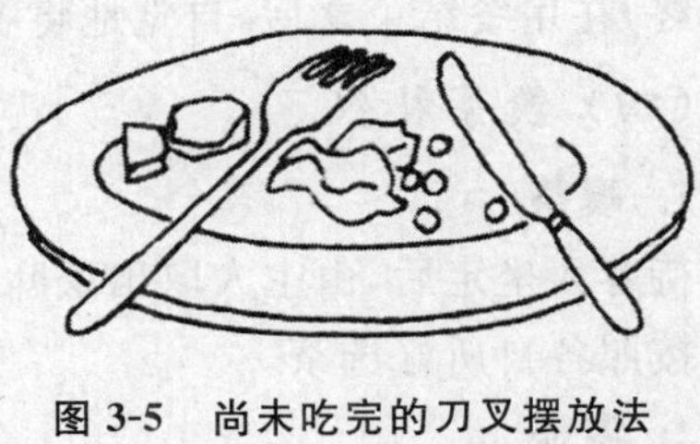

图 3-5 尚未吃完的刀叉摆放法

4. 餐巾使用

客人入座后，摊开餐巾或离座收起餐巾时，均应以主人为先。餐巾可以叠作两层铺放在腿上，有事需要暂离席，餐巾应放在椅子上，而不是桌子上，放在桌子上就意味着你不想吃了。可使用餐巾的内侧来擦嘴。

（三）自助餐礼仪

自助餐又称冷餐会，是目前国际上所通行的一种非正式的西式宴会。供应的食品以冷食为主，兼有少量热菜。菜点十分丰盛，酒水饮料品种繁多。正规的自助餐往往不固定用餐者的座次，甚至不为其提供坐椅。参加自助餐时，用餐者碰上自己偏爱的菜肴,只管自取,完全不必担心他人会为此而嘲笑自己。在选择、布置自助餐的就餐地点时,有下列三个事项应注意:第一,为用餐者提供一定的活动空间;第二,提供足够数量的餐桌与坐椅;第三,使就餐者感觉到就餐地点环境宜人。在享用自助餐时,就餐者也需要遵循一定的礼仪规范。

1. 排队取菜

在就餐取菜时,应自觉讲究先来后到,排队选用食物。不允许乱挤、乱抢、乱插队,更不允许不排队。

2. 循序取菜

按照常识,参加一般的自助餐时,取菜的先后顺序应当是:冷菜、汤、热菜、点心、甜品和水果。因此,在取菜前,最好先在全场转上一圈,了解情况,然后再去取菜。

3. 量力而行

在根据本人的口味选取食物时,必须量力而行,切勿为了吃得过瘾,而将食物狂取一通,结果导致食物浪费。

4. 多次少取

在遵守"少取"原则的同时,还必须遵守"多次"的原则。它的具体含义是用餐者在自助餐上选取某一种类的菜肴,允许其多次反复去取。每次应当只取用一点,待品尝之后,觉得它适合自己的话,可以再次去取。"多次"是为了量力而行,"少取"也是为了避免造成浪费,所以,二者往往也被合称为"多次少取"的原则。

5. 避免外带

所有的自助餐,不论是用以待客的,还是正式餐馆里经营的,都有一条不成文的规定,即自助餐只许就餐者在用餐现场里自行享用,而绝对不允许在用餐完毕之后携带离开。

6. 送回餐具

在自助餐上强调自助,不但要求就餐者取用菜肴时以自助为主,而且还要求其善始善终,在用餐结束之后,自觉地将餐具送至指定之处。

(四) 饮茶礼仪

1. 嗅茶

待客人坐定后,由主人取出茶叶,分别介绍各个品种的特点等。客人依次嗅赏,通常可按照各自所好选茶。

2. 温壶

温壶是指将开水冲入空壶,使壶体温热,再将水倒入茶盘。

3. 装茶

用茶匙将茶叶装入茶壶,装至大半壶即可。千万不可用手去抓茶叶。

二、交通礼仪

(一) 步行的礼仪

常言道"站有站相,坐有坐相"。在行走时,每个人也应注意自己的仪态与风度。要想仪态优雅、风度不凡,重要的是要做到稳健、自如、轻盈、敏捷。

1. 单行行进

任何人走路，都会碰到“前、后、左、右”的方位问题。在社交活动中，需要注意步行的方位问题。在一般情况下，尤其是在人多的地方，往往需要单行行进。在单行行进时，通常讲究的是“以前为尊，以后为卑”。一般请客人、女士、长者或职位较高者行走在前，主人、男士、晚辈或职位较低者则随后而行。在单行行进时，还应注意自觉走在道路的内侧，以便其他人通过。

2. 并排行进

两人或两人以上并排行走时，一般讲究“以内为尊，以外为卑”，即以道路内侧为尊位。倘若当时所经过的道路并无明显内侧、外侧之分，则可采取“以右为尊”的国际惯例，以行进方向而论，将右侧视为尊位。当三个人并排行进时，有时可以以居中的位置为尊贵之位。以前进方向为准，并行的三个人的具体位次，由尊到卑依次应为：居中者，居右者，居左者。

（二）乘坐电梯的礼仪

1. 牢记“先出后进”

乘电梯时，一般的规矩是里面的人出来之后，外面的人方可进去。若不守此规矩，出入电梯时人一旦多了，就会出现混乱的场面。

2. 尊重周围的乘客

进出电梯时，大都要侧身而行，以免碰撞、踩踏他人。进入电梯后，应尽量站在里边。人多的话，最好面向内侧，或与他人侧身相向。出电梯前，要做好准备，提前换到电梯门口。

3. 男士、晚辈或下属应站在电梯开关处提供服务

让女士、长辈或上司先行进入电梯，随后自己再进入。

4. 以客为先、禁抽烟、少说话

与客人一起搭乘电梯时，应为客人按电梯键，并请其先进出电梯。由于电梯内空间狭小，千万不可抽烟，不能乱丢垃圾，尽量少说话。

（三）乘坐公共汽车的礼仪

在公共汽车上，座次尊卑的一般规则是：前座高于后座，右座高于左座；距离前门越近，其座次往往越高。在某些公共汽车上，座位被安排在通道两侧。碰到这种特殊情况时，一般应以车门的对面一侧为上座，车门的同一侧为下座。

（四）乘坐火车的礼仪

在火车上，座次的尊卑通常为：距离火车头愈近的车厢，其座次愈高；距离车厢中部越近的包厢、铺位或座位，其座次愈高，皆以面对火车行进方向的一侧为上座，而以背对火车行进方向的另一侧为下座；卧铺则以下铺高于中铺，中铺高于上铺。在同一排座位之中，以临窗者为上座，以临通道者为下座，在同一行座位之中，则右座高于左座。乘坐火车的礼仪要注意以下四点：一是自觉遵守候车规则；二是按要求放好行李；三是自觉维护车厢环境；四是礼貌道别。

（五）乘坐轿车的礼仪

在乘车礼仪之中，轿车上的座次问题是一个重要问题。轿车上座次的尊卑主要由安全程度、上下车方便与否和座位上视野的开阔程度决定。

由所乘轿车的车主亲自驾车时，双排五座轿车上其他四个座位的座次，由尊而卑依次应为(假定驾驶座居左)：副驾驶座，后排右座，后排左座，后排中座。三排七座轿车上其他六个座位的座次，由尊而卑依次应为(假定驾驶座居左)：后排右座，后排左座，后排中座，中排右座，中排左座，副驾驶座。

(六) 乘坐飞机的礼仪

1. 乘机准备

坐飞机时不要忘记携带居民身份证或护照，要密切注意天气情况，要提前到达机场办理与登机相关的手续。一般至少应提前1小时到达机场，因为许多机场规定：飞机起飞前半小时就停止办理登机手续。

2. 办理乘机手续

在到达机场后，登机前要购买保险、领取登机牌、托运行李、通过安全检查等，出境时还要经过海关检查。留有充足的时间才不至于紧张慌乱，忙中出错。

3. 登机

在临近舱门、出舱门或是在飞机的过道上行走时，注意尽可能不要碰撞他人。放置行李时要靠一边，不要将行李架塞得过满，以免造成后到乘客的行李在行李架上无处可放，也不可将行李放在座位上，更不能占用其他乘客的座位。

4. 乘机

在自己座位上坐好后，要关掉手机、笔记本电脑等移动电子产品的电源，以免影响机场导航系统，危及飞机飞行安全。不要跷二郎腿或用脚踢前面坐椅靠背，在起飞时不要大声说话，以免大家听不清乘务员的广播通知。如果坐在里边的座位，尽可能等外边邻座的食品饮料托盘收走之后再上洗手间，使用飞机上的洗手间时占用时间不要太长。接受乘务员提供的服务时，应向乘务员道声“谢谢”或点头致谢。

5. 到达目的地

一般在飞机到达目的地的前20分钟，乘务员会用广播通知乘客，并要求乘客系好安全带以及关闭所有电子设备。在飞机落地后的滑行期间，不要急着站起来取行李，而应该坐在座位上安静地等候广播通知。取好手提行李后，按顺序下机。如果有托运行李，则要到行李领取区领取行李，出机场时要向机场工作人员出示行李票，确认无误后方可出机场。

知识链接

女士优先

在西方国家，为了表示尊重和谦让妇女，人们时时事事遵循“女士优先”的原则。若有人不遵从这一原则，会被视为行为粗鲁和缺乏教养。对女性表示谦恭礼貌，是西方人引以为豪的传统。遇上弹簧门，男士应先进出，尔后扶着门把手再请女士进出；若碰上旋转门，在旋转时，男士应请女士先行，在未旋转时，男士应先进出，以便控制旋转速度，然后再请女士进出。

上下电梯时，男士应让女士先进出。当电梯人多时，男士应先为其开道。上楼梯时，男士应让女士走在前面，下楼梯时，男士应让女士走在后面，以防止跌倒、摔伤等意外情况发生。如果女士需要帮忙，男士应主动帮助拿东西或上前拉扶她。在社交场合，女士走进房间时，男士要起立。

拜访时，须先向女主人致意。介绍时，应先向女士引见男士，即使向父母引见友人，也应先向母亲引见。见面握手时，应先女后男、先长后幼。进餐时，上菜、敬酒应先女后男。告别时，应先向女主人道谢。男、女在餐馆、饭店约会时，男士应比女士先到，切忌迟到，要走在前面为女士开门，并按女士的意愿选择餐桌。点菜时，应让女士先点，尊重女士的意见。男士应主动承担与服务员打交道的任务。进完餐，临走时，男士应帮助女士穿大衣，拿东西，然后抢先走到门前，打开门让女士先出，自己紧跟其后。

能力检测

一、填空题

1. 在公共汽车上，座次尊卑的一般规则是：________座高于________座，________座高于________座；距离前门越近，其座次往往越________。

2. 主人亲自驾驶轿车时，一般________为上座。

二、选择题

A_1 型题

1. 吃西餐时，表示吃完或不再吃这道菜，则应把刀叉合并放在盘子上，下列哪项是正确的？(　　)

A. 刀锋向内，叉齿向下　　B. 刀锋向内，叉齿向上

C. 刀锋向外，叉齿向下　　D. 刀锋向外，叉齿向上

E. 刀锋向外，叉齿向内

2. 乘坐车礼仪的上、下车顺序一般要求(　　)。

A. 客人先下后上　　B. 客人先上后下　　C. 主人先上后下

D. 主客一起上　　E. 可以不分主人客人

3. 看到残疾人遇到困难时应适当施以援手，以下哪种做法是正确的？(　　)

A. 事先征得对方同意方可提供帮助

B. 应迅速上前帮助

C. 只有在残疾人向自己发出请求时才前往帮助

D. 置之不理，不给予帮助

E. 请别人给予帮助

4. 观看交响音乐会时，什么时候鼓掌是有礼貌的表现？(　　)

A. 只要乐曲有停顿即可鼓掌

B. 演奏完一支完整的乐曲后方可鼓掌

C. 演到精彩之处，随时都可以鼓掌

D. 只要自己认为精彩之处都可以鼓掌

E. 只要乐曲一响起即可鼓掌

5. 在我国，由专职司机驾驶的专车（小轿车），下列对其贵宾专座看法正确的是（　）。

A. 副驾驶座　　B. 后排右座　　C. 后排左座

D. 后排中座　　E. 座位没有区分

三、简答题

1. 乘坐公共汽车时，如何做到文明乘车？

2. 乘坐轿车时，轿车上的座次是怎样排序的？

（温倩·纳斯尔）

项目八 仪表礼仪在职业生涯中的应用

案例引导

护生小李，第一天临床实习，化了淡妆，涂了香水，穿着新买的白凉鞋，带着护士服和护士帽，来病区找护士长报到。小李四处张望，不知哪位是护士长。经病区护士指点，站在那边手持病历夹阅读病例的就是护士长，小李刚要跑过去，此时护士长正面带微笑，步履轻盈地朝小李走来，让小李先换好护士服，然后带小李边熟悉环境边说明对实习护生的要求。

案例分析

1. 案例特征

(1) 护生小李"化了淡妆"，是通过化妆来美化自己，尊重他人。

(2) 护生小李"带着护士服和护士帽"，表明护士上岗必须着工作服，是护士仪表礼仪的基本要求。

(3) 护士长"面带微笑，步履轻盈"地走来，体现护士轻盈优美的走姿。

2. 需要解决的问题

护生小李工作时"涂了香水"、"穿着新买的白凉鞋"的仪容仪表和"刚要跑过去"的行为举止都说明了实习护生小李需要经过学习才能胜任护士角色。因此：

(1) 如何进行仪容、仪表的修饰，是护士需要解决的问题。

(2) 掌握职业的基本行为是能否胜任护理工作的前提条件。

3. 需要完成的任务

任务一　学会仪容、仪表礼仪

任务二　养成良好的职业基本行为

任务一　学会仪容、仪表礼仪

学习任务

任务目标

1. 在生活和工作中，都能遵循仪容、仪表礼仪要求。

2. 能够注重自身仪容的修饰，符合护士职业着装的要求，给服务对象留下良好的印象。

学习目标

1. 掌握护士仪容的修饰要领。

2. 熟悉生活中服饰礼仪的要求。

3. 掌握护士工作中具体的服饰要求。

教学活动方式

多媒体展示、角色扮演、模拟情境、小组讨论、实训、考核等。

岗位专业基本知识

一、护士仪容礼仪

仪容通常是指人的外貌或容貌。“质于内而形于外”，文化修养高、气质好的人，更应注重自身仪容的修饰。护士的仪容是护患交往的第一印象，影响着患者对护士乃至医院的整体评价。因此，护理人员应学会如何塑造自身良好的仪容。

（一）面部仪容礼仪

护士面容修饰的基本要求是整洁、端庄、自然，切忌标新立异、追求前卫。

1. 眉部修饰

若感到自己的眉形不够美观，如断眉、“八字眉”或过淡、过稀等，可根据自己的脸型和眉形的特点进行修饰，但不提倡文眉。

2. 眼部修饰

眼睛是心灵的窗户，所以护士应重视眼部的清洁和保养。要及时清除眼睛的分泌物，注意眼病的预防和治疗。佩戴眼镜的护士应注意保持镜片的清洁，必要时定期对镜架进行清洗。在工作场合或社交场合，不应佩戴太阳镜，以免给人以拒人于千里之外的感觉。

3. 耳部修饰

清洁面部时，注意不要忽略耳部的清洁。应定期清除耳道分泌物，耳毛过长者应定期进行修剪。工作时不能佩戴耳饰（耳环、耳坠、耳钉）。

4. 鼻部修饰

注意保持鼻部清洁，鼻毛长出鼻孔外应及时修剪。护士应避免当众吸鼻子、挖鼻孔、擤鼻涕，不准佩戴鼻饰。

5. 口部修饰

保持口腔清洁是礼仪修养的基本要求，其主要措施是认真刷牙和定期洁牙。上班前应避免进食气味刺鼻的食物（如葱、蒜、韭菜等），避免饮酒、吸烟。除注意保持口腔清洁外，护士还应保持嘴唇的清洁湿润，避免裂口、爆皮。男护士若无特殊宗教信仰和民族习惯，最好不要留胡须，应及时修剃。

（二）头饰礼仪

1. 清洁

清洁头发要做到勤梳理和定期洗发。

（1）梳理　梳理头发能促进血液循环，并梳落污垢。但梳发作为私人事务不宜当众进行，梳发时所产生的断发、头屑等不宜信手乱扔。

（2）洗发　洗发周期可根据季节、发质来确定，一般油性发质的清洗次数要多于干性发质，但洗发过于频繁会使头发干枯；洗发水温以 40～45 ℃为宜；根据头发性质选择适宜的洗发剂。

2. 养护

头发的养护要从多方面进行。

（1）护发　洗发后可适当使用护发素，以补充营养，防止头发干枯、失水。

（2）按摩　经常按摩头皮，可促进血液循环和新陈代谢。

（3）饮食　合理膳食可增加头发的光泽度，多进食富含维生素、微量元素、蛋白质的食物，如绿色蔬菜、水果、燕麦、芝麻、紫菜、海带、鱼、肉、蛋、奶等。

3. 发型的选择

应结合脸型、体型、年龄、服饰、职业等的特点来选择适合自己的发型，做到扬长避短、和谐统一，增加人的整体美。

4. 护士工作发式

护士工作发式除应遵循基本的头饰礼仪外，还应体现护士的职业特点，护士的工作发式应注意：工作时护士不能长发披肩，如果是长发，要盘起或使用网罩，发饰要素雅、端庄；如果是短发，要求头发前不过眉、侧不掩耳、后不过领，若超过耳下 3 cm，也要盘起或使用网罩。男护士无论在什么科室工作，都不能剃光头、留长发或梳小辫。

二、护士仪表礼仪

服饰是人们穿着的服装和佩戴的饰品的总称。服饰是仪表的重要组成部分，服饰的大方得体具有一种无形的魅力，它能增加人的仪表美、气质美，有助于人们在人际交往中形成良好的第一印象，相反，若是衣冠不整、形象邋遢，会被认为是失礼或缺乏修养的表现，在人际交往中势必会产生不利的影响。护士的着装不仅反映了护士自身的职业形象，同时又代表了单位的形象及其规范化程度。

（一）着装的基本原则

着装既是一种技巧，更是一门艺术。在任何场合，穿着得体、适度的人，都能给人留下良好的第一印象，而穿着不当，则会降低人的身份、品味，损害自身的形象。着装应根据自身的阅历、修养、审美品味及自身的特点等选择恰当的服饰，扬长避短，在选择过程中需要遵循着装的基本原则。

1. TPO 原则

TPO 原则是当今世界上流行的国际着装协调标准，服装的穿着要兼顾时间(time)、地点(place)和目的(object)这三个要素，才能获得和谐、得体的穿着效果。

2. 适应性原则

适应性原则是指在服装的选择和穿着上应考虑与年龄、肤色、体型和职业身份相适应的原则。

3. 整体性原则

正确的着装应统筹考虑并精心搭配，使各个部分相互呼应、配合，整体上显得完美、和谐。着装要坚持整体性，重点要注意两个方面：一方面应遵守服装本身约定俗成的搭配，如西装搭配衬衣、皮鞋；另一方面使服装各部分相互适应，局部服从整体，展现着装的整体美，如饰物颜色的选择应同着装主色相近或对比，以取得和谐与呼应的效果。

4. 个体性原则

在着装时，既要认同共性，又不能泯灭自己的个性。要想在人际交往中给人留下深刻、美好的印象，就应该在遵循整体性原则的同时，在服装的选择和搭配上有独到的见解，穿着品味与众不同。

5. 适度性原则

着装也好，佩饰也罢，都应讲究"度"。工作场合着装颜色不应超过三种，尤其是三种鲜艳或明亮的颜色。饰品意在点缀，首饰的佩戴以少为佳，有时甚至可以不用佩戴首饰。

6. 技巧性原则

着装时还应注意着装的技巧性，不同的服装有约定俗成的穿法，也有不同的搭配。无论采用何种搭配方法都应协调，要根据自身的特点选择适合自己的色彩、图案和恰当的饰物，利用着装技巧可掩盖身材的缺点，展现优点。

（二）护士服着装原则

1. 工作岗位上应穿护士服

护士服不仅代表着护士的形象，更体现了护士群体的精神风貌。护士在工作岗位上穿护士服是最基本的职业要求，可使护士产生职业的责任感和自豪感。

2. 穿护士服应佩戴工作牌

护士穿护士服时应同时佩戴有姓名、照片、职称、职务的工作牌，这样可以促使护士约束自己的言行，更积极、主动地为护理对象服务，同时也便于护理对象辨认、询问和监督。因此，护士应自觉地把工作牌端正地佩戴在左胸上方，避免工作牌破损、模糊或反戴。

3. 护士服应整洁

护士服应保持整齐、清洁、无皱，不仅体现护士严谨的工作作风和严肃的工作态度，同时显示护士职业的特殊品质。

4. 力求简约端庄

护士服的样式应以简洁、美观、合体为原则，同时注意与其他服饰的协调搭配，如护士服内不宜穿过于肥大、臃肿的衣服，内衣的颜色宜浅，内衣的领边、袖边、裙边不宜露在护士服外等。

（三）护士服着装要求

1. 护士服

护士服的款式有连衣裙式和裤式两种。不同科室的护士服在色彩上有所差别，一般病房和门诊以白色居多，儿科、妇产科常为淡粉色，急诊、手术室多为绿色，以适应不同患者的心理需要。

护士服应保持整洁，且长短适宜，以衣长及膝、袖长及腕为度；腰部宽松适宜，腰带平整；衣扣要扣齐；避免衣兜内塞满物品，不可用胶布或别针代替衣扣。

2. 护士帽

护士帽是护理人员的职业象征，亦是护理人员职位的象征。护士帽有燕帽和圆帽两种。

① 燕帽：燕帽应平整无皱并能挺立，戴正、戴稳，高低适中，距前额发际 4～5 cm，用同色发卡固定于帽后（图 3-6 至图 3-9）。发式要求见任务一中头饰礼仪的相关内容。

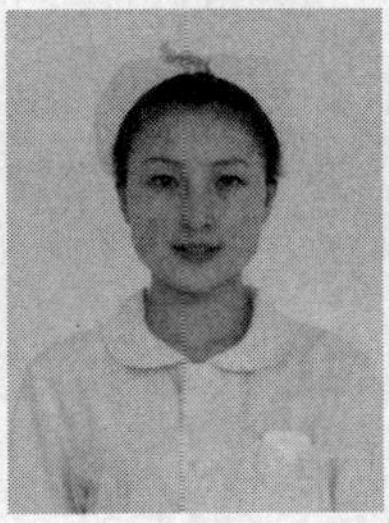

图 3-6 燕帽（一）

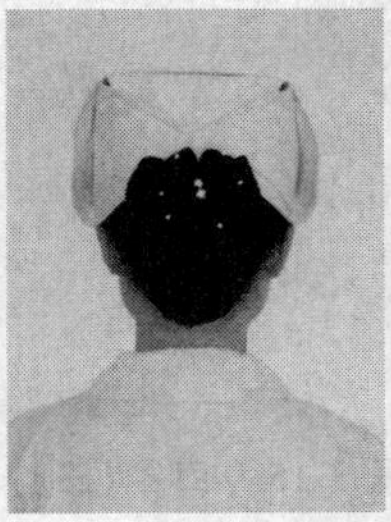

图 3-7 燕帽（二）

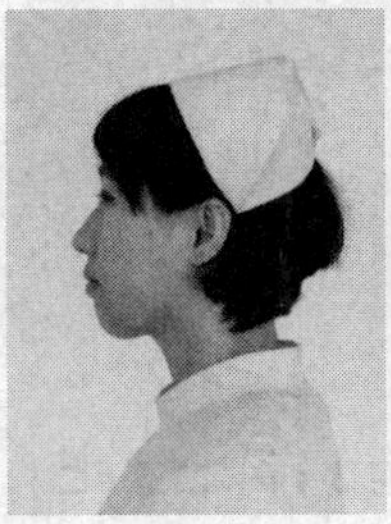

图 3-8 燕帽（三）

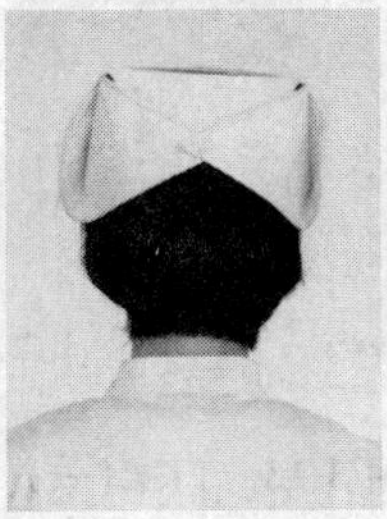

图 3-9 燕帽（四）

知识链接

有 300 张以上床位的医院设护理部，管理人员分别为护理部主任、副主任、总护士长和科护士长；300 张以下床位的医院不设护理部，管理人员分为总护士长和科护士长。

通常以护士帽上面的蓝色横条来区分职务。

三道杠：表示护理部主任或副主任。

二道杠：表示总护士长。

一道杠：表示科护士长。

② 圆帽：戴圆帽时，头发应全部遮在圆帽内，帽檐应前不遮眉、后不露发际，缝线在后，边缘平整，不戴头饰（图 3-10 至图 3-12）。

3. 口罩

戴口罩时，应遮住口鼻，不可露出鼻孔，口罩的下半部应遮住下颌，系带系于两耳后，松紧适宜（图 3-13 至图 3-15）。纱布口罩应及时换洗消毒，一次性口罩也应按时更换，不应反复使用。护士不应戴被污染或潮湿的口罩，不宜将口罩挂于胸前或装入不洁的口袋中。

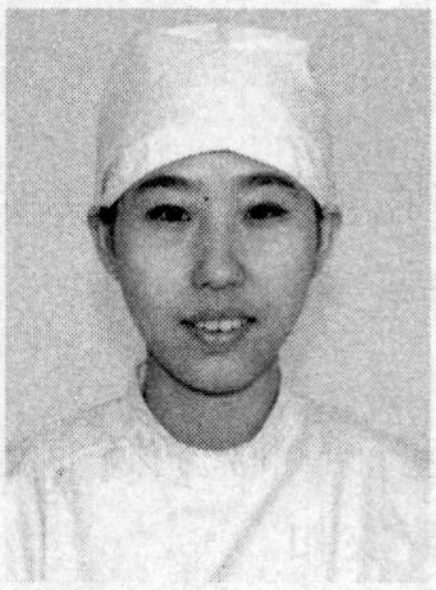

图 3-10　圆帽(一)

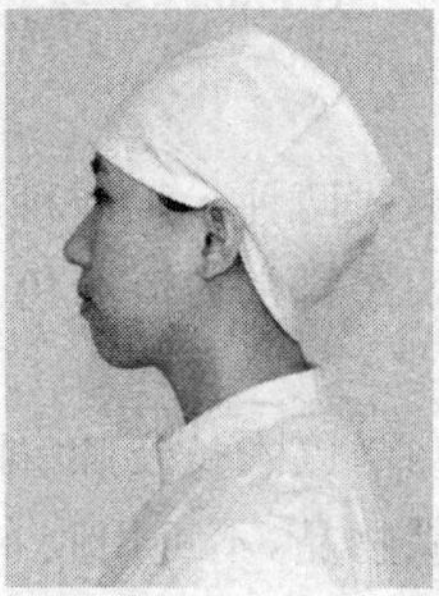

图 3-11　圆帽(二)

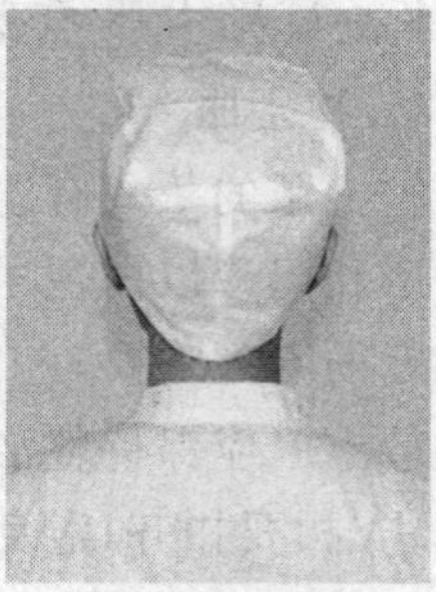

图 3-12　圆帽(三)

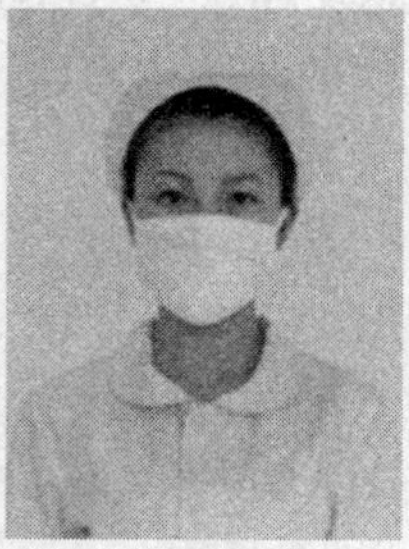

图 3-13　口罩(一)

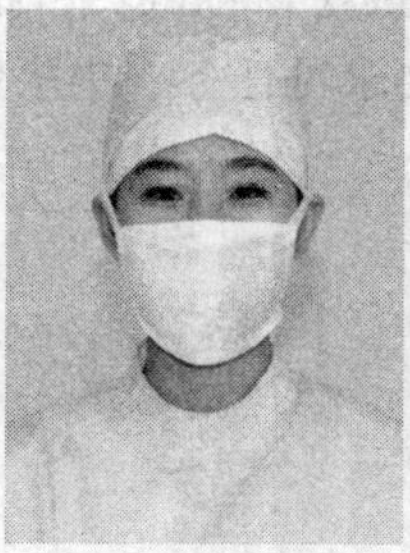

图 3-14　口罩(二)

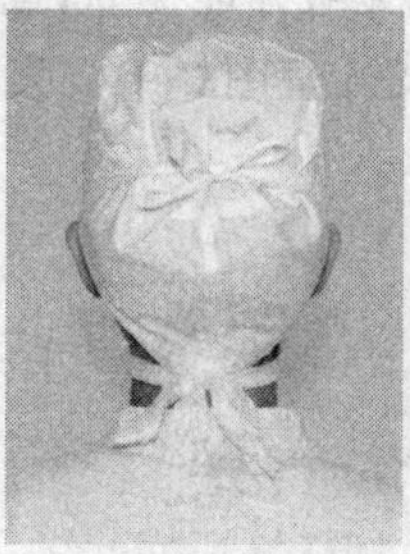

图 3-15　口罩(三)

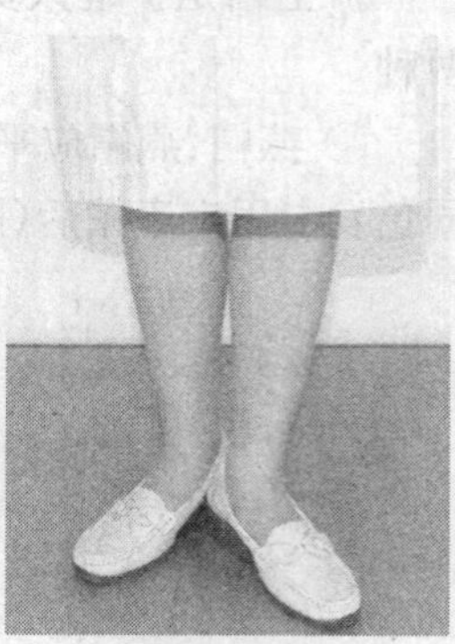

图 3-16　鞋袜

4. 鞋袜

护士鞋以白色或乳白色、平跟或小坡跟、软底为佳，同时还应舒适、注意防滑；护士袜以肉色为佳，袜口不宜露在裙摆或裤脚的外面，还应注意不要穿破损的袜子(图 3-16)。

(刘　丹)

任务二　养成良好的职业基本行为

学习任务

任务目标

掌握护士职业基本行为的操作方法，展示护士良好的素质。

学习目标

掌握护士职业基本行为的操作方法及注意事项，并能自如地应用于护理工作中。

教学活动方式

多媒体展示、角色扮演、模拟情境、小组讨论、实训、考核等。

岗位专业基本知识

一、站姿

站姿又称为立姿或站相，是指人在站立时所呈现的姿态。良好的站姿能衬托出良好的气质和风度。

（一）基本站姿

1. 站姿的具体要求

站立时头正颈直，双目平视，面带微笑，表情自然，挺胸收腹，立腰提臀，两肩略外展，双臂自然下垂或右手握住左手置于下腹部（或脐部），双腿并拢，双脚并拢或脚尖略分开（图 3-17 至图 3-19）。

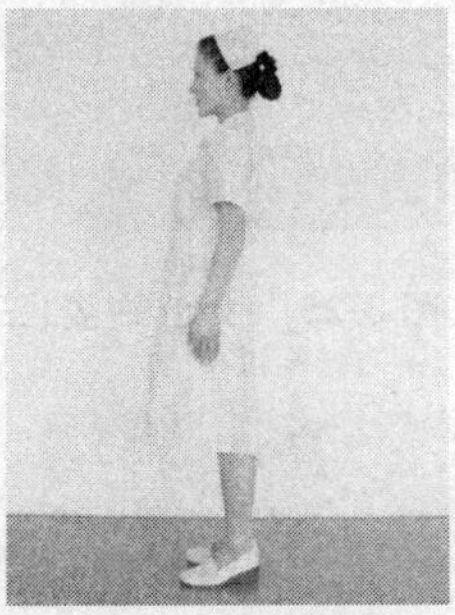

图 3-17 站姿（一）

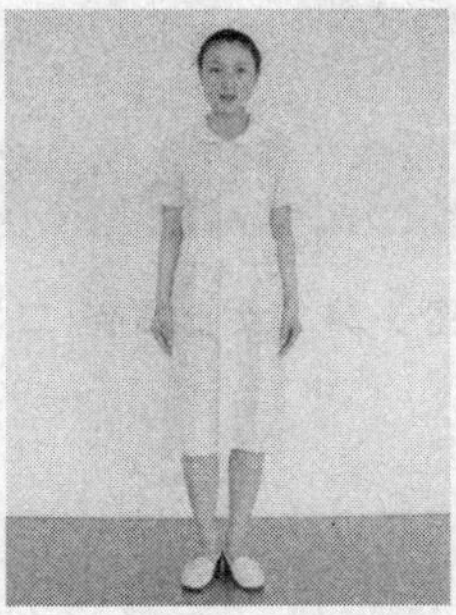

图 3-18 站姿（二）

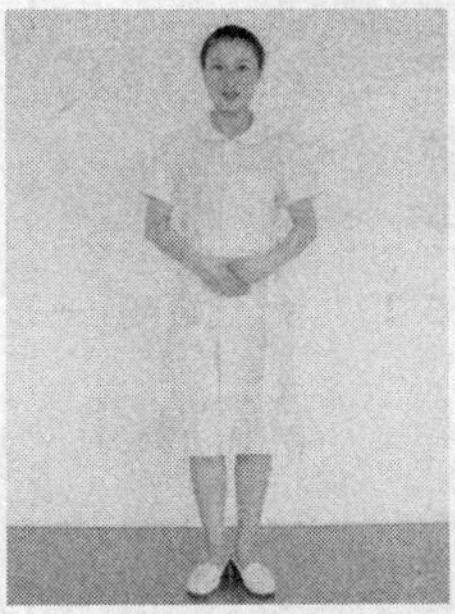

图 3-19 站姿（三）

2. 常见站姿的脚位

（1）“V”字形　两脚跟并拢，脚尖分开约一拳距离。此脚位男、女均可采用。

（2）“丁”字形　一脚跟置于另一脚内侧中点，两脚呈 90°。此脚位常为女士采用。

（3）跨立式　双脚分开，与肩同宽。此脚位常为男士采用。

3. 男女站姿的差异

（1）男士站姿。

① 双脚呈“V”字形，双臂自然下垂置于身体两侧（图 3-20）。

② 双脚呈跨立式，右手握住左手腕上方，自然贴于腹前或臀部（图 3-21、图3-22）。

（2）女士站姿。

① 双脚呈“V”字形或“丁”字形，双臂自然下垂置于身体两侧（图 3-23、图 3-24）。

② 双脚呈“V”字形或“丁”字形，右手握住左手置于下腹部或脐部（图 3-25 至图 3-27）。

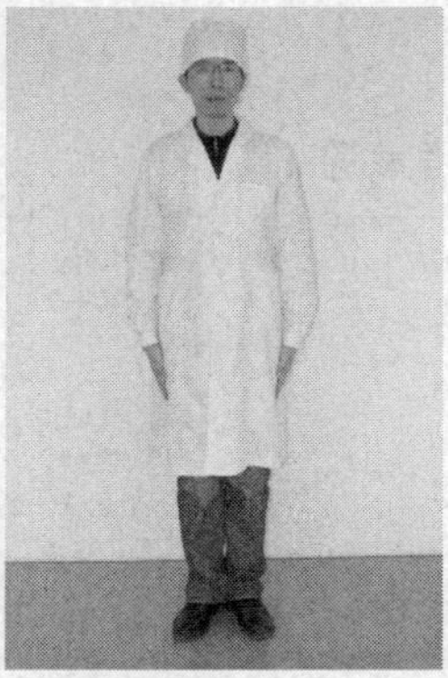

图 3-20　男士站姿(一)

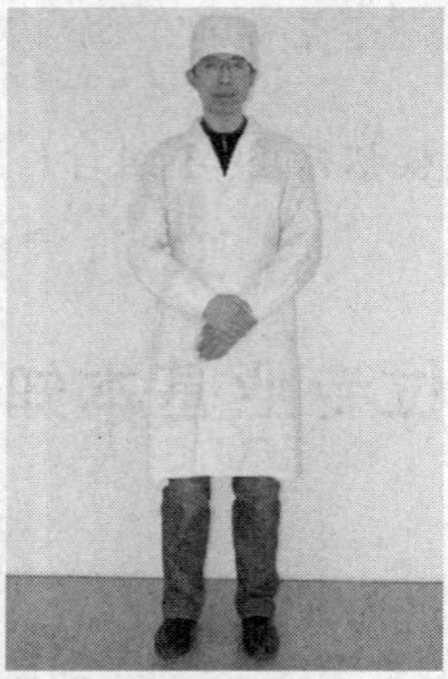

图 3-21　男士站姿(二)

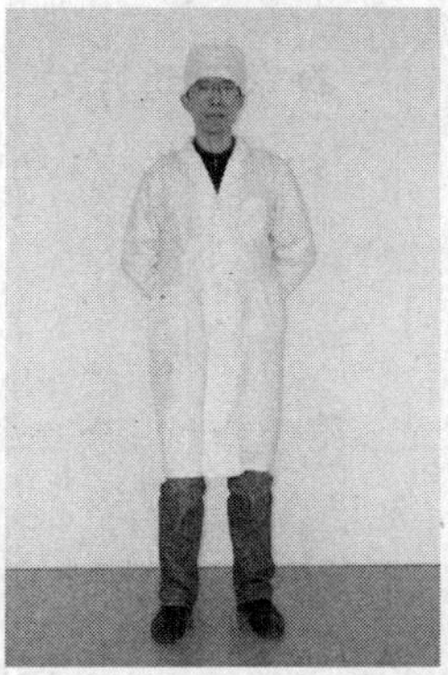

图 3-22　男士站姿(三)

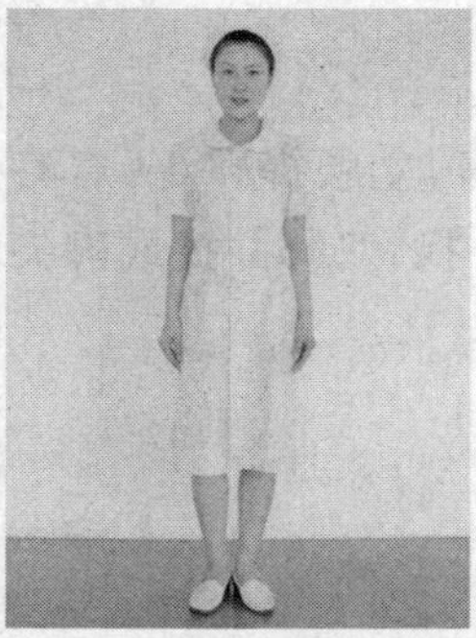

图 3-23　女士站姿(一)

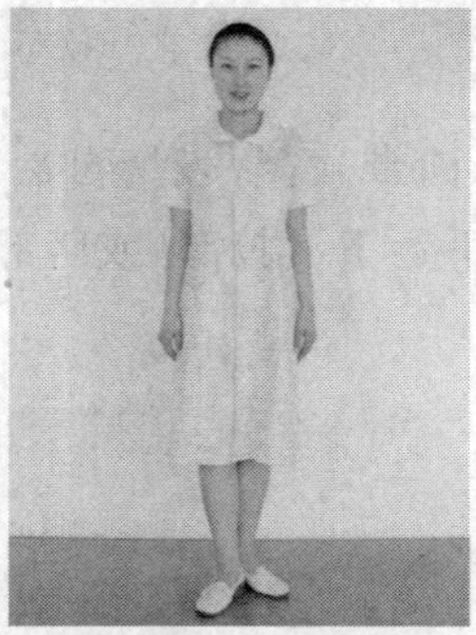

图 3-24　女士站姿(二)

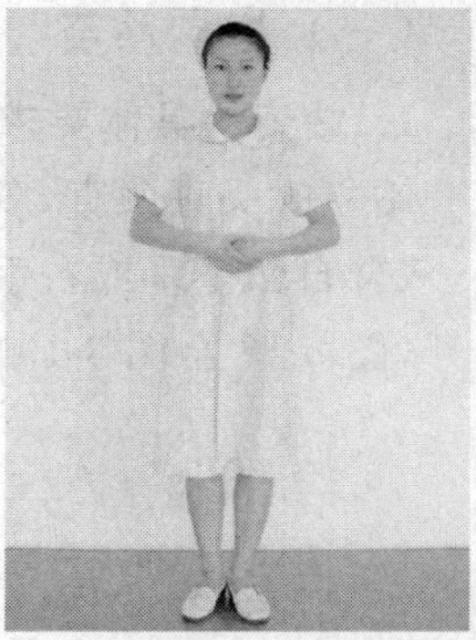

图 3-25　女士站姿(三)

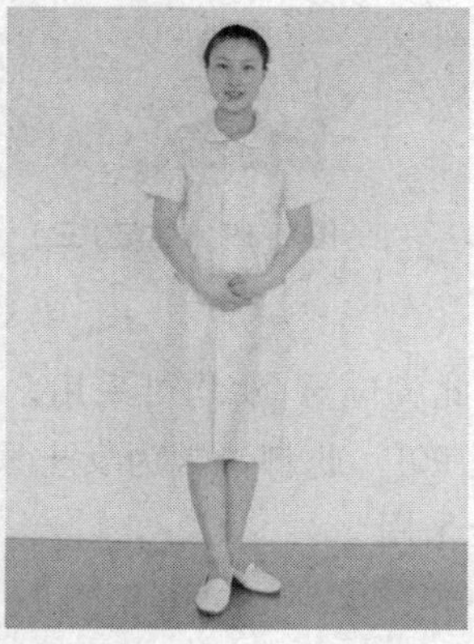

图 3-26　女士站姿(四)

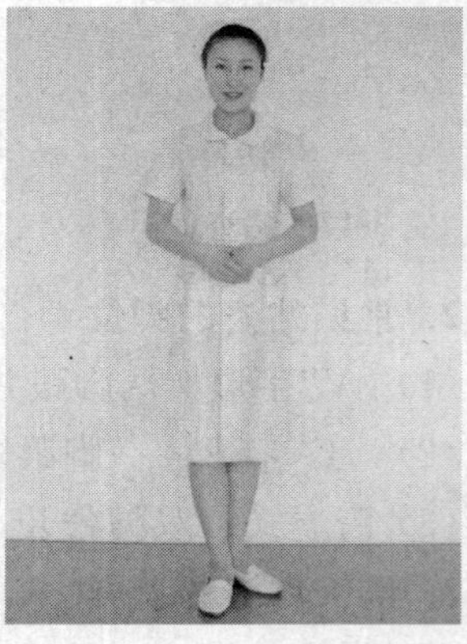

图 3-27　女士站姿(五)

(二) 站姿的注意事项

(1) 站立时避免无精打采、东倒西歪、弯腰驼背、双手插兜等。

(2) 站立时禁止双手做小动作,如摆弄衣襟、辫梢、笔等。

二、走姿

走姿又称为行姿或步态,是指人在行走过程中所形成的姿态。轻盈优美的行姿和矫健的步态能展现一个人的端庄、优雅与活力(图3-28)。

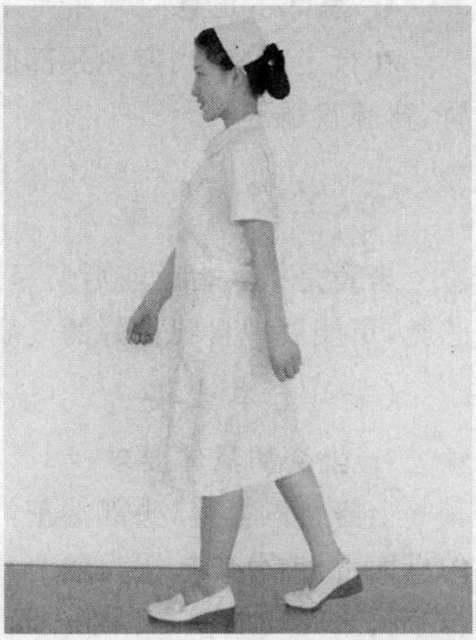

图 3-28 走姿

（一）基本走姿

行走时,应在正确的站姿基础上,全面且充分地兼顾以下六个方面。

1. 昂首挺胸,全身伸直

在行进前,上身保持站立的基本姿势,目标明确,面朝前方,头正颈直,双目平视,挺胸收腹,腰背正直,膝盖伸直,使身体形成一条直线。

2. 起步前倾,重心在前

在起步时,身体稍向前倾,重心应落在反复交替移动的前脚脚掌上。当前脚落地、后脚离地时,膝盖一定要伸直,脚着地时再稍微松弛,并立刻使重心前移。

3. 脚尖前伸,步幅适中

在行进时,应保持脚尖向前,不要向内或向外(即内“八”字或外“八”字步)。同时应保持步幅大小适中,前后脚之间的距离约一脚长。

4. 直线行进,自始至终

在行进时,双脚行走的轨迹大体上应成为一条直线,同时克服身体在行进中左右摇摆,始终保持身体直线前行。

5. 双肩平稳,两臂摆动

在行进时,双肩双臂都不可过于僵硬呆板。双肩保持平稳,力戒摇晃。两臂应自然前后摆动,摆幅以 30°左右为佳,手指自然弯曲朝向身体。

6. 全身协调,匀速行进

在行走时,大体上在某一阶段要保持速度均匀,有节奏感。另外,各部分的举止要相互协调、相互配合,表现得轻松、自然。

护士在工作中应做到步履轻盈,如遇紧急情况时,应以“行”代“跑”,称快行步,即保持上身平稳,步履轻快,步幅减小,快而稳健,表现出“急患者所急”的工作作风,同时使护理工作紧张有序,忙而不乱,增加患者的安全感。

（二）走姿的注意事项

1. 忌瞻前顾后

在行走时,不应左顾右盼,尤其不应反复回过头来注视身后,另外应避免身体过分摇晃。

2. 忌声响过大

行走时应步态轻盈,如用力过猛、声响过大,不仅会妨碍或惊吓他人,还会给人留下粗鲁、没修养的感觉。

3. 忌“八”字步态

在行走时,若两脚脚尖向内伸或向外伸构成内“八”字或外“八”字步都很不雅观。

4. 忌体不正直

在行走时，应当避免颈部前伸、歪头斜肩、耸肩夹臂、挺腹含胸、甩动手腕、扭腰摆臀、弯膝盘腿等。

三、坐姿

坐姿是指人在就座后所呈现的姿态。端庄的坐姿，不仅给人以文雅、稳重、沉着的感觉，更能展现自我良好的气质。

(一) 基本坐姿

1. 坐姿的具体要求

上身自然挺直，头部端正，目视前方；双手掌心向下，叠放于大腿上，或是放在身前的桌面上，或分别放于大腿上，或一左一右扶在座位两侧的扶手上；上身与大腿、大腿与小腿之间均成 90°；一般坐椅面的 1/2～2/3，避免依靠座位的靠背；脚尖对向正前方或侧前方，双脚可并拢、平行或一前一后(图 3-29 至图 3-31)。

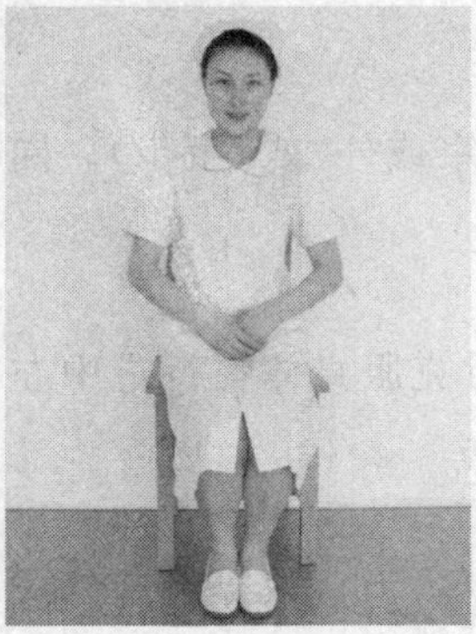

图 3-29　女士坐姿(一)

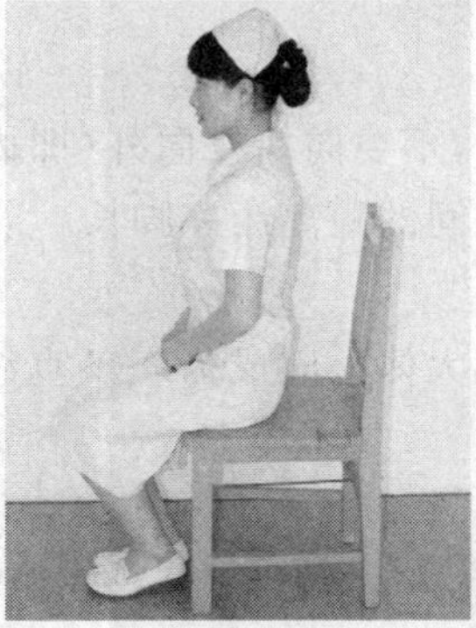

图 3-30　女士坐姿(二)

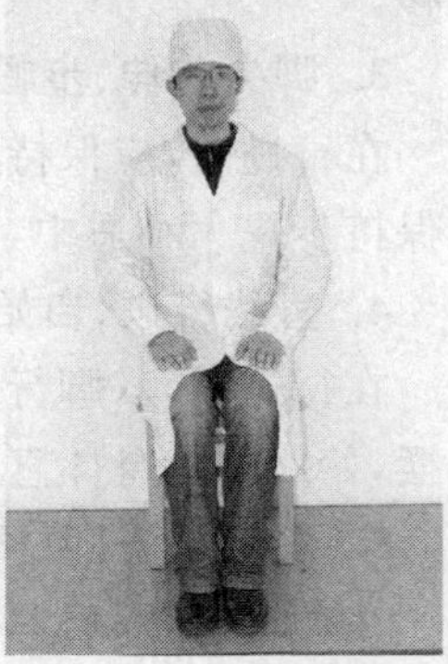

图 3-31　男士坐姿

2. 坐姿的注意事项

(1) 避免头部不端　坐定后不应闭目养神、左顾右盼、摇头晃脑，不应仰头靠在座位背上，或是低头注视地面。

(2) 避免上身不直　坐定后上身不应前倾、后仰或歪向一侧，不应趴向前方或两侧。

(3) 避免手部错位　坐定后不应双手端臂、抱于脑后或抱住膝盖，不应摸摸碰碰、敲敲打打或双手置于桌下或夹于双腿中间。

(4) 避免腿部失态　坐定后双腿切勿分开过大、高跷二郎腿，切勿双腿伸直或反复抖动。不应骑在座位上、躺在座位上或把腿架在高处。

(5) 避免脚不安分　坐定后切勿将脚抬得过高、用脚尖指人，或使对方看到鞋底，不应脱鞋、袜子或踩踏其他物体，不应摇动不止或击打地面。

(二) 常见坐姿

1. 正襟危坐式

正襟危坐式是最基本的坐姿，适用于正规场合。女士双膝双腿完全并拢，男士双膝分开，但不得超过肩宽(图 3-32、图 3-33)。

2. 双腿斜放式

双腿和两脚尖并拢，两腿向左或向右斜放，双手自然叠放于左腿或右腿上(图3-34)。

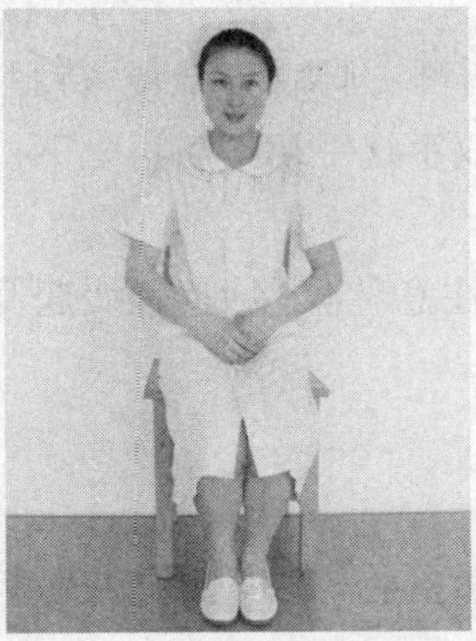

图 3-32 正襟危坐式(女士)

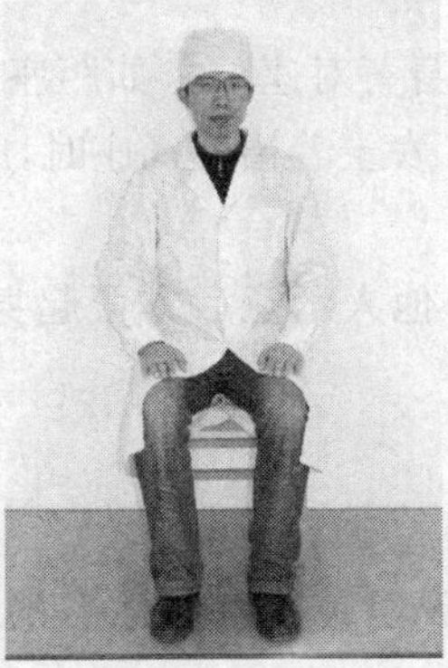

图 3-33 正襟危坐式(男士)

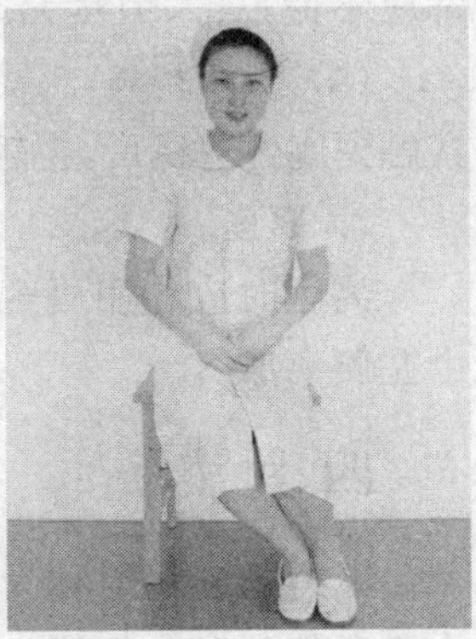

图 3-34 双腿斜放式

3. 脚尖点放式

一脚前一脚后自然地放于地上，前脚掌着地，后脚尖着地，双手自然叠放于大腿上(图 3-35)。

4. 双腿叠放式

双腿完全交叉叠放在一起，交叠后的两腿间无缝隙，双腿斜放于一侧，与地面成45°，叠放在上的脚尖垂向地面(图 3-36)。

5. 双腿交叉式

两大腿交叉叠放，小腿自然放置，悬空的脚尖内收(图 3-37)。

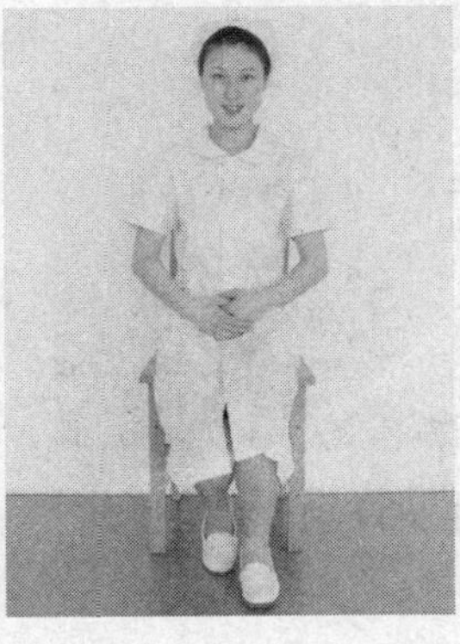

图 3-35 脚尖点放式

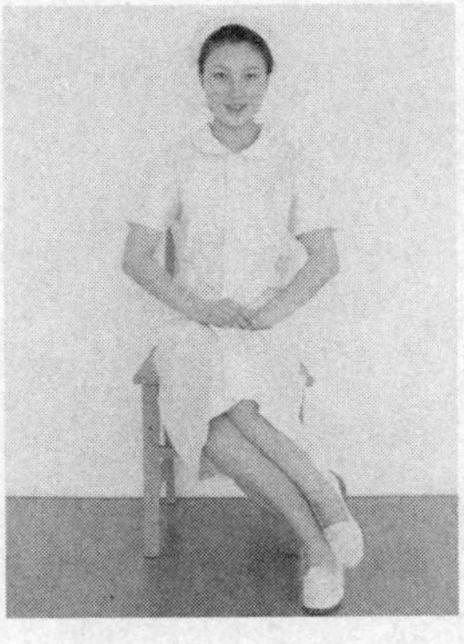

图 3-36 双腿叠放式

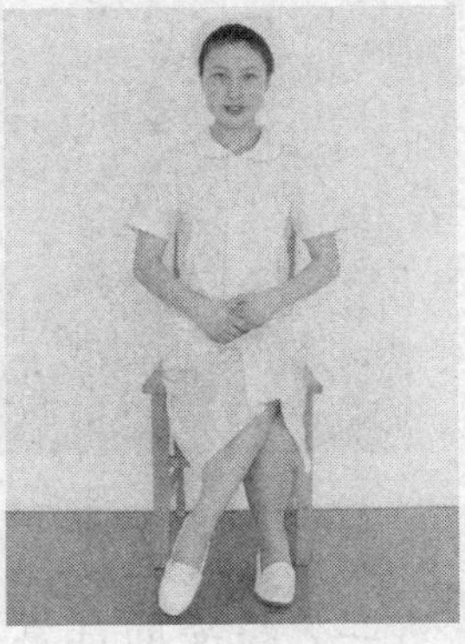

图 3-37 双腿交叉式

(三) 入座与离座

1. 入座

入座又称就座、落座，是指走向座位直到坐下的整个过程，入座时应注意以下几点。

(1) 入座顺序　与他人一起入座，应讲究先后顺序：一是礼让尊长，即请尊长首先入座；二是同时入座，适用于同辈或亲友同事之间。无论如何，抢先入座都是失态的表现。

(2) 入座方位　无论从正面、侧面还是背面走向座位，只要条件允许，通常都讲究从左侧走进并从左侧离开自己的座位，简称为“左进左出”，是正式场合必须遵守的就座规则。

(3) 落座无声　在就座的整个过程中，无论是移动座位、下落身体还是调整坐姿，都应不慌不忙，悄然无声。

(4) 入座得体　入座时应转身背对座位。如距座位较远，可右脚后移半步，待腿部接触到座位边缘后，再轻轻坐下。女士着裙装入座时，应先用双手抚平裙摆后再坐下。

2. 离座

离座时应先用语言或动作向他人示意后方可起身，也应注意礼仪序列，轻缓起身，由左侧离席。

四、蹲姿

下蹲的姿势简称为蹲姿，是护理人员常用体态的一种，如拾物、整理下层贮物柜、为患者整理床头柜等。

(一) 基本蹲姿

蹲姿的具体要求是：一脚在前，一脚在后，上身挺直前倾，头略低，两腿靠紧下蹲，前脚全脚着地，小腿基本垂直于地面，后脚脚掌着地，脚跟抬起，臀部向下（图 3-38）。

护士俯身拾物时，应站在所取物品的侧面，一脚后退半步，双手理顺身后工作服，屈膝下蹲，再拾物（图 3-39）。

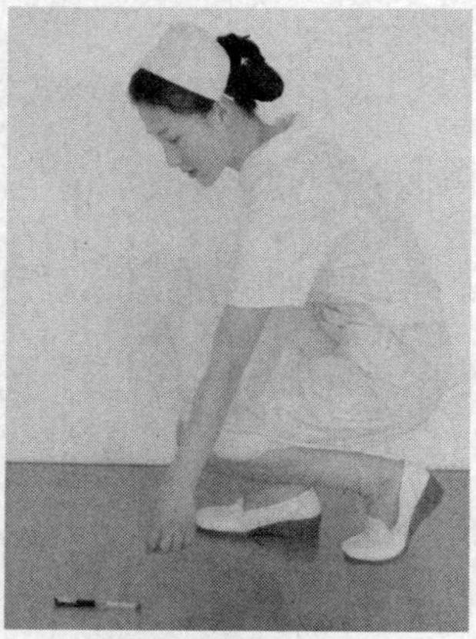

图 3-38　蹲姿(一)

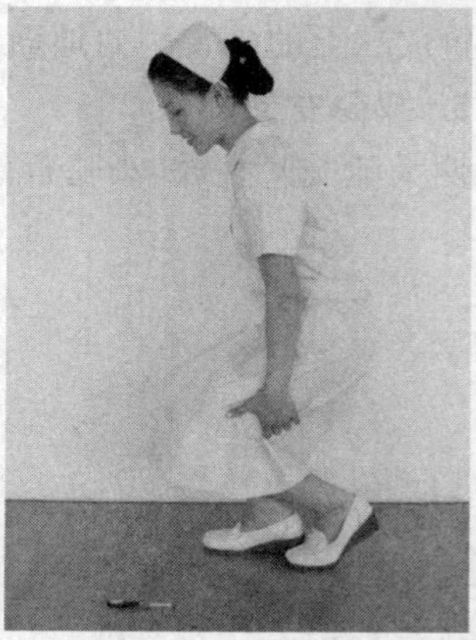

图 3-39　蹲姿(二)

(二) 蹲姿的注意事项

(1) 下蹲时禁止距人过近、面向他人、背对他人或双腿平行叉开。

(2) 下蹲时应避免速度过快或重心不稳。

五、持物手姿

(一) 持病历夹

1. 方法

(1) 行走时持病历夹的方法。

① 病历夹正面向内，左手握于病历夹中部，置于侧腰部，此法适用于男护士（图3-40）。

② 病历夹正面向内，左手握于病历夹前1/3处，病历夹前端略向上抬，放于手臂与躯干之间，此法适用于女护士（图3-41）。

（2）书写或阅读时持病历夹的方法　一手持病历夹一侧前1/3处，将病历夹放于前臂上，手臂稍外展，持病历夹的上臂靠近躯干，另一手可翻阅或书写（图3-42）。

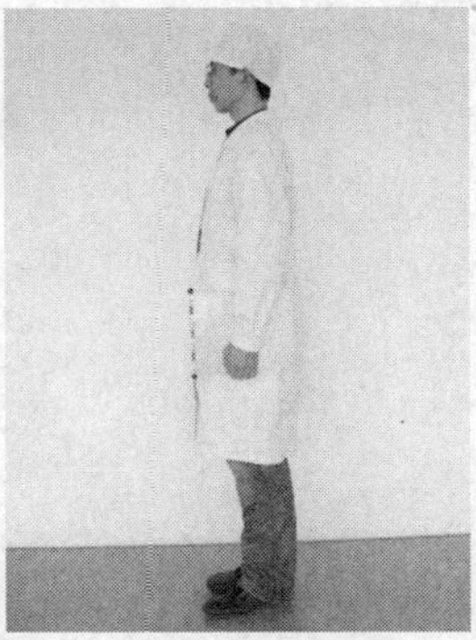

图3-40　持病历夹（男护士）

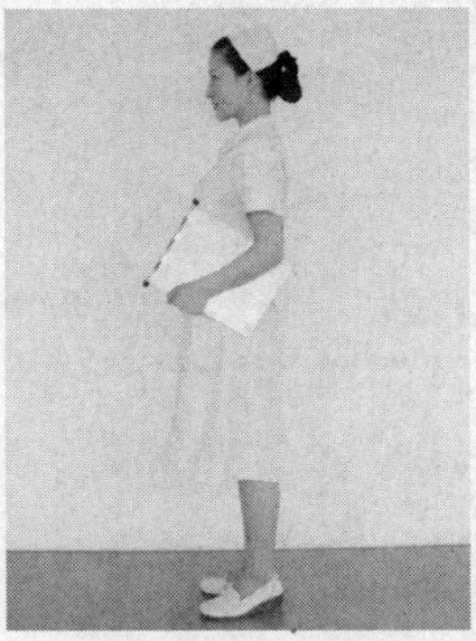

图3-41　持病历夹（女护士）

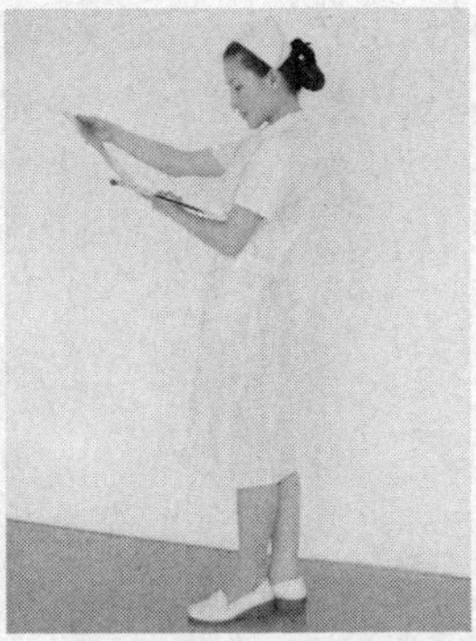

图3-42　书写或阅读时持病历夹

2. 注意事项

（1）持病历夹时不应做与治疗无关的事情。

（2）不可随意乱放病历夹或拎着病历夹走来走去。

（二）端治疗盘

1. 方法

在站姿或走姿的基础上，上臂贴近躯干，肘关节成90°角，四指和手掌托住两侧盘底，拇指置于盘缘中部，盘缘距身体2～3 cm（图3-43、图3-44）。

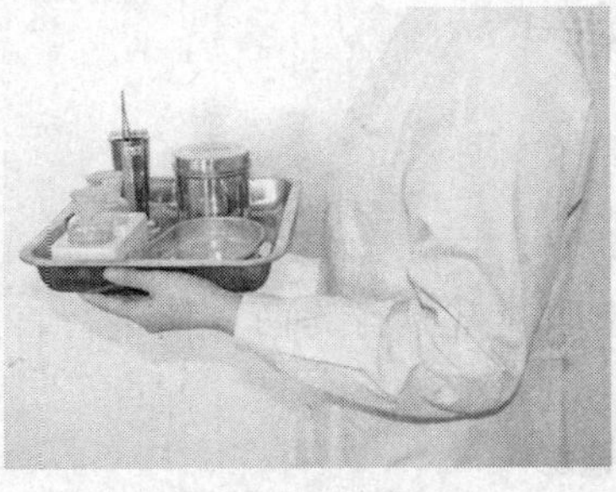

图3-43　端治疗盘（一）

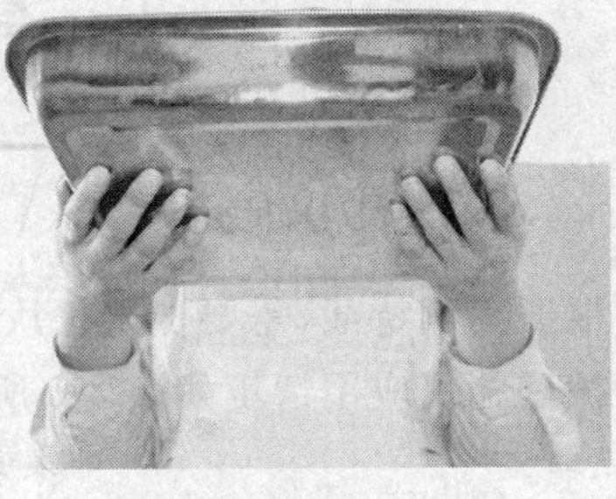

图3-44　端治疗盘（二）

2. 注意事项

（1）端治疗盘时应该用肘部或肩部将门轻轻推开。

（2）端治疗盘时盘不可倾斜，行走时保持治疗盘平稳，盘缘不可触及护士服，双手拇指不能触及盘的内面。

（3）端治疗盘在行走中迎面遇到患者时，应向左侧或右侧方退后一步，请患者先行。

（三）推治疗车

1. 方法

护士位于治疗车后（无护栏一侧），用双手扶住车缘两侧，双臂均匀用力，身体略向前倾，重心集中于前臂，抬头，挺胸，直背，步伐均匀，行进、停放平稳（图3-45）。

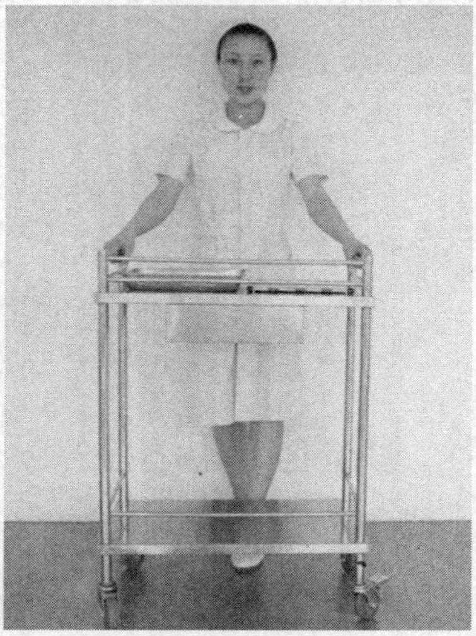

图3-45 推治疗车

2. 注意事项

（1）进门时应先将车停稳，用手推开门后，再推车入室，入室后先关上门，再推车前行，不可用车撞门。

（2）经常检查治疗车的完好性，避免推车时发出声响。

（3）推治疗车时迎面遇到患者，应先将车停在一侧，请患者先行。

完成任务过程

一、护理礼仪应用

根据案例特征，需要护士长从仪容、仪表及护士职业基本行为两方面进行言传身教。护理礼仪应用情境如表3-2所示。

表3-2 护理礼仪应用情境

任务过程	任务情境		要点说明
	角色	沟通行为	
护生准备	护生	化了淡妆，擦涂了香水 穿着新买的白凉鞋，带着护士服和护士帽	护士工作时不应涂香水 正式场合禁止穿凉鞋

续表

任务过程	任务情境		要点说明
	角色	沟通行为	
病区报到	护生	四处张望，不知哪位是护士长 “你好，护士小姐，我是实习护生，来找护士长报到。”	不了解护士帽特点
	护士	四指并拢，拇指微张，掌心向上，以肘关节为轴，朝护士长方向指去。“站在那边手持病历夹阅读病例的就是护士长。”	运用“手语”中“指示手势” 应用站姿、持病历夹手姿
	护生	刚要跑过去	工作中不宜跑，应以快行步代替
介绍指导	护士长	面带微笑，步履轻盈地朝小李走来	走姿的应用
	护生	“你好，护士长，我是实习护生小李，今天第一天实习。”	始终进行视线接触
	护士长	“你好，我是儿科护士长。” 然后向小李介绍医生、护士办公室、更衣室、治疗室等病区基本设置 “小李，工作中不能涂香水，也不能穿凉鞋。”	结合语言沟通进行 结合“手语”中“指示手势”进行
	护生	点点头，“我记住了。”	应用首语
	护士长	“护士应注重仪容、仪表的修饰，还应养成良好的职业基本行为，像站姿、坐姿、蹲姿、端治疗盘、推治疗车等都应注意”	边说边演示各种动作
	护生	“好的，护士长，我以后一定会十分注意。”	—
	护士长	“那就由王护士带你吧，一定要虚心学习，有不懂的及时请教，避免发生差错失误或造成医疗事故。”微笑点头致意，然后离去	—

二、职业基本行为技能实训

技能实训　职业基本行为训练

【目的】

学会站、走、坐、蹲及持物手姿，并养成良好的职业基本行为。

【方法】

对着镜子自训，同学之间对视互训，情境模拟，角色扮演，可配合播放音乐。

【行为训练】

职业基本行为训练如表 3-3 所示。

表 3-3　职业基本行为训练

训练过程	训练行为	要求及注意事项
准备	发式:短发或盘起的长发 化妆:职业淡妆 服饰:护士服 护士帽 护士鞋	前不过眉,侧不掩耳,后不过领 自然 整洁、合体,内衣不外露 燕帽距前额发际 4～5 cm,帽后用同色发卡固定 圆帽应全部遮住头发,缝线在后,不戴头饰 软底、平跟或小坡跟
训练开始	面露微笑,表情自然	可配上音乐
站姿	男士 ①双脚呈“V”字形,双臂自然下垂,置于身体两侧 ②双脚呈跨立式,右手握住左手腕上方,自然贴于腹前或臀部	站立时,头正颈直,双目平视,挺胸收腹,立腰提臀,两肩略外展,双腿并拢
	女士 ①双脚呈“V”字形或“丁”字形,双臂自然下垂,置于身体两侧 ②双脚呈“V”字形或“丁”字形,双手叠放于下腹部或脐部	
走姿	①昂首挺胸,全身伸直 ②起步前倾,重心在前 ③脚尖前伸,步幅适中 ④直线行进,自始至终 ⑤双肩平稳,两臂摆动 ⑥全身协调,匀速行进	头正颈直,身体成一条直线 起步时身体稍向前倾,重心应落在前脚掌上 保持脚尖向前,步幅约为一脚长 始终保持身体直线前行,行走轨迹大体为直线 摆幅以 30°左右为佳 上身自然挺直,头部端正,目视前方
坐姿	①正襟危坐式 男士:双膝分开,但不得超过肩宽 女士:双膝双腿完全并拢 ②双腿斜放式 双腿和两脚尖并拢,两腿向左或右斜放 ③脚尖点放式 两脚一前一后,前脚掌着地,后脚尖着地 ④双腿叠放式 双腿完全交叉叠放在一起,斜放于一侧,与地面成 45°,叠放在上的脚尖垂向地面 ⑤双腿交叉式 两大腿交叉叠放,小腿自然放置,悬空脚尖内收	双手掌心向下,叠放于大腿上,或是放在身前的桌面上,或分别放于大腿上,或一左一右扶在座位两侧的扶手上;上身与大腿、大腿与小腿均成 90° 一般坐椅面的 1/2～2/3,避免依靠座位的靠背;脚尖对向正前方或侧前方 入座与离座时,均应遵循“左进左出”和礼仪序列,做到无声得体

续表

训练过程	训练行为	要求及注意事项
蹲姿	一脚在前，一脚在后，上身挺直前倾，头略低，两腿靠紧，双手理顺身后工作服，屈膝下蹲	避免速度过快或重心不稳 禁止距人过近、面向或背对他人、双腿叉开
持病历夹	男士：左手握于病历夹中部，置于侧腰部 女士：左手握于病历夹前1/3处，病历夹前端略向上抬，放于手臂与躯干之间 书写或阅读：一手持病历夹一侧前1/3处，将病历夹放于前臂上，手臂稍外展，持病历夹的上臂靠近躯干，另一手可翻阅或书写	
端治疗盘	上臂贴近躯干，肘关节成90°角，四指和手掌托住两侧盘底，拇指置于盘缘中部，盘缘距身体2～3 cm	用肘部或肩部轻轻开门 行走时保持治疗盘平稳，拇指不能触及盘内面 礼让行人
推治疗车	护士位于车后，用双手扶住车缘两侧，双臂均匀用力，身体略向前倾，重心集中于前臂，抬头，挺胸，直背，步伐均匀，行进、停放平稳	不可用车撞门 经常检查车的完好性，避免推车时发出声响 礼让行人
训练结束	微笑、点头示意	音乐停止

岗位专业相关知识

一、化妆礼仪

（一）化妆的原则

1. 美观

化妆，意在使人变得更加美丽，因此，在化妆时要注意修饰得当、扬长避短，切忌离奇出众。

2. 自然

化妆的最高境界是“自然”，即看起来没有人工修饰的痕迹，而好似天然的美丽。

3. 协调

化妆要注意其整体效果，所以在化妆时，应努力使妆面协调、服饰协调、场合协调，以体现自己的品味和气质。

4. 得体

化妆要注意场合、讲究个性，如工作时宜化淡妆，社交时可稍浓，口红与指甲油最好为同一色系，香水不宜涂在容易出汗的地方等。

知识链接

香水的使用部位

后颈部:如是长发,可用头发遮住避免紫外线照射。因香水经紫外线照射会使皮肤产生瘢痕。

耳后:涂香水最常用的地方,体温高又不受紫外线影响。

头发:在发梢涂香水,只要轻轻摆头就可洋溢香气,但与人聚餐时此部位最好不用。

肘内侧:肘内侧属于体温高的部位,只要移动手臂就可散发香气。

手腕:将香水涂在静脉处,此部位体温高又常活动,香气容易散发。

腿部:穿丝袜前在腿部、膝盖及脚踝内侧涂上香水,这样散发出的香气不但典雅而且持久。

裙摆:只要裙子摆动,就可散发香气,给人留下美好的印象。

(二)化妆的禁忌

(1)不宜当众化妆或补妆。

(2)不宜在异性面前化妆。

(3)不宜化浓妆。

(4)不宜使妆面出现残缺。

(5)不宜借用他人化妆品。

(三)护士化妆礼仪

护士化妆要遵循淡雅自然、协调得体的原则,体现护士美好的职业形象。

二、肢体修饰礼仪

(一)手臂

手臂通常被人们视为交往中的“第二张名片”。护士在工作场合中用手的机会很多,对手臂修饰的要求就更加严格。

1. 手

保持手的清洁是最基本的礼仪要求,所以应当勤洗手,并注意手的保养。指甲要经常修剪,不留长指甲,同时清洁指甲沟附近的皮肤,不涂指甲油。此外,护士在工作岗位上还应注意不要乱用双手搔头发、揉眼睛、剔牙齿等。在公众场合修剪指甲,也是不文明、不礼貌的举止。有的人习惯用牙齿啃指甲,这个动作既不卫生,也不雅观,更不文明。

2. 肩臂

在非常正式的场合,社交礼仪要求人们的手臂尤其是肩部,不应暴露在衣服之外;腋毛也属于“个人隐私”,在他人面前,尤其在异性面前,不要穿会令腋毛外现的服装,否则是很失礼的。而在非正式场合,若打算穿暴露腋窝的服装,则应先脱去或剃去腋毛。

（二）腿脚

中国人常有“远看头，近看脚”观察他人的习惯。腿部在近距离时常为他人所重视，在修饰仪容时应引起重视。

1. 脚部

保持脚部清洁是最基本的礼仪要求，所以应当勤洗脚，勤换鞋和袜子，如有可能，应随身带上备用袜子，以备不时之需。不要穿残破有异味的袜子，不要在他人面前脱鞋，更不要脱下袜子搔抓脚部。在正式场合，一般不应不穿袜子，不穿袜子既不美观又有可能被人误会。在欧美国家，光脚穿鞋，即被视为“性感”的表现。此外，一些使脚部过于暴露的鞋，如镂空鞋、凉鞋、拖鞋等，不宜在正式场合穿着。护士工作时应穿规定的护士鞋，并且要求做到清洁、舒适、美观。

2. 腿部

在正式场合，男士着装不应暴露腿部，即不应穿短裤；女士应穿长裤或裙子，而不能穿短裤或超短裙。护士在工作中着裙装时，应配上肉色的长筒袜，而不应直接裸露腿部。

三、佩饰礼仪

饰物是指人们在着装时所选用佩戴的装饰性物品，可起到辅助、烘托、陪衬和美化服装的作用。在社交场合，饰物是一种无声的语言，借以表达使用者的知识、修养、阅历和审美品味，同时它也是一种暗示，借以表达使用者的身份、地位、财富和婚恋状况。

（一）饰物的种类

饰物按其用途可分为两类：一类是实用性饰物，包括帽子、围巾、手表、眼镜、鞋、袜子等；另一类是装饰性饰物，即首饰，包括戒指、耳环、项链、手镯（手链）、胸针等。日常生活中的饰物主要是指首饰。

（二）佩戴饰物的基本原则

佩戴饰物必须符合一定的礼仪规范，才能达到美化的效果。在选择使用过程中，应注意以下原则。

(1) 数量原则　以少为佳。有时甚至可以不用佩戴。确有必要，佩戴数量不应超过三件。

(2) 质地原则　力求同质。若同时佩戴两件或两件以上首饰，质地必须相同。戴镶嵌类首饰时，被镶嵌物及托架均应一致。

(3) 色彩原则　争取同色。若同时佩戴两件或两件以上首饰，色彩必须一致。

(4) 身份原则　符合身份。选戴首饰时不能只追求个人喜好，还应兼顾自己的年龄、性别、职业和工作环境等。在校学生不宜佩戴首饰；护士在工作岗位也不宜佩戴首饰；成熟女性应佩戴货真价实的首饰。

(5) 体型原则　扬长避短。选择首饰时，应考虑自身的脸型、体型等特点，以达到掩饰不足、增加美感的目的。

(6) 季节原则　与季节吻合。一般银色或色彩鲜艳的首饰适合暖季佩戴；而金色、深色的首饰适合冷季佩戴。夏季可佩戴项链和手链，冬季则不宜佩戴太多的饰物。

(7) 搭配原则　与服饰协调。佩戴首饰要同时兼顾所穿服装的质地、色彩及款式，并使之搭配适当。如穿高档考究的服装时，可搭配昂贵的饰物；穿运动服或工作服时则不宜佩戴首饰。

(8) 习俗原则　尊重习俗。不同国家、民族和地区，佩戴首饰的习惯多有不同。对此，一方面要了解不同，另一方面应尊重习惯。

(三) 佩戴饰物的礼仪规范

1. 戒指

戒指通常戴在左手上，一般只戴一枚，如果想多戴，最多只能戴两枚，不能戴在同一手指上，可戴在一只手相邻的两个手指上，也可戴在两只手对应的手指上。戒指的戴法不同意义也不同。

知识链接

戒指的佩戴

拇指：通常不戴戒指。

食指：表示单身、求婚或想结婚。

中指：表示正在恋爱。

无名指：表示已经订婚或结婚。

小指：暗示自己是一位独身者。

2. 耳环

耳环又称耳饰，分为耳钉、耳链、耳坠等。一般为女性成对使用，不宜在一只耳朵上同时戴多只耳环。男子也可戴耳环，但习惯左耳戴一只，两耳都戴，会被视为同性恋。

3. 项链

男、女均可佩戴项链，一般只佩戴一条，但可将一条长项链折成数圈佩戴。项链的佩戴应注意整体效应与身体个性相适宜。

4. 手镯和手链

手镯可以只戴一只，通常戴在左手上，也可以同时戴两只，一手戴一只或都戴在左手上。一般不在一只手上戴多只手镯。男士一般不戴手镯。手链与手镯不同，男、女均可佩戴，但一只手只能戴一条手链，通常戴在左手上。手链与手镯不能同时佩戴，手链或手镯均不应与手表戴在同一只手上。

5. 脚链

脚链是时下新兴的一种饰物，主要适用于非正式场合的青年女性。脚链一般只戴一条，左、右脚均可。若穿丝袜，应将脚链戴在丝袜外面。

实训考核

【目标】

(1) 遵循仪容、仪表修饰礼仪,给患者留下良好的印象。

(2) 学会站姿、走姿、坐姿、蹲姿及持物手姿,并养成良好的职业基本行为。

【内容和方法】

(1) 内容　案例,职业基本行为训练。

(2) 方法　运用案例,进行小组讨论、情境模拟训练、角色扮演。

【考核方法】

运用案例,进行角色扮演。

【考核评价】

职业基本行为训练效果评价表如表 3-4 所示。

表 3-4　职业基本行为训练效果评价表

班级______　座号______　姓名______　成绩______　　　年　　月　　日

项　目			评价内容	分值	得分
准确评估(18 分)	护士评估		符合职业形象仪表规定	10	
			表情自然,微笑真诚、亲切	2	
			明确护士着装的基本要求	2	
	患者评估		患者的病情、语言和非语言沟通信息	2	
	环境评估		是否存在影响沟通的因素	2	
分析判断(7 分)			迅速准确分析评估收集的基本资料	2	
			迅速准确判断所需的各种行为姿态	5	
行为实施(60 分)	站姿		站立时,头正颈直,双目平视,面带微笑,表情自然,挺胸收腹,立腰提臀,两肩略外展,双臂自然下垂或右手握住左手,置于下腹部或脐部,双腿并拢,双脚并拢,或脚尖略分开,或呈“V”字形或“丁”字形	10	
	走姿		上身保持站立的基本姿势,两臂应自然前后摆动,摆幅以 30°左右为佳,手指自然弯曲朝向身体。起步时身体稍向前倾,重心应落在反复交替移动的前脚脚掌上。膝盖伸直,脚尖向正前方伸出,双脚行走的轨迹大体上应成为一条直线	10	
	坐姿	坐定	上身自然挺直,头部端正,目视前方;双手掌心向下,叠放于大腿上,或是放在身前的桌面上,或分别放于大腿上,或一左一右扶在座位两侧的扶手上;上身与大腿、大腿与小腿之间均成 90°角;一般坐椅面的 1/2～2/3,避免依靠座位的靠背;脚尖对向正前方或侧前方,双脚可并拢、平行或一前一后	10	
		入座、离座	应注意礼仪序列,左进左出,悄然无声,自然得体	5	

续表

项　目			评 价 内 容	分值	得分
行为实施（60分）	蹲姿		一脚在前，一脚在后，上身挺直前倾，头略低，两腿靠紧，双手理顺身后工作服，屈膝下蹲，前脚全脚着地，小腿基本垂直于地面，后脚脚掌着地，脚跟抬起，臀部向下	5	
	持病历夹	行走	男护士：病历夹正面向内，左手握于病历夹中部，置于侧腰部 女护士：病历夹正面向内，左手握于病历夹前1/3处，病历夹前端略向上抬，放于手臂与躯干之间	5	
		书写阅读	一手持病历夹一侧前1/3处，将病历夹放于前臂上，手臂稍外展，持病历夹的上臂靠近躯干，另一手可翻阅或书写	5	
	端治疗盘		在站姿或走姿的基础上，上臂贴近躯干，肘关节成90°角，四指和手掌托住两侧盘底，拇指置于盘缘中部，盘缘距身体2～3 cm	5	
	推治疗车		护士位于车后，用双手扶住车缘两侧，双臂均匀用力，身体略向前倾，重心集中于前臂，抬头，挺胸，直背，步伐均匀，行进、停放平稳	5	
效果评价（15分）	态度		热情、认真、关爱、精神饱满	5	
	能力		各种姿态标准，动作符合规范要求	5	
	效果		遵循护理职业基本行为的要求，动作姿态优美	5	
合计				100	

能力检测

一、名词解释

1. 仪容
2. 服饰
3. 站姿
4. 走姿
5. 坐姿

二、填空题

1. TPO原则的三要素包括________、________、________。

2. 护士端治疗盘时，肘关节成________，四指和手掌托住两侧盘底，拇指置于盘缘中部，盘缘距身体________。

三、选择题

A_1 型题

1. 护理人员在行走时，摆幅一般不超过（　　）。

A. 15°　　B. 20°　　C. 30°　　D. 40°　　E. 45°

2. 入座与离座时应遵循（　　）。

A. 右进右出　　B. 右进左出　　C. 左进左出

D. 左进右出　　E. 就近原则

四、简答题

1. 着装应遵循哪些基本原则？

2. 护士服着装应遵循哪些原则？

3. 护士在行走时应注意哪些事项？

4. 护士在推治疗车时应注意哪些事项？

五、论述题

1. 护士工作时必须穿工作服，如何着装才能体现护士的职业美？

2. 在护理工作中，护士如何能展现端庄、优雅的坐姿？还应注意哪些问题？

六、案例分析

1. 实习护士小张，上班时穿护士服、戴护士帽都十分讲究，且常化较浓的妆，涂香水，美甲，她认为这样可以体现护士的职业美。另外，为赢得患者的信任，她从不戴工作牌。

(1) 请问护士小张在仪容礼仪方面存在哪些问题？

(2) 应如何改进才能符合护士职业要求？

（刘　丹）

模块四

护生实习和职场应聘的沟通技巧

husheng shixi he zhichang yingpin de goutong jiqiao

项目九　实习护生的人际沟通技巧

项目十　毕业应聘沟通技巧

项目九 实习护生的人际沟通技巧

案例引导

护生小敏已在神经外科实习三个月了，刚轮转到心内科。带教老师考虑到她还没有熟悉心内科患者的疾病特点，因此操作时主要安排她观察学习。小敏觉得带教老师不给她机会，心里有些不快。护士长见其他人都挺忙，就让她协助护理员张某一起去供应室取无菌包，小敏更不高兴了，可也不敢说什么。取回无菌包后，张某又对小敏说："你把这些无菌包按照标签上的名称摆放在那个柜子里。"小敏终于忍不住了，很激动地说："你一个护理员凭什么指使我做这做那的？要放你自己放，关我什么事！"带教老师听到争执，问明情况后，协调了两人的矛盾，并与小敏好好谈了谈，小敏也觉得自己太不应该，主动向护理员张某道歉，张某也承认自己语气不好。

案例分析

1. 案例特征

(1) 带教老师安排小敏"观察学习"是希望她先熟悉心内科的工作特点，而小敏觉得自己已经实习三个月，带教老师应该信任她，给她独立操作的机会，因此对带教老师的安排"心里有些不快"。对护士长的安排，小敏"更不高兴"，可因为护士长的身份，也不敢反驳，两件事均说明她缺乏主动沟通的意识，没有及时消除误解，也反映出她未找准自身角色的定位。

(2) 小敏潜意识里觉得自己地位比护理员高，当护理员也安排她做事时，她觉得受到侮辱，终于"忍不住"将积累的不快发泄在护理员身上，说明她不够成熟，无法在不伤害他人自尊的前提下用恰当的语言表达自己的想法，同时也缺乏与不同医务人员合作的意识。

2. 需要解决的问题

从以上分析可以看出小敏未找准自身角色的定位，缺乏主动沟通意识，也缺乏团队合作精神，不能正确合理地与不同医务人员沟通，因此：

(1) 如何恰当地运用各种沟通技巧与不同医务人员沟通，是实习护生需要解决的问题。

(2) 掌握与不同医务人员沟通的影响因素和原则，是实习护生应掌握的基本知识。

3. 需要完成的任务

任务一　护生与医务人员的沟通

任务一　护生与医务人员的沟通

学习任务

任务目标

能在实习过程中灵活恰当地与不同医务人员沟通。

学习目标

1. 正确分析影响护生与不同医务人员沟通的因素。

2. 明确护生与不同医务人员沟通的原则。

教学活动方式

多媒体展示、角色扮演、模拟情境、现场教学、小组讨论、实训、考核等。

岗位专业基本知识

一、护生与不同医务人员沟通的影响因素

（一）护生与护士长

1. 身份差异

护生往往因为护士长的身份而对其存在敬畏心理，不敢或不知如何与其沟通。护士长作为科室的管理者，因为自己的身份也常常忽视了与护生的沟通，致使信息交流不畅。

2. 思维方式与角度不同

因为职责不同，思维方式与角度也不同，彼此不能完全地换位思考，易造成信息理解偏差。

（二）护生与其他护理人员

1. 医院带教特点

目前各医院实习护生主要是跟随其带教老师学习。由于这种特殊的医院学习特点，使大多数护生在心理上主要倾向于向自己的带教老师学习，从而缺少了主动与其他护理人员沟通的意识。

2. 护理人员个体素质

少数资深护理人员没有做好“榜样”，失去护生的信任和认同。而一些高学历护理人员所表现的优越感，也使护生产生羡慕、嫉妒或不屑一顾的心理。

（三）护生与带教老师

1. “盲从”倾向

实习护生往往盲从带教老师，缺乏主动思考，从而缺乏主动沟通意识。

2. 定位不明

实习护生往往定位不明，找不准自身角色，一些护生对患者的生活护理工作或其他杂事小事表现得不够主动；也有护生太过主动而出现"越位"的表现，常常不懂装懂，自以为是或自作主张。

3. 带教老师个人素质

有些带教老师缺乏带教的基本意识，责任心不够强，只是单纯"使用"护生，或只喜欢眼里有"活儿"的护生。

（四）护生与护理员（护工）

1. 心理因素

部分护生有相较护理员（护工）优越的心理，而护理员（护工）往往存在自卑、自负或嫉妒心理，这些均是影响彼此合作和沟通的因素。

2. 角色差异

由于角色的差异，护生在医院实习期间更倾向于向专业的医务人员学习求教，而忽视与护理员（护工）的沟通。护理员（护工）往往只关注自己的工作完成与否，对于与护生之间的关系秉持的是一种"井水不犯河水"的态度。

（五）护生与医生

1. 心理因素

某些护生的自卑、怯懦心理使得他们认为医生比自己社会地位高，交往时常常有些唯唯诺诺，不能自然交往，甚至个别护生出于自我保护的心理认为医生反正也看不起自己，干脆对医生不予理睬。

2. 角色差异

双方在沟通中因为角色差异，有时会出现"冷场"现象，不能"换位思考"。

（六）护生与其他医务人员

1. 合作热情缺乏

护生会认为不是自己的直接带教老师而表现出不够主动热情，医务人员则可能对护生的配合不屑一顾。

2. 学习愿望不强

少数护生本身并不愿意将来从事医疗护理工作，导致学习愿望下降。

3. 配合能力不足

业务的生疏或环境的陌生可影响护生对工作的配合。

（七）护生与护生

1. 认同

同为护生，彼此对问题、角色能认同，处理问题的方式接近，在工作上能很好地配合。

2. 攀比

同学中所接触工作的性质、带教老师的态度、各科考试成绩等，都可能成为护生相互攀比的内容。

3. 妒忌

带教老师对护生不能一视同仁,可能成为护生之间相互嫉妒的因素。

二、护生与医务人员沟通的原则

(一) 明确实习的目的

实习护生要明白实习是为了将理论知识运用到临床实践中去,积累经验,为将来从事护理工作奠定基础,只有实习目的明确,才会千方百计与不同医务人员沟通,学习他们的知识和经验。

(二) 准确定位

实习护生在带教老师面前是学生,在患者面前是护士,在其他医务人员面前既是学生也是合作者,应调节自己的心态,找准自身角色,处理好与不同医务人员的关系,做好自己分内之事,严于律己,真诚待人。

(三) 强化多种意识

意识是沟通的前提,在与医务人员沟通过程中,护生首先应强化学习意识,虚心主动向不同医务人员学习,加强自身业务能力。其次强化团队意识,从患者角度看,护生也属于医疗团队的一员,护生的一言一行都会影响医院的形象,只有具有较强的团队意识,才能热情主动、不卑不亢地与不同医务人员沟通及合作,凡事才能从全局考虑。

(四) 灵活运用各种沟通技巧

人与人的沟通总离不开语言及非语言的信息交流,灵活运用沟通技巧,往往能事半功倍。

完成任务过程

根据案例特征,需要护生首先摆正自己的位置,以平等、协作、虚心学习的心态,结合各种语言及非语言沟通技巧以及一定的人际关系学和心理学知识,恰当地与不同的医务人员沟通,从而促进临床学习。护生与不同医务人员沟通情境如表 4-1 所示。

表 4-1 护生与不同医务人员沟通情境

任务过程	任务情境		要点说明
	角色	沟通行为	
与带教老师沟通	护生	仪表端庄,服饰符合职业要求	体态语言
		微笑着走在带教老师身侧或稍后	运用表情语言及恰当的人际距离
		面向带教老师,主动问:"老师,我今天可以独立做些操作吗?"	眼睛注视是表情"目光"交流运用

续表

任务过程	任务情境		要点说明
	角色	沟通行为	
与带教老师沟通	带教老师	“今天你刚来，还不了解心内科患者的疾病特点，先跟在我身边观察学习，等你熟悉了心内科的工作特点，老师会安排你独立操作的。”	语言表达清晰，目的明确
	护生	微笑，点头 轻声对老师说：“哦，好的，我会用心观察，好好学习的。”	点头是肢体语言首语的运用 表情语言与肢体语言运用 副语言运用
与护士长沟通	护士长	“小敏，你现在没事吧？你看其他人都在忙，你和张×一起去供应室取无菌包吧，她一个人拿不了，好吗？”	询问的语气，表示对学生的尊重
	护生	左右看了看，点了点头，说：“好吧。不过一会儿老师有操作，我看不到了怎么办？”	肢体语言运用 主动沟通意识，及时表达疑问
	护士长	“没关系，很快就回来了，不会耽误很长时间的，还可以了解一下心内科常用的无菌包种类，而且你在我们这里要学习一个月呢，有机会操作的。”	换位思考，消除学生担心错过学习机会的顾虑
	护生	笑了笑，说：“好的，我这就去取。”	表情语言沟通
与其他医务人员沟通	护生	快步走向护理员张×，微笑着说：“张阿姨，我跟您一起去取无菌包。”	称呼合理，符合语言沟通礼貌性原则
	护理员	“好的，谢谢你。” 取回无菌包后，指着治疗室的储物柜说：“麻烦你跟我一起按照包上的名称将这些包放到那边的柜子里。”	礼貌性语言沟通，表达谢意与尊重

（张玉洁）

案例引导

护生小敏到医院实习三个月了，现在轮转到心内科。这天带教老师安排她为12床患者老赵（68岁）输液，她提前进病房做好输液前的准备，想等带教老师来了再操作，可是患者老赵看她在挂输液瓶，见她是新来的，而且是实习生，就对她说：“我的血管不好打，你肯定不行，去叫你的老师来打吧。”其家属也不同意。小敏觉得很尴尬，红着脸站在一边不知道怎么办，后来在带教老师的劝说下，患者还是同意让小敏操作。

案例分析

1. 案例特征

(1) 小敏“提前进病房做好输液前的准备”，从行动中可以看出她很想得到学习的机会。

(2) 患者及其家属均拒绝小敏操作，是患者对实习生缺乏信心的表现，是一种本能的心理反应，可以理解。

(3) 小敏被拒绝后，“觉得很尴尬，红着脸站在一边”，说明她不了解患者心理，不懂得如何巧妙地说服患者，消除其顾虑，争取操作机会。

2. 需要解决的问题

小敏“提前进病房做好输液前的准备”的行动、被拒绝后的“尴尬”和“脸红”等非言语信息，说明小敏有良好的学习态度，但缺乏与患者沟通的经验和技巧。因此：

(1) 如何恰当地运用各种沟通技巧与不同患者沟通，是护生需要解决的问题。

(2) 掌握与不同患者沟通的原则，知道影响彼此沟通的因素，是护生能否灵活沟通的前提。

3. 需要完成的任务

任务二　护生与患者的沟通

任务二　护生与患者的沟通

学习任务

任务目标

能灵活运用各种沟通技巧恰当地与不同患者进行沟通。

学习目标

1. 正确分析影响护生与患者沟通障碍的因素。

2. 明确护生与不同患者沟通的原则。

教学活动方式

多媒体展示、角色扮演、模拟情境、现场教学、小组讨论、实训、考核等。

岗位专业基本知识

一、护生与患者沟通的影响因素

（一）护生方面

护生在实习的不同阶段，与患者沟通的表现是不同的。实习初期，因为角色的转换，陌生的医院环境及对自身专业知识的不自信而产生的紧张感，多数护生表现为不知所措，不知如何与患者沟通。实习中期，与患者沟通的方式主要是模仿带教老师。实习末期基本上才能合理应对。

（二）患者方面

大多数患者能够以宽容之心接受护生，尊重护生的劳动，积极配合治疗和护理。但也有部分患者不信任护生，甚至故意刁难护生，以此来拒绝护生所提供的护理服务。尤其在当前医患关系的特征发生明显变化，在人们的维权意识和自我保护意识越来越强的情况下，对医疗服务和医务人员的要求也越来越高，把治病定位为消费，认为医院提供优质的医疗服务是应该的，参与教学是一种额外的付出，对学生临床实习采取不配合的态度甚至是拒绝的患者不在少数。遇到不配合的患者时，护生应该求得带教老师的帮助，努力与其沟通，用自己的“真诚和技术”换来患者的理解、支持和信任。

（三）沟通中的影响因素

1. 语言表达或理解的误差

由于护生和患者双方文化教育水平、语言表述能力、人际沟通能力的差异等问题，在双方交流中，一旦所用语言和表述语言的方式不当，即会对交流内容理解偏差。如护生忽视了患者的文化程度，过多使用专业术语，使患者误解或不理解护生所述内容，影响相互之间的沟通。

2. 护生忽略对患者的人文关怀

患者住院时，特别在意护理人员的态度，渴望被尊重、受重视。如果护生眼中只有护理操作，没有患者，患者就会有不被尊重或被当做试验品的感觉，甚至产生被护理人员蔑视的心理。这些情况都易引起患者的不满，从而发生护患冲突。

二、护生与患者的沟通原则

（一）把握语言环境，注重人性化护理

护生与患者进行沟通的语言应做到以下几个方面：①称谓得体，给患者以良好的第一印象；②用语文明，让患者感受尊重和关爱；③换位思考，主动关心和满足患者需求。

（二）了解沟通对象，沟通方式因人而异

(1) 对于个性开朗，知识水平较高的患者，要耐心倾听他（她）们的诉说并适当予

以回应,给予鼓励和关心。

(2) 对于性格内向的患者,应以热情、诚恳的态度主动与患者沟通,从他(她)最关心的问题谈起,耐心开导鼓励患者说出自己内心真实的想法。

(3) 与具有对抗行为的患者沟通,首先要忍让、理解患者的痛苦心情,谅解患者的行为,避免发生争执,然后耐心地开导和热情地安慰患者。

(三) 善用体态语言,提升沟通效果

护生在与患者沟通的过程中,还要适当使用非语言沟通技巧,起到事半功倍的效果。

(四) 增加法律意识,减少护患冲突

护生在熟悉患者权利和义务的同时,更要了解自己所具有的权利和义务,要学会保护自己。如实事求是地记录患者的病情变化,遇到问题及时向带教老师汇报,不要擅自做主处理,或隐瞒事实真相。

完成任务过程

根据案例特征,护生应该在被患者拒绝后,首先表示理解,但同时也不能失去自信,学会用合理的言语、自信的眼神和表情及得体的体态等非言语沟通技巧尝试说服患者同意自己操作。如果带教老师也从旁劝说患者,护生应能机敏地配合带教老师一起劝说,从而争取更多的实践机会,同时也提高了自己与各种患者沟通的技巧。若患者确实不接受护生的操作,也不可强行执行。护生与患者沟通情境(说服患者同意护生进行输液操作)如表 4-2 所示。

表 4-2　护生与患者沟通情境(说服患者同意护生进行输液操作)

任务过程	任务情境		要点说明
	角色	沟通行为	
输液前沟通	护生	仪表端庄,服饰符合职业要求 面带微笑走进病房 眼睛注视着患者及其家人,轻声问:“您好!请问您是几床?叫什么名字?”	体态语言 运用表情“微笑”语言及姿态语言 眼睛注视是表情“目光”交流运用,“轻声问”符合副语言沟通原则,语言沟通有礼貌
	患者	“12 床,赵××。”	—
	护生	点头,微笑着说:“好的,一会儿要给您输液,我现在先做好准备。”按照操作规程挂好输液瓶,排空气 面向患者:“赵爷爷,我能看看您的手吗?”	表情语言 体态语言,暗示希望可以独立操作 合适的称谓

续表

任务过程	任务情境		要点说明
	角色	沟通行为	
尝试说服患者	患者	伸出一只手，抬头看了看小敏，“你是新来的实习生吧？我的血管不好打，你肯定不行，去叫你的老师来打吧。”	体态语言，预示对护生的不信任
	护生	自信地看着患者的眼睛，微笑着说：“我已经实习三个多月了，给好多比您血管条件还差的患者都打过的，一定‘一针见血’，不会增加您的痛苦。”	目光注视，表明信心，争取患者的信任 利用患者心理，运用语言沟通技巧
	家属	“他的血管确实不好，还是叫你的老师来打吧。”	—
	护生	点头，微笑，“好吧，我先叫老师来看看。”	理解、尊重患者，“先”表示语言留有余地
请来带教老师	护生	找到带教老师，轻声说：“老师，12 床的患者不放心我打针，要求老师您去打。”	“轻声说”是副语言信息的运用
	带教老师	点头，微笑，“好的，我先去看看。”	—
再次劝说患者	带教老师	笑着走进病房，眼睛看着患者，“赵老，您今天气色看起来好多了，我来看看您的手上血管怎么样。” 伸手拉过患者的双手，看了看，微笑着说：“您左手的血管条件挺好的”，转头看一眼小敏，接着说：“她实习三个多月了，针打得挺好的，您就放心让她打吧，我在旁边看着，没问题的。”	一般性问候，为后面的沟通做铺垫 触摸的运用 揣摩患者心理，结合语言沟通尝试说服患者
	护生	连忙看着患者及家属说：“是啊，我也觉得您左手的血管条件挺不错，您就让我试试吧，不行的话，再让老师给您打，好吗？”	反应迅速，配合带教老师劝说，语言运用贴合患者心理
	患者	不好意思地点了点头，对着小敏说：“好吧，那就你打吧。”	—
	护生	高兴地点头，“好的，谢谢您的配合。”	对患者表示感谢
操作完毕	护生	安置好患者的手臂，整理好床单位，用眼睛注视着患者，微笑着说：“好了，不疼吧？谢谢您给我操作的机会，您先好好休息，我一会儿再来看您，如果有什么不舒服，可以按呼叫器。”	恰当应用礼貌的结束语
	患者	微笑，点头，“好的。”	—
	护生	携用物离开病房，轻轻关上房门。	符合操作“四轻”原则

能力检测

一、简答题

1. 护生与医务人员沟通的原则有哪些？

2. 与患者沟通时，如何做到沟通方式因人而异？

二、案例分析

1. 肿瘤患者放疗时，需每周测一次血常规，有时患者会拒绝检查。一次护生小梅走进放疗患者王某(50岁)的病房，对她说："王阿姨，现在我要为您抽血，请您配合一下。"患者看了眼小梅后拒绝道："又抽血，我每个星期都抽一次，本来身体就不好，没有血，不抽了！"小梅觉得患者是不相信自己才拒绝的，心里有些不服，直视着患者说："这是医生的医嘱，我必须执行。"患者听后非常不高兴，坚决拒绝抽血，事后还向护士长投诉了小梅。

(1) 作为护生，小梅违反了哪些与患者沟通的原则？

(2) 如果你是小梅，你将如何与该患者沟通？

(张玉洁)

项目十　毕业应聘沟通技巧

案例引导

小李，某大学应届护理专业毕业生，得知某医院预招聘护士，而且还是自己心仪已久的医院，所以决定去应聘。面试当天，小李特意化了淡妆，尽量把自己打扮得大方得体。临出发前又仔细检查了个人简历及自荐信等物品，前往应聘医院。

案例分析

1. 案例特征

(1)“特意化了淡妆，尽量把自己打扮得大方得体”，说明面试前需要做好服饰的准备。

(2)“仔细检查了个人简历及自荐信等物品”，说明面试前需要做好个人资料的准备。

2. 需要解决的问题

由于小李是应届毕业生，还是第一次参加面试，缺乏应聘及工作的经验和技巧。因此：

(1) 如何做好面试前的准备工作，是应聘者能否取得面试成功的前提条件。

(2) 如何在面试时恰当运用语言及非语言沟通技巧，是应聘者需要解决的问题。

3. 需要完成的任务

任务一　应聘前的准备

任务二　面试时的沟通

任务一　应聘前的准备

学习任务

任务目标

做好面试前的各项准备工作，为取得面试成功提供前提条件。

学习目标

1. 掌握自荐信及个人简历的书写方法及要求。

2. 熟悉应聘前心理及服饰的准备内容。

3. 了解对方信息准备的内容。

教学活动方式

多媒体展示、模拟情境、实训、考核等。

岗位专业基本知识

一、对方信息准备

（一）招聘单位信息准备

(1) 单位对应聘者的要求，如身高、形象、性格、爱好、创新意识、职业道德、团队精神等。

(2) 单位工作氛围，进修学习机会，福利待遇，交通是否便利等。

（二）招聘官个人信息准备

(1) 招聘官的性格、特点等。

(2) 了解招聘官最想知道什么，是否有决定权等。

二、个人准备

（一）资料准备

主要准备自荐信及个人简历。

1. 自荐信

自荐信是自荐者直接向用人单位以书面的形式请求录用的一种自我推荐信。自荐信的格式包括标题、称谓、开头、正文、结尾、祝词、署名及日期。自荐信的内容可有自己的特点，但要层次分明，简明扼要，切中要点。

(1) 标题　标题是自荐信的眉栏，居中写明“自荐信”。

(2) 称谓　写给用人单位的人事部门或直接写给单位负责人的称谓要注意做到礼貌、得体，且称谓的后面用冒号，如“尊敬的××医院领导：”。

(3) 开头　先写问候语“您好”，表示礼貌、尊敬，再写求职人的自我简介或用人信息的获得渠道。如“我叫×××，是××大学护理专业的应届毕业生”。又如“近日从省人才市场获悉贵医院拟招聘护士×名，这是给我提供施展自己智慧和才能的机遇”。开头语表述应简洁明确，不宜过多过长。

(4) 正文　正文是求职信的核心部分，其内容大体包括以下几部分。

① 自己具备的求职条件：专业优势、工作能力、爱好特长等。

② 求职目标和要求。

③ 对用人单位的了解与赞美。

④ 表达迫切要求工作的愿望及录用后的打算。

(5) 结尾　再次表达求职的愿望，希望获得机遇，如“希望贵医院给予面试的机会”、“热切地盼望着贵医院给予答复”等。

(6) 祝词　常见的祝词有“此致，敬礼”或“祝工作顺利”等。

(7) 署名及日期　署名可简单写为“自荐人：×××”，日期要年、月、日俱全。并注明联系方式，以便用人单位通知。

2. 个人简历

个人简历是应聘时必不可少的。个人简历篇幅以一页为宜，最多两页，主要展现与职位相关的重要信息。可采用表格的形式(见表 4-3，仅供参考)，也可采用其他形式。个人简历一般应包括以下几个方面的内容。

(1) 个人资料　姓名、性别、出生年月、政治面貌、毕业院校、联系方式等。

(2) 求职意向　求职目标或个人期望的工作职位应当尽可能明确，并与自己的专业、兴趣等相一致。

(3) 教育背景　入学以来的简单经历。

(4) 主修课程　可以写与应聘职位有关的专业课程。

(5) 获奖情况　三好学生、优秀团员、优秀学生干部、专项奖学金等。

(6) 社会实践　如实习、家教、零工、义工等。

(7) 技能特长　如计算机、外语、驾驶、文艺、体育等。

(8) 附件　包括毕业证、成绩单、获奖证书等的复印件。

表 4-3　个人简历

<table>
<tr><td rowspan="7">个人资料</td><td>姓　名</td><td></td><td>性　别</td><td></td><td rowspan="7"></td></tr>
<tr><td>民　族</td><td></td><td>籍　贯</td><td></td></tr>
<tr><td>出生日期</td><td></td><td>政治面貌</td><td></td></tr>
<tr><td>学　历</td><td></td><td>健康状况</td><td></td></tr>
<tr><td>毕业院校</td><td></td><td>专　业</td><td></td></tr>
<tr><td>联系电话</td><td></td><td>邮　编</td><td></td></tr>
<tr><td>通讯地址</td><td colspan="3"></td></tr>
<tr><td>求职意向</td><td colspan="5"></td></tr>
<tr><td>教育背景</td><td colspan="5"></td></tr>
<tr><td>主修课程</td><td colspan="5"></td></tr>
<tr><td>获奖情况</td><td colspan="5"></td></tr>
<tr><td>社会实践</td><td colspan="5"></td></tr>
<tr><td>个人技能</td><td colspan="5"></td></tr>
<tr><td>爱好特长</td><td colspan="5"></td></tr>
<tr><td>自我评价</td><td colspan="5"></td></tr>
</table>

（二）心理准备

1. 力戒完美主义心理是面试取得成功的前提

面试前，完美主义者总是自己给自己制造无数的想象中的心理压力；面试中，完美主义者会尽可能地掩饰、遮盖自己的缺点，忽略了面试的根本目的，不能全面而准确地展现自己的优点。

2. 树立信心是面试取得成功的基础

“自信人生二百年，会当水击三千里。”每一个应聘者都应该先问问自己：“有没有信心应聘成功?”自信，是对自己的能力有充分的评估和坚定的信心。应聘者只有坚信自己有实力胜任此项工作，才能表现出坚定的态度和从容不迫的风度，才能赢得工作单位的赏识和信任。

3. 有足够的社交自尊是面试取得成功的因素

要保证自己的人格和自尊，不以别人的好恶作为自己行事的标准，自己要有原则，有主见，即使面对一份十分中意的工作也不能唯唯诺诺、讨好别人。

（三）服饰准备

面试是正式场合，应聘者应穿着式样较正统、符合大众潮流的服装，切忌刻意打扮，追求时髦，甚至穿奇装异服。面试时，佩戴过多或过大的配饰会给对方留下俗气和不专业的印象，简约的耳环和项链是不错的选择，如果再搭配以优雅的公事包则整体形象就会显得更为专业了。

完成任务过程

技能实训　自荐信及个人简历的制作

【目的】

学会书写自荐信及个人简历。

【方法】

自己设计一份自荐信及个人简历。

【制作技巧】

自荐信及个人简历制作技巧如表 4-4 所示。

表 4-4　自荐信及个人简历制作技巧

项　目	制 作 过 程	要求及注意点
自荐信	标题：自荐信的眉栏	居中写明“自荐信”
	称谓：写给用人单位的人事部门或单位负责人	称谓要做到礼貌、得体，且称谓的后面用冒号
	开头：先写问候语，再写求职人的自我简介或用人信息的获得渠道	表述应简洁明确

续表

项　目	制作过程	要求及注意点
自荐信	正文：包括自己具备的求职条件、求职目标和要求、对用人单位的了解与赞美、表达迫切需要工作的愿望及录用后的打算	—
	结尾：再次表达求职的愿望	—
	祝词	常用“此致，敬礼”或“祝工作顺利”等
	署名及日期	日期要年、月、日俱全 注明联系方式
个人简历	个人资料：姓名、性别、出生年月、政治面貌、毕业院校、联系方式等	真实
	求职意向：求职目标或个人期望的工作职位	尽可能明确，并与自己的专业、兴趣相一致
	教育背景：入学以来的简单经历	—
	主修课程：与应聘职位有关的专业课程	—
	获奖情况：三好学生、优秀学生干部、奖学金等	—
	社会实践：实习、家教、义工等	—
	技能特长：计算机、外语、驾驶、文艺、体育等	—
	附件：包括毕业证、成绩单、获奖证书等的复印件	成绩单应加盖学校公章，以证明真实性

（刘　丹）

任务二　面试时的沟通

学习任务

任务目标

在面试时，恰当运用语言及非语言沟通技巧，提高应聘的成功率。

学习目标

1. 能正确塑造面试时的职业形象。
2. 掌握面试时语言沟通与非语言沟通的技巧。

教学活动方式

多媒体展示、角色扮演、模拟情境、小组讨论、实训、考核等。

岗位专业基本知识

一、职业形象

（一）着装

1. 避免性感装束

哪怕个人能力再优秀的应聘者都应该避免在面试时选择性感装束，避免选择低胸装或超短裙、超短裤、紧身衣裤等。

2. 保守着装是首选

男性在面试时着西装、衬衫，配领带就是不错的选择，而女性往往没有统一标准，但保守着装就对了，套裙搭配不露趾的皮鞋会比裤装显得更为专业。

3. 细节决定成败

面试时忌穿着有灰土的皮鞋、皱褶的衣服或污迹斑斑的衬衫，否则会给人留下极其不好的印象。

（二）妆容

面试时应化保守淡雅的彩妆，眼影选暖色系为佳，勿浓妆艳抹。头发应干净整洁，长发最好束于脑后，不宜披发。切忌留长指甲、染甲，给人以良好的印象。

二、恰当运用语言沟通

（一）礼貌用语

尊敬用语在面试中有着重要的意义，表明了应聘者对招聘官的态度。首先要注意称谓。称谓是人际沟通的信号和桥梁，也是表达情感的手段，常用的有“您”、“老师”、“先生”、“女士”等。其次要注意礼貌用语，礼貌用语不仅可以保持人与人之间的正常交往，还反映了一个人的精神面貌和品德修养。常用的礼貌用语有“您好”、“您请问”、“您请说”、“如果您方便的话，请……”等。

（二）自我介绍

自我介绍应简洁，通常不超过1分钟。首先介绍自己的姓名、毕业院校和专业；其次可以简单地介绍自己的特长、具备的专业知识及技能和胜任应聘岗位的能力等。介绍时应自信大方、实事求是，介绍后应道谢。

（三）回答问题

1. 条理清楚，简洁明了

回答招聘官问题时，要结论在先，论述在后，可以先阐述自己的观点，然后再做叙述和论证。回答前应先明确问题，切忌答非所问。

2. 突出个性，扬长避短

用人单位接待应聘者若干名，相同的问题问了若干遍，类似的回答也听了若干遍，因此，用人单位会感到枯燥、乏味。只有具有独到个人见解和特色的回答，才会引起对方的兴趣和注意。回答问题时应极力宣扬个人的长处，并把自己的长处同应聘的工作有机地结合起来，但切忌不懂装懂。

（四）请教问题

交谈过程中不要打断招聘官的谈话，非说不可时应取得对方的允许，“老师，对不起，可以请教一个问题吗?”对方同意后才可阐述自己的观点，阐述结束要致谢并请对方继续。切忌滔滔不绝，造成喧宾夺主的局面。

（五）告辞

招聘官认为该结束面试时，往往会说一些暗示的话语，如“我们做出决定一定会通知你”，“很感谢你对我们医院护理工作的关注”或“感谢你对我们招聘工作的关心”等。应聘者在听到诸如此类的暗示之后，就应该主动告辞，安静地收好自己的东西，平稳起身，微笑，行鞠躬礼或点头礼，并感谢对方给自己面试的机会。

（六）询问结果

一般来说，如果招聘单位没有告诉应聘者什么时间回复面试结果，可以在两周后询问，这样既可以显示出你对这份工作的重视，又不会因为太过心急而给对方留下不好的印象。询问时最好使用电子邮件，语言要简明，语气要委婉，为方便对方进行查询可对自己的基本情况作以简单介绍，最后一定要对招聘方表示感谢。

三、适时运用非语言沟通

（一）表情

1. 目光

应礼貌地正视对方，目光注视的部位最好是招聘官的鼻眼三角区（社交区）；目光平和而有神，专注而不呆板；如果有几个招聘官同时在场，目光不要只集中在一人身上，要适当扫视一下其他人，以示尊重；回答问题前，可以把视线投在对方后面的墙上，思考约两三秒钟，不宜过长，开口回答问题时，应该把视线收回来。

2. 微笑

微笑是自信的第一步，也能为你消除紧张。面试时要面带微笑，亲切和蔼。

（二）姿态

1. 出入场姿态

进入面试房间前应先敲门，待听到“请进”后方可进入，并随手关好门；离开前应把自己坐过的椅子轻轻归到原位，走出房间时要轻轻关门。

2. 交谈时姿态

(1) 站姿（见模块三，项目八仪表礼仪在职业生涯中的应用）。

(2) 坐姿　进入面试房间后，在没有听到“请坐”之前，绝对不可以坐下，等考官告诉你“请坐”时才可坐下，坐下时应道声“谢谢”（见模块三，项目八仪表礼仪在职业生涯中的应用）。

(3) 观察对方神态　交谈过程中要随时观察对方的神态，包括表情、语气、肢体语言等，以此调整自己的思路和话题。

完成任务过程

技能实训 面试模拟场景沟通技巧

【目的】

掌握面试沟通技巧，轻松应对面试。

【方法】

情境模拟训练，角色扮演。

【面试沟通技巧】

面试沟通技巧如表4-5所示。

表4-5 面试沟通技巧

沟通过程	沟通行为	要求及注意点
准备	对方信息：招聘单位及招聘官信息 资料准备：自荐信及个人简历 心理准备：自信、自尊 服饰准备：着装、妆容 时间准备：遵守时间，宁早勿迟	格式、内容 保守、得体、不过分修饰，但应注意细节
面试开始	入场：进入面试房间前应先敲门，待听到“请进”后方可进入，并随手关好门	站姿、走姿均符合礼仪要求
	入座：进入面试房间后，等考官告诉你“请坐”时才可坐下	坐下时应道声“谢谢” 坐姿符合礼仪要求
	问候语	注意称谓及礼貌用语
	自我介绍：首先介绍自己的姓名、毕业院校和专业；其次可以简单地介绍自己的特长、具备的专业知识及技能和胜任应聘岗位的能力等	自我介绍应简洁，通常不超过1分钟 介绍时应自信大方、实事求是 介绍后应道谢
	交谈：回答招聘官问题时，要条理清楚，简洁明了，突出个性，扬长避短	交谈过程中要随时观察对方的神态，以此调整自己的思路和话题 切忌答非所问，不懂装懂，滔滔不绝
面试结束	告辞：安静地收好自己的东西，平稳起身，微笑，行鞠躬礼或点头礼，并感谢对方给自己面试的机会	目光接触
	离场：离开前应把自己坐过的椅子轻轻归到原位，走出房间时要轻轻关门	—

岗位专业相关知识

笔试是一种常用的考核办法，目的是考核应聘人员的文字能力、知识面和综合分析事物的能力。

（一）笔试的内容

1. 专业能力考核

专业能力考核主要为基础知识和业务知识的考核。

2. 智商心理测试

智商心理测试主要测试应聘者的记忆力、思维反应能力、分析观察能力、归纳能力及学习能力等。

3. 综合能力测试

综合能力测试主要测试应聘者处理问题的速度与质量，检验其对知识和智力运用的能力。

（二）笔试的技巧

1. 准备充分

首先，知识的储备是一个长期的过程，但有些课程内容因学过时间已久，可能会淡忘，所以简单复习是笔试准备的重要方式；其次，笔试前要适当减轻负担，保证充足的睡眠时间，适当参加一些文体活动，保持良好的身心状态；最后，有条件时可提前熟悉考场环境，携带必备的证件和文具。

2. 克服怯场

由于考场气氛严肃，加之应聘者缺乏信心，常会出现怯场现象。克服怯场的关键在于保持冷静清醒的头脑，不要过于看重笔试的结果，分数的高低并不是招聘单位衡量应聘者的唯一尺度。

3. 科学答卷

拿到试卷后，首先应通览一遍，了解题目的数量和难易的程度；其次要仔细审题；再次是先易后难，即先攻相对简单的题，后攻难题；最后要做到字迹工整，卷面整洁，切忌作弊。因为有时招聘单位并不特别在意应聘者的分数，相反，应聘者态度认真、作风细致，则会增加被录用的机会。

实训考核

【目标】

（1）学会书写自荐信及个人简历。

（2）掌握面试沟通技巧，轻松应对面试。

【内容和方法】

(1) 内容　自荐信，个人简历，面试沟通技巧。

(2) 方法　自己设计一份自荐信及个人简历；进行情境模拟训练，角色扮演。

【考核方法】

(1) 将提交的自荐信及个人简历进行评分。

(2) 情境模拟训练，进行角色扮演。

【考核评价】

自荐信及个人简历考核评价如表 4-6 所示；应聘面试考核评价如表 4-7 所示。

表 4-6　自荐信及个人简历考核评价表

班级______ 座号______ 姓名______ 成绩______ 　　年　　月　　日

<table>
<tr><th>项　目</th><th colspan="2">评 价 内 容</th><th>分值</th><th>得分</th></tr>
<tr><td rowspan="7">内容结构
(70 分)</td><td rowspan="2">格式的规范性</td><td>自荐信：标题、称谓、开头、正文、结尾、祝词、署名及日期</td><td>10</td><td></td></tr>
<tr><td>个人简历：个人资料、求职意向、教育背景、主修课程、获奖情况、社会实践、技能特长、附件等</td><td>10</td><td></td></tr>
<tr><td>内容的完整性</td><td>条理清楚、内容完整</td><td>10</td><td></td></tr>
<tr><td>资料的真实性</td><td>资料真实、不虚假</td><td>10</td><td></td></tr>
<tr><td>语言表达的流畅性</td><td>语言流畅</td><td>10</td><td></td></tr>
<tr><td>求职意向表述的一致性</td><td>求职意向与所学专业、兴趣一致</td><td>10</td><td></td></tr>
<tr><td>相关优势的突出性</td><td>教育背景、主修课程、获奖情况、社会实践、技能特长</td><td>10</td><td></td></tr>
<tr><td rowspan="2">包装制作
(10 分)</td><td colspan="2">制作的精致性及可观性</td><td>5</td><td></td></tr>
<tr><td colspan="2">制作的创意性和独特性</td><td>5</td><td></td></tr>
<tr><td rowspan="4">写作技巧
(20 分)</td><td>精练</td><td>表述简洁、明确</td><td>5</td><td></td></tr>
<tr><td>文明</td><td>用语文明</td><td>5</td><td></td></tr>
<tr><td>新颖</td><td>具有独到的个人见解和特色，不枯燥乏味</td><td>5</td><td></td></tr>
<tr><td>感染力</td><td>生动形象、具有感染力</td><td>5</td><td></td></tr>
<tr><td>合计</td><td colspan="2"></td><td>100</td><td></td></tr>
</table>

表 4-7 应聘面试考核评价表

班级______ 座号______ 姓名______ 成绩______ 年 月 日

项目		评价内容	分值	得分
仪表（25 分）	着装、妆容	保守、得体、不过分修饰，但应注意细节	10	
	姿态	站姿、坐姿、走姿符合礼仪要求	10	
	表情	表情自然，面带微笑，适度目光接触	5	
语言表达（25 分）	讲普通话		5	
	口齿清楚，语音、语调、语气、音量适当		10	
	用语文明，语言流畅，表达力强		10	
回答提问（30 分）	条理清楚，简洁明了		10	
	具有独到的个人见解和特色，不枯燥之味		10	
	应变能力强		5	
	文明交谈，不随意打断对方谈话		5	
能力品格（20 分）	能力	专业能力、人际交往能力、团队合作精神、解决问题能力等	10	
	品格	责任心、纪律性、奉献精神、诚信度等	10	
合计			100	

能力检测

一、填空题

1. 自荐信的格式包括________、________、________、________、________、________、________。

2. 个人简历的内容包括________、________、________、________、________、________、________。

二、应用题

1. 为自己设计一份个人简历及自荐信。

（刘　丹）

附录 A “护理沟通技巧”教学大纲
——基于工作任务学习领域课程

（供高职高专护理等专业使用）

一、课程性质与任 4 务

“护理沟通技巧”是高等职业护理专业的一门专业基础核心课程，是培养学生具有人文综合素质的、重要的职业技能应用型课程。它集系统的沟通基本理论和知识、人际关系学、沟通基本技巧、基本礼仪和方法为一体，引导学生进入护理领域，以及在护理领域中满足本专业职业岗位所涵盖的、服务对象所需要的沟通交流知识和技能。本课程以就业为导向，以职业生涯发展为基础，以实际工作任务为引领，以职业沟通能力为主线和依据，根据岗位学习所需要的知识、技能设计模块教学。

本课程的主要任务是以服务对象健康为中心，以培养学生具有良好的职业素质为核心，将专业课程内容与职业岗位技能需求相融合，通过强化项目引导、案例引领，将“教—学—做”一体化，与就业岗位相衔接，贴近护士执业考试要求，突出培养实际岗位应用能力和就业能力。通过本课程的学习，使学生达到认知沟通交流、人际关系与护理工作的重要性，增强人文关怀的意识，突出培养学生在实际岗位中的沟通应用能力，满足护理职业岗位工作和职业发展的各种需求。

本课程总时数为 40 学时，其中理论 21 学时，实践 19 学时，学分为 2.5 学分。

二、课程教学目标

（一）知识教学目标

（1）认知沟通交流、人际关系与护理职业工作的关系。

（2）认知礼仪在护理工作中的重要性。

（3）掌握人际关系沟通交流相关的理论和基础知识。

（4）掌握职业岗位人际沟通、礼仪具有的基本方法和技巧。

（二）能力培养目标

（1）学会人际交流沟通技巧，具有较强的口头表达与书面表达能力。

（2）能熟练应用沟通交流技巧处理职业生涯中的各种人际关系。

（3）学会处理工作岗位中的各项冲突事项。

（4）熟练运用各种沟通技能，满足各服务对象的各种需求。

（5）具有良好的职业礼仪和行为规范。

（6）具有较强的职业发展意识，在职场中能熟练运用沟通交流技巧。

（三）素质培养目标

(1) 养成良好的职业形象。

(2) 具有良好的人文关怀意识和职业综合素质。

(3) 具有较强的团结协作沟通能力。

(4) 具有较强的不断创新和可持续发展的职业应用能力和职业发展意识。

三、教学时间分配参考表

模块		项目		学时		
				理论	实训	合计
模块一	认识沟通与人际关系	项目一	认识沟通与人际沟通	8	6	14
		项目二	认识人际关系与护理人际关系	2		2
模块二	沟通在护理职业岗位工作中的应用	项目三	护理工作中的护患沟通	3	3	6
		项目四	护理工作中与患者家属的沟通	1	1	2
		项目五	职业岗位中的团队合作沟通	1	1	2
模块三	人际沟通中的礼仪应用	项目六	认识礼仪与护理礼仪	1		1
		项目七	交往礼仪在职业生涯中的应用	1	2	3
		项目八	仪表礼仪在职业生涯中的应用	2	2	4
模块四	护生实习和职场应聘的沟通技巧	项目九	实习护生的人际沟通技巧	1	1	2
		项目十	毕业应聘沟通技巧	1	3	4
合计				21	19	40

注：各校可根据自身具体情况对教学内容作出合理调整。

四、课程内容及要求

<table>
<tr><th>模块</th><th>项目</th><th>任务领域</th><th>课程内容及教学要求
（技能、知识与素质目标）</th><th>工作任务与情境设计
（教学行为/技能要素）</th></tr>
<tr><td rowspan="5">模块一
认识沟通与人际关系</td><td rowspan="5">项目一
认识沟通与人际沟通</td><td>任务一
认识沟通与人际沟通概述</td><td>（1）能解释沟通与人际沟通的概念
（2）能够阐述人际沟通的基本过程
（3）能解释人际沟通的类型及功能
（4）结合案例特点，能够对影响人际沟通的因素加以区别</td><td>任务：
（1）认识沟通与人际沟通
（2）人际沟通的类型及功能
（3）影响人际沟通的因素
活动方式：
多媒体展示、小组讨论、案例解析等</td></tr>
<tr><td>任务二
认识护理语言沟通</td><td>（1）能列举并运用护理语言沟通的基本原则
（2）能解释交谈的过程和方法
（3）能够恰当地进行书面语言沟通
（4）在语言沟通过程中，体现出良好的礼仪素养</td><td>任务：
（1）护理语言沟通基本原则的应用
（2）护患交谈过程的实施
（3）护理人员的书面语言沟通应用
活动方式：
多媒体讲授、情境模拟训练、小组讨论、案例解析等</td></tr>
<tr><td>任务三
掌握护理语言沟通技巧</td><td>（1）在护患语言沟通过程中，能够恰当地运用各种语言沟通技巧
（2）在护患语言沟通案例分析过程中，学生能够准确分析出所使用的语言沟通技巧</td><td>任务：
护理语言沟通技巧应用
活动方式：
课堂多媒体讲授、情境模拟训练、案例分析、分组实训、考核评价等</td></tr>
<tr><td>任务四
掌握护理非语言沟通技巧</td><td>（1）叙述非语言沟通的概念及特点
（2）简述非语言沟通的主要形式和基本要求
（3）能有效地调控表情和运用触摸等技巧
（4）能运用非语言沟通技巧，针对患者需要进行有效沟通</td><td>任务：
（1）护理非语言沟通应用
（2）表情沟通技巧应用
活动方式：
多媒体讲授、案例分析、角色扮演、情境模拟训练、分组实训、讨论评议、考核评价等</td></tr>
<tr><td>任务五
认识其他语言沟通形式</td><td>（1）掌握演讲的有声语言和态势语言的应用
（2）熟悉演讲者的形象和临场应变能力
（3）了解演讲概念及基本类型
（4）在护理工作中，能有效地运用演讲技巧对患者进行护理健康教育及管理
（5）能运用电话语言、网络语言沟通技巧，针对患者需要进行有效沟通，为服务对象提供良好护理服务</td><td>任务：
（1）演讲技巧应用
（2）电话沟通技巧应用
活动方式：
多媒体讲授、案例分析、情境模拟训练、分组实训、讨论评议、演讲比赛等</td></tr>
</table>

续表

<table>
<tr><th>模块</th><th>项目</th><th>任务领域</th><th>课程内容及教学要求
（技能、知识与素质目标）</th><th>工作任务与情境设计
（教学行为/技能要素）</th></tr>
<tr><td rowspan="2">模块一
认识沟通与人际关系</td><td rowspan="2">项目二
认识人际关系与护理人际关系</td><td>任务一
认识人际关系</td><td>（1）举例说明认知形成的心理效应
（2）分析人际吸引的规律
（3）简述人际交往的原则
（4）简述建立良好人际关系的策略</td><td>任务：
（1）识别交际活动中的心理障碍，并加以克服与矫正
（2）运用建立良好人际关系的策略，搞好人际关系
活动方式：
讲授、案例分析、角色扮演、情境模拟训练、小组讨论等</td></tr>
<tr><td>任务二
认识护理人际关系</td><td>（1）解释护理人际学、护理人际规范的定义
（2）简述建立良好护理人际关系的意义
（3）简述护理人际交往的基本规范</td><td>任务：
用护理人际规范来约束自己，规范护理行为
活动方式：
讲授、角色扮演、情境模拟训练、小组讨论、案例分析等</td></tr>
<tr><td rowspan="3">模块二
沟通在护理职业岗位工作中的应用</td><td rowspan="3">项目三
护理工作中的护患沟通</td><td>任务一
认识护患关系</td><td>（1）叙述护患关系的概念及特点
（2）简述现代护患关系的特点
（3）简述护患关系的发展过程
（4）能运用护患沟通技巧，建立良好的护患关系</td><td>任务：
（1）护患关系的特点
（2）护患沟通的重要性
活动方式：
课堂多媒体讲授、案例分析、讨论评议等</td></tr>
<tr><td>任务二
与不同诊治过程的患者沟通</td><td>（1）叙述候诊时患者的角色特征及护患沟通
（2）简述就诊时患者的角色特征及护患沟通
（3）简述住院时患者的角色特征及护患沟通
（4）能运用护患沟通技巧与不同诊治过程的患者沟通</td><td>任务：
与不同诊治过程的患者沟通
活动方式：
课堂多媒体讲授、案例分析、角色扮演、情境模拟训练、分组实训、讨论评议、考核评价等</td></tr>
<tr><td>任务三
与不同疾病患者沟通</td><td>（1）叙述与一般性疾病患者沟通的特点
（2）简述与急性病患者、慢性病患者、手术患者、重症患者、临终患者、传染病患者的沟通特点
（3）能运用护患沟通技巧与不同疾病患者沟通</td><td>任务：
与不同疾病患者沟通
活动方式：
多媒体讲授、案例分析、角色扮演、讨论评议、考核评价等</td></tr>
</table>

续表

模块	项目	任务领域	课程内容及教学要求（技能、知识与素质目标）	工作任务与情境设计（教学行为/技能要素）
	项目三 护理工作中的护患沟通	任务四 护理工作过程的治疗性沟通	(1)说出治疗性沟通的概念、目的 (2)叙述治疗性沟通的影响因素 (3)掌握护理治疗操作过程中的沟通方法	任务： 护理治疗操作过程的沟通技巧 活动方式： 多媒体讲授、角色扮演、情境模拟训练、分组实训、讨论评议、考核评价等
		任务五 护患冲突与处理	(1)说出护患冲突的原因 (2)掌握护患冲突的处理方法	任务： 护患冲突处理技巧运用 活动方式： 多媒体讲授示教、情境模拟训练等
模块二 沟通在护理职业岗位工作中的应用	项目四 护理工作中与患者家属的沟通	任务一 认识护士与患者家属的关系	(1)掌握患者家属的角色特征 (2)了解影响护士与患者家属关系的因素 (3)熟悉护士在与护患家属建立良好关系中的作用 (4)能运用语言沟通技巧，与患者家属进行有效的沟通	任务： 护理语言沟通技巧应用 活动方式： 课堂多媒体讲授、案例分析、角色扮演、情境模拟训练、分组实训、讨论评议、考核评价等
		任务二 与门诊患者家属的沟通	(1)掌握门诊患者家属的角色特征 (2)能运用语言沟通技巧，与门诊患者家属进行沟通	任务： 与门诊患者家属进行有效的沟通 活动方式： 课堂多媒体讲授、案例分析、角色扮演、情境模拟训练、分组实训、讨论评议、考核评价等
		任务三 与住院患者家属的沟通	(1)掌握住院患者家属的角色特征 (2)能运用语言沟通技巧，与住院患者家属进行沟通	任务： 与住院患者家属进行有效的沟通 活动方式： 课堂多媒体讲授、案例分析、角色扮演、情境模拟训练、分组实训、讨论评议、考核评价等

续表

模块	项目	任务领域	课程内容及教学要求 （技能、知识与素质目标）	工作任务与情境设计 （教学行为/技能要素）
模块二 沟通在护理职业岗位工作中的应用	项目五 职业岗位中的团队合作沟通	任务一 与医生的沟通	（1）叙述医护关系的概念 （2）能正确分析影响医护关系的主要因素 （3）能发挥护士在医护关系中的作用，正确处理与医生的关系，促进医护关系向和谐、健康的方向发展	任务： 促进医护关系和谐发展 活动方式： 课堂多媒体讲授、案例分析、角色扮演、情境模拟训练、小组讨论等
		任务二 护际关系的沟通	（1）能叙述护际关系的概念 （2）能说出并正确分析影响护际关系的因素 （3）能有效应用策略，正确处理护际关系（与管理者及其他护士之间的关系），建立和谐、融洽的工作环境	任务： 建立和谐护际关系 活动方式： 课堂多媒体讲授、案例分析、角色扮演、情境模拟训练、小组讨论等
		任务三 与医疗辅助岗位人员的沟通	（1）能说出并正确分析影响护士与医技后勤人员关系的主要因素 （2）能有效应用策略，正确处理与医技后勤人员的关系，创造和谐、融洽的工作环境	任务： 与医技、后勤人员正确沟通 活动方式： 课堂多媒体讲授、案例分析、角色扮演、情境模拟训练、小组讨论等
模块三 人际沟通中的礼仪应用	项目六 认识礼仪与护理礼仪	任务一 认识礼仪	（1）能叙述礼仪的概念，内容及特点 （2）能说出礼仪的基本原则和学习礼仪的意义 （3）能有效地运用礼仪技巧，服务于职业生涯	任务： 注重自身礼仪修养 活动方式： 案例分析、多媒体展示、讲授、角色扮演、小组讨论、考核等
		任务二 认识护理礼仪与修养	（1）会叙述护理礼仪的含义，内容及特征 （2）能说出如何加强护理礼仪修养 （3）能有效地运用护理礼仪，为服务对象提供良好的护理服务	任务： 加强自身的素质修养 活动方式： 多媒体展示、讲授、小组讨论、考核等

续表

模块	项目	任务领域	课程内容及教学要求 （技能、知识与素质目标）	工作任务与情境设计 （教学行为/技能要素）
模块三人际沟通中的礼仪应用	项目七交往礼仪在职业生涯中的应用	任务一学会日常交往礼仪	（1）能叙述各种社交礼仪的概念，内容及特点 （2）认知社交礼仪的禁忌和学习日常礼仪的意义 （3）能有效运用交往礼仪，满足于职业生涯中工作的需要	任务： 学会日常交往礼仪 活动方式： 课堂多媒体讲授、案例分析、角色扮演、情境模拟训练、小组讨论等
		任务二学会公共场所礼仪	（1）熟知公共场所礼仪的内容、须知和规范 （2）通过公共场所礼仪学习，不断提高自身修养和素质 （3）学会与运用公共场所礼仪，为服务对象提供良好的护理服务	任务： 学会公共场所礼仪的运用 活动方式： 多媒体讲授、角色扮演、情境模拟训练、小组讨论等
	项目八仪表礼仪在职业生涯中的应用	任务一学会仪容、仪表礼仪	（1）熟悉生活中服饰礼仪的要求 （2）掌握护士仪容的修饰要领 （3）掌握护士工作中具体的服饰要求	任务： 注重自身仪容的修饰 活动方式： 多媒体展示、角色扮演、情境模拟训练、小组讨论、实训、考核等
		任务二养成良好的职业基本行为	掌握护士职业基本行为的操作方法，并能自如地应用于护理工作中	任务： 掌握护士职业基本行为的操作方法 活动方式： 多媒体展示、角色扮演、情境模拟训练、小组讨论、实训、考核、见习、实习等
模块四护生实习和职场应聘的沟通技巧	项目九实习护生的人际沟通技巧	任务一护生与医务人员的沟通	（1）能正确分析影响护生与不同医务人员沟通的因素 （2）明确护生与不同医务人员沟通的原则 （3）能在实习过程中灵活恰当地与不同医务人员进行沟通 （4）语言得体，谦逊有礼	任务： 与不同医务人员沟通 活动方式： 多媒体展示、案例分析、角色扮演、情境模拟训练、现场教学、小组讨论、实训、考核等
		任务二护生与患者的沟通	（1）能正确分析影响护生与患者沟通障碍的因素 （2）明确护生与不同患者沟通的原则 （3）能在实习过程中灵活恰当地与不同患者进行沟通 （4）语言得体，自信大方	任务： 与不同患者沟通 活动方式： 多媒体展示、案例分析、角色扮演、情境模拟训练、现场教学、小组讨论、实训、考核等

续表

模块	项目	任务领域	课程内容及教学要求 （技能、知识与素质目标）	工作任务与情境设计 （教学行为/技能要素）
模块四 护生实习和职场应聘的沟通技巧	项目十 毕业应聘沟通技巧	任务一 应聘前的准备	（1）了解对方信息准备的内容 （2）熟悉应聘前心理及服饰的准备内容 （3）掌握自荐信及个人简历的书写方法及要求	任务： 做好面试前的各种准备工作 活动方式： 多媒体展示、情境模拟训练、实训、考核等
		任务二 面试时的沟通	（1）能正确塑造面试时的职业形象。 （2）掌握语言沟通与非语言沟通的技巧在面试时的应用	任务： 面试时恰当运用语言及非语言沟通技巧 活动方式： 多媒体展示、角色扮演、情境模拟训练、小组讨论、实训、考核等

附录B　参考答案

模块一　认识沟通与人际关系

项目一　认识沟通与人际沟通

任务一　认识沟通与人际沟通

一、名词解释

1. 人际沟通是指人们运用语言或非语言符号系统进行信息(如思想、观念、动作等)交流沟通的过程。目的在于分享信息、传达思想、交流意见、表示态度、交流感情、表达愿望等。

2. 语言沟通是以语言文字为媒介的一种准确、有效、广泛的沟通形式,根据语言的表达形式分为口头沟通和书面沟通两种形式。

3. 非语言沟通是通过非语言媒介(如表情、眼神、姿势、身体动作等)实现的沟通。

二、填空题

1. 信息发送者、信息接收者、信息、渠道、反馈、干扰、环境

2. 连接作用、精神作用、调节作用

3. 语言沟通、非语言沟通

4. 口头沟通、书面沟通

三、选择题

1. C　2. C　3. A　4. A

四、简答题

1. 答:①在沟通活动中,沟通双方一般互为主客体;②沟通双方可以互相影响;③沟通双方使用统一的或相同的符号体系;④沟通双方要对交往的情境有相同的理解。

2. 答:①心理功能:通过与他人沟通,可以满足彼此互动的需求并使人感到愉快与满意以及探索自我、肯定自我。②社会功能:通过沟通,可与他人确立各种良好的人际关系。③决策功能:通过沟通满足了决策过程中的两个功能,即促进资讯交换与影响他人。

五、论述题

1. 答:人际沟通过程中,信息发送者将所要表达的信息(如思想、观念等)译成接收者能够理解的一系列符号,通过一定的渠道发送给信息的接收者。接收者对接收到的信息加以理解、并向发送者发出反馈信息。反馈使沟通成为一个交互的过程。在人际沟通的过程中存在着许多干扰和扭曲信息传递的因素,会对沟通的效果产生不良影响,需要沟通主体和客体之间反复地进行信息发送和反馈,并不断调整,从而达到最佳沟通效果。

2. 答：人际沟通在护理工作中具有至关重要的作用。无论是护患关系的建立，还是医护关系、护际关系的发展，均依赖于有效的人际沟通。人际沟通在护理工作中的主要作用包括连接作用、精神作用和调节作用。①连接作用：在护理工作中，沟通是护士与医务工作者、患者之间情感连接的重要纽带。②精神作用：沟通可以加深积极的情感体验，减弱消极的情感体验。③调节作用：护理人员通过与服务对象有效沟通，可帮助护理对象掌握相关的健康知识，正确对待疾病和健康问题，建立健康的生活方式和遵医行为。

（王　蕾）

任务二　认识护理语言沟通

一、名词解释

1. 口头沟通是指借助语言进行的信息传递与交流。如交谈、演讲、电话联系、讨论等。

2. 书面沟通是指借助文字进行的信息传递与交流，是对有声语言符号的标注和记录。

二、填空题

1. 启动、转入正题、交谈结束
2. 个别交谈、小组交谈
3. 3 人或 3 人以上、3～7、20

三、选择题

1. D　2. C　3. A

四、简答题

1. 答：①尊重他人；②表达规范；③目的明确；④表达时富有情感；⑤注意语言的艺术性。

2. 答：①礼貌性；②语言的规范性；③治疗性；④道德性和法律性。

3. 答：①交流作用；②评价作用；③教育作用；④法律作用；⑤积累资料。

五、论述题

1. 答：(1)交谈时有七不问，即年龄、婚否、收入、住址、经历、工作、信仰。(2)根据患者的实际情况，找到一个适宜的话题启动交谈，如：①既定的主题；②轻松的主题；③时尚的主题；④高雅的主题。

（王　蕾）

任务三　掌握护理语言沟通技巧

一、名词解释

1. 倾听是指全神贯注地接受和感受交谈对象发出的全部信息（包括语言信息和非语言信息），并做出全面的理解。

2. 澄清是指护士根据自己的理解，将患者一些模棱两可、含糊不清或不完整的陈述描述清楚,与患者进行核实,从而确保信息的准确性。

二、填空题

1. 倾听

2. 开放式

3. 重述、澄清

三、选择题

1. A 2. E 3. C 4. C

四、简答题

1. 答:交谈时有七不问,即年龄、婚否、收入、住址、经历、工作、信仰。

2. 答:护患交谈过程中,护士倾听时应注意以下方面:①目的明确;②控制干扰,尽量降低来自环境中的干扰因素;③应与患者保持良好的目光接触;④姿势投入,护士应面向患者,保持合适的距离和姿势;⑤及时反馈;⑥判断慎重,在倾听时应全面完整地了解情况,不要急于作出判断;⑦耐心倾听,不随意插话或打断患者的话题;⑧综合信息的全部内容、寻找患者谈话的主题,结合患者的非语言行为,了解其真实想法。

五、案例分析

1. 答:(1) 口头语言沟通形式。

(2) 运用语言沟通技巧如下:

① 小李:"大爷,您好! 现在感觉怎么样?""大爷,您这病是什么时间发现的呢?""那您这个疼有没有啥规律啊?"都使用了开放式提问。

② 小李:"这主要是因为下肢动脉被血块阻塞,血液供应不足所导致的……"应用阐释的语言沟通技巧。

③ 赵某:"有啊,越到晚上的时候疼得越厉害!"小李:"越到夜深人静越疼是吧?!"使用了护士重述的语言沟通技巧。

(王 蕾)

任务四 掌握护理非语言沟通技巧

一、名词解释

1. 非语言沟通是指借助非语词符号(如仪表、服饰、动作、表情等),以非自然语言为载体所进行的信息传递。非语言沟通是语言沟通的自然流露和重要补充,能够使沟通信息的含义更加明确、圆满。

2. 表情是人类通过面部神态展现的感情,是人类情绪和情感的生理性表露。

3. 目光可以表达和传递感情,也可以显示自身的心理活动,还能影响他人行为,是传递信息十分有效的途径和方式。

4. 微笑是一种最常用、最自然、最容易为对方接受的面部表情,是内心世界的反映,是礼貌的象征。

5. 触摸是非语言沟通的一种特殊形式,包括抚摸、握手、拥抱、搀扶、依偎等。

二、填空题

1. 真实性、广泛性、持续性、情境性

2. 表达情感、调控互动、显示关系

3. 真诚、自然、适度、适宜

4. 有利于儿童生长发育、有利于改善人际关系、有利于传递各种信息

5. 角度、部位、时间

6. 传情达意、改善关系、优化形象、促进沟通

7. 吸引力、内心、自然、适度、适宜

8. 尊重患者、适度得体、因人而异

三、选择题

1. C 2. A 3. E 4. B 5. A

四、简答题

1. 答：护士非语言沟通的基本要求如下。

(1) 尊重患者。

① 平等位置：将患者置于平等的位置上，使患者保持心理平衡，不要因为疾病而感觉受到歧视，保持患者的尊严。

② 尊重人格：护士尊重患者的人格，尊重患者的个性心理，尊重患者作为社会成员所应有的尊严，即使精神病患者也同样应该受到尊重。

(2) 适度得体。

① 仪表举止：护士的外表、表情和举止等常常直接影响到患者对护士的信任程度，影响护患之间良好人际关系的建立，因此，护士仪表举止要得体。

② 姿态仪态：在护患沟通中，护士的姿态要落落大方，笑容要适度自然，举止要礼貌热情。

(3) 因人而异。

在与患者的交往中，护士应根据患者的特点，采用不同的非语言沟通方式，以保证沟通的有效性。

2. 答：表情具有以下特点。

(1) 表情不仅能给人以直观的印象，而且能感染人，是人际沟通的有效形式。

(2) 表情一般是不随意的，但又受自我意识的调控。

(3) 表情具有变化快、易察觉、可控制等特点。

因此，在护患交往中，护士应以职业道德为基准，有效地运用和调控自己的面部表情。

3. 答：运用触摸沟通方式时，应保持敏捷和谨慎的态度，特别应注意以下几点。

①根据情境、场合等不同的实际情况，采取不同的触摸方式；②根据患者性别、年龄、病情的特点，采取患者易于接受的触摸方式；③根据沟通双方关系的程度，选择恰当的触摸方式。

4. 答：美国心理学家霍尔将人际沟通中的距离划分为：亲密距离、个人距离、社交距离和公众距离。

(1) 亲密距离　双方距离小于 50 cm。感情非常亲密的双方才会进入这个距离，护患关系应用此距离是职业的需要。

(2) 个人距离　双方距离 0.5～1.2 m。个人距离是护患沟通的理想距离。

(3) 社交距离　双方距离 1.3～4 m。社交距离是正式社交或公务活动中常用的距离。

(4) 公众距离　双方距离大于 4 m。公众距离是较大公众场合所保持的距离。

五、论述题

1. 答:(1)目光交流有公务场合注视技巧、社交场合注视技巧、劝导场合注视技巧、亲密注视和随意注视技巧五个类型。

①公务注视:对方额头与双眼之间形成的三角区。常用于手术前与患者谈话、谈判、公务洽谈、磋商等场合。

②社交注视:以对方双眼为上线,唇心为下顶角之间所形成的倒三角区域。多用于社交场合。

③劝导注视:对方两眼之间的区域。多用于劝导、劝慰对方等场合,时间不可过长,一般不超过 10 秒。

④亲密注视:近亲密者,对方双眼至胸部的区域。适用于关系亲密的异性之间的传情达意,非亲密关系者忌用。远亲密者,对方双眼至腿部的区域,适用于注视相距较远的熟人,不适用于普通关系的异性。

⑤随意注视:随意一瞥对方任意部位,多用于公共场所注视陌生人。

(2) 在护患沟通过程中,护士应正确运用目光交流技术,特别应注意注视的角度、部位和时间。

①注视角度:最好是平视,显示护士对患者的尊重和平等关系,表示护理人员对患者的尊重。

②注视部位:宜采用社交注视区域,即双眼为上线,唇心为下顶角之间所形成的倒三角区域。

③注视时间:双方目光接触的时间应适宜,显示双方是护患关系。双方目光接触的时间应不少于全部谈话时间的 30%,也不超过全部时间的 60%。如果是异性患者,每次目光对视时间应不超过 10 秒。长时间目不转睛地注视对方是一种失礼的表现。

2. 答:触摸在护理工作中的应用。

①健康评估:触摸是评估、诊断健康问题的重要工具。

②给予心理支持:触摸是一种无声的安慰和重要的心理支持方式,可以传递关心、理解、体贴、安慰等信息。

③辅助疗法:触摸被认为能激发人体的免疫系统,兴奋人的精神,减轻人们因焦虑和紧张而引起的疼痛,还能缓解心动过速和心律不齐等症状,具有一定的保健和治疗作用。

④医疗、护理:触摸是临床诊断、治疗和进行各种护理的必要手段。

六、案例分析

1. 答:(1) 这是一个成功的沟通案例,结合和运用了相关的非语言沟通技巧进行沟通。阔别已久的母亲的好友护士陈阿姨,是刺激王某产生沟通行为的前提和依据,从而使王某产生了沟通的愿望。

(2) 案例运用了以下沟通技巧。

①王某“激动得急忙走上前去,满面笑容地伸出双手”,护士陈阿姨“上前一步紧紧

握住王某的双手……一边用手轻拍着王某的手背”，这是运用了“肢体语言”的“触摸”技巧进行沟通。“轻拍手背”体现了长辈对晚辈的关怀和两个角色之间的亲密关系。

②王某“急忙走上前去”和护士陈阿姨“上前一步”还体现了人际交往中“空间语言”的“人际距离技巧”。

③“笑容”和目光“注视”是运用非语言沟通的“表情”进行交流。

④“陈阿姨，您好啊！好久不见，最近好吗？”热情的问候声中富含有副语言，充分显示了问候的热情。

（李丽娟）

任务五　认识其他语言沟通形式

一、名词解释

1. 演讲又称讲演、演说，狭义的演讲是指在公众场合就某问题或某事件发表自己见解和主张的一种口语形式，以有声语言为主、态势语言为辅，面对广大听众发表意见、抒发感情、阐明事理、传递信息，从而达到感召听众并促使其行动的一种信息交流活动。

二、填空题

1. 200、100

三、选择题

1. C　2. C　3. B　4. A

四、简答题

1. 答题要点：(1)故事式开头；(2)开门见山式开头；(3)提问式开头；(4)名言式开头；(5)抒情式开头；(6)自嘲式开头；(7)幽默式开头。

2. 答题要点：(1)总结式结尾；(2)感召式结尾；(3)名言式结尾；(4)呼应式结尾；(5)抒情式结尾。

五、论述题

1. 答：随着护理健康教育研究的深入，患者健康教育作为一种治疗手段已被广泛用于临床，对提高患者自我护理能力，预防和减少并发症，缩短住院时间起到了积极的促进作用，受到患者的欢迎。住院健康教育应事先制订健康教育计划，及时、有针对性和指导性地进行。规定讲授内容、讲授对象，并预先发出通知。

（杨雪艳）

项目二　认识人际关系与护理人际关系

一、名词解释

1. 人际学是研究人与人之间社会关系的一般规律的科学。

2. 人际关系是指人与人通过交往而产生的心理上的距离和心理上的关系，包括社会上所有的人与人之间通过相互交往与联系而形成的关系。其研究的主要内容包括人际认知、人际吸引和人际关系状态及相互作用等内容。

3. 护理人际学是探讨和研究护理人员在从事医疗护理、卫生保健工作中，同社会、医院、人群所发生的各种交往关系的学问。

4. 人际规范是指人们相处、交往时的行为道德标准，或称做人的规矩。

二、填空题

1. 自我认知、他人认知、人际环境认知

2. 定向、情感探索、情感交流、稳定交往

3. 分歧、冷漠、疏远、终止

4. 自然诱发、蓄意诱发、情感诱发

三、选择题

1. B　2. B　3. D　4. A　5. E　6. B　7. C

四、简答题

1. 答：影响人际关系的主要因素包括：距离的远近、交往的频率、态度的相似、需求的互补、个性特征的吸引。

2. 答：护理人际交往的基本规范包括：同情体贴，热情负责；尊重人格，一视同仁；诚实谦让，文明礼貌；竭诚服务，不谋私利；实事求是，严谨慎独；恪守信誉，保守秘密。

3. 答：首因效应即最初印象，是指人们在对他人总体印象形成过程中，最初获得的信息比后来获得的信息影响更大的现象。在护理实践中运用首因效应，可以从以下两个方面考虑：一是首次护理患者时一定要注意自己的仪表、仪容及行为举止，充分展示自己优良的护理综合素质，给患者留下良好的第一印象，为后续的护理工作打下基础；另一方面由于最初印象赖以产生的信息是有限的，第一印象不一定可靠。因此，我们不能仅仅根据对患者的第一印象，对患者的性格特征及病情等方面得出结论，还必须细心、深入地观察了解，以获得较全面的信息，从而提高护理质量。

五、案例分析

1. 答案要点：

(1) 小王建立良好人际关系的策略主要包括以下几点。

①重视印象整饰：上班的第一天她注意衣着打扮，主动热情有礼貌地与人打招呼，适度展示了自己的形象，给大家留下了良好的第一印象。②主动提供帮助：小王完成治疗后，巡视病房，满足患者的需要；同时小王还主动帮助其他护士发药及查对医嘱。由于她主动提供帮助，故很快赢得了他人的信任。

(2) 参加工作后，为了建立良好的人际关系，考虑从以下几个方面着手。

①重视印象整饰，扩展爱好：根据护士的行为规范要求及仪表要求规范自己的言行，给人留下良好的印象；广泛的兴趣爱好有助于交往双方扩大共同的心理领域和话题，提高交往中的吸引力。②克服羞怯心理，主动交往：在交际活动中克服羞怯心理，主动发起交际活动，主动接纳别人，做交往的始动者。③关注对方兴趣，肯定对方价值：只有当交往双方的兴趣和关注点会聚一起时，才能真正起到有效沟通和加强相互关系的作用，因此，要多关注对方的兴趣和爱好，寻找双方的共同点，同时，注意选择适当时机和适当方式表达对他人的赞许，以满足其被尊重和被肯定的需要。④经常互致问候，热情帮助他人：注意在节假日、生日时通过电话、短信、邮件或拜访等方式互致问候，联络感情，同时，当别人在健康上、情感上、生活上、工作上遇到困难时给予及时的帮助，以赢得对方的信任，建立良好的人际关系。

2. 答案要点：护士长将从以下几个方面指导小赵。

(1) 尊重他人，学会换位思考。一个人只有设身处地通过角色互换，才能善解人意地去急别人之所急、痛别人之所痛，才能得到别人的认同与接纳。

(2) 保持稳定的情绪，对患者一视同仁。护士要善于控制自己的情绪，不能因个人心情不好而迁怒于他人。对待患者，不论职务高低、年龄大小、病情轻重、贫贱富贵等都要一视同仁。

(3) 正确看待他人，客观评价自己。正确评价自己，看到自己的长处，有助于树立自信心。同时还要认识到：尺有所短，寸有所长，每个人都有他的优势和劣势，正所谓"三人行，必有我师"。

(4) 谨言慎行，保守秘密。作为一名护士，一定要按护士行为规范严格要求自己，绝对不要对别人评头论足。要多思慎言，在每句话说出口之前，一定要仔细地思考一番。特别是涉及患者隐私时，一定要注意保密，严格遵守职业道德规范。

（杨运秀）

模块二　沟通在护理职业岗位工作中的应用

项目三　护理工作中的护患沟通

一、名词解释

1. 护患关系是指护理人员与患者之间在相互尊重、相互学习、互相促进的过程中形成的以增进健康、预防疾病、促进康复、减轻痛苦为目的的一种人际关系。

二、填空题

1. 开始期、工作期、结束期

三、选择题

1. B　2. D

四、简答题

1. 答：(1) 帮助患者正确认识角色特征。

护士应根据每位患者不同的文化程度、职业特性、生活习惯、民族信仰等特点，帮助患者分析影响角色适应的因素，正视患者角色，使其尽快适应新角色。

(2) 促进护患关系的建立。

护患关系建立的重点在于双方的沟通，护士应认真履行角色责任和工作职责，准确定位自身的角色功能，根据患者的特点选择适宜的沟通方式和语言。使自己的言行符合患者对护士角色的期待，维护患者的合法权益，减轻或消除护患之间的意见分歧，促进良好护患关系的建立。

五、论述题

1. 答：大多数手术患者都有恐惧、害怕心理，不良的情绪会影响手术效果和术后康复。护士要注意自己的行为、言语、治疗操作等，通过有效沟通减轻患者不良心理，有利于手术的顺利进行和恢复。

(1) 手术前沟通。

① 充分宣教、建立信任　护理人员应先了解患者的精神心理状态、对疾病和治疗的认知和思想准备，以及患者的性格、人际关系和家庭情况。护士应和蔼可亲、平易近人，主动向患者做自我介绍，并说明来意，帮助患者解决某些问题，使患者有安全感和被尊重的感觉，降低患者由于对手术室人员的陌生而产生的焦虑情绪，取得患者的信任。

② 消除恐惧、树立信心　耐心听取患者的意见和要求，告知患者及其亲属手术的重要性和必要性、术前准备的目的、注意事项，详细交代病情、手术的安全性、术中可能出现的不适，使患者了解手术过程，让患者有足够的思想准备，从而降低心理负荷。

③ 指导放松、始终负责　指导患者如何运用放松技巧，如深呼吸、放松等减轻疼痛、缓解紧张的技巧。告知患者手术的风险性，有关专家应根据患者本人的有利条件，反复研究病情，最终确定最佳治疗方案，使患者及家属深感医护人员对患者自始至终是负责的。

④ 注意言行、控制时间　与患者沟通时注意语言、非语言并用，交谈时间不宜过长，避免谈论患者感到不适的话题，如意外、死亡等。切不可用含糊的词语来回答患者的问题，如“不知道”、“不明白”等。

(2) 手术中沟通。

① 热情接待，消除担忧　当患者进入手术室后，护士要热情接待，向患者介绍手术室中的环境、手术的注意事项等，麻醉前应安慰、鼓励患者，如：“您别担心，我们的麻醉医师很有经验的，保证不会疼的。”“这样的手术是医院的重点项目，我们经常开展，会很安全的。”从而减少患者对手术的担忧。

② 运用肢体语言，传递信息交流　适当运用触摸语言，如拍拍患者的手背，或握握患者的手，传递给患者“我就在您身边，请放心，我在随时观察您。”“我能理解您对手术既害怕又紧张的心情，请不要担心。”“您很勇敢！”“手术顺利的话，很快就可以完成。”等增强信心的信息，使患者感受到护士就在我身边，在关心我、爱护我、照顾我，在为我解决护理问题，从而获得宽慰、安全感和信心。

(3) 手术后沟通。

① 及时告知手术效果　患者手术后回到病房(或从麻醉中刚醒来时)，护理人员应以亲切、和蔼的语言进行安慰、鼓励，让患者了解手术进行得很顺利，治疗目的已达到，安心治疗很快就能恢复健康。

② 指导和鼓励正确咳嗽、排痰　术后患者可能会担心伤口疼痛、裂开、发生意外等而不敢咳嗽、咳痰时，告知患者咳嗽、咳痰对预防并发症的重要性，正确的咳嗽、咳痰是不会使伤口裂开的。并指导患者正确咳嗽、咳痰的方法，鼓励大胆咳嗽和排痰，使患者获得信心。

③ 缓解疼痛　护理人员应了解手术后患者的疼痛部位与手术部位、切口方式及使用镇静剂的情况，了解每位患者个体的疼痛阈值、忍耐能力和对疼痛经验的差异性，减弱或消除一切可能引起和加重疼痛的原因。如个体因素表现为患者过度紧张、意志力薄弱、烦躁、疲惫；环境因素有噪声、强光等；药物应用在术后 6 小时内，予以患者药物止痛可大大减轻手术后全过程的疼痛，若已感到疼痛时用镇痛药，则会影响缓解疼

痛的效果;暗示疗法可以减轻患者疼痛或增加疼痛,所以要应用正确的暗示疗法;听音乐可减轻疼痛。

④ 细心观察,促进恢复　术后按时进行随访,仔细观察患者伤口情况,耐心地进行术后康复指导。在与患者沟通过程中,术后患者可出现一些情绪上的不良反应,如焦虑、恐惧、后悔、担忧,难以适应周围的人际关系,严重者可出现神经官能症的症状。护士在与患者沟通中应及时处理出现的各种问题,应用移情、触摸、沉默、倾听等沟通技巧,使患者的心理及情绪的不良反应得到及时调整,帮助患者渡过手术后难关,促进其尽快恢复。

(马珊珊)

任务四　护理工作过程的治疗性沟通

一、名词解释

1. 治疗性沟通是指护患之间、护理人员与护理人员之间、护理人员与医生及其他医务人员之间,针对患者的治疗问题,能对治疗起积极作用而进行的信息传递和交流。

二、选择题

1. E

三、简答题

1. 答:(1) 以患者为中心。

(2) 有明确的目的性。

(3) 沟通过程中的护患自我暴露有一定的要求。

2. 答:(1)了解患者的价值观、情感和态度;(2)尊重患者;(3)掌握谈话节奏;(4)合理分配时间;(5)传递温暖、取得合作;(6)巧用沟通技巧;(7)保护患者的隐私;(8)换位思考、理解患者的感觉;(9)对患者的需要及时做出反应;(10)向患者提供与健康有关的信息。

(陈芳芸)

任务五　护患冲突与处理

一、名词解释

1. 护患冲突是人际冲突的一种特殊表现,是指在医疗护理实践活动中,护理人员与患者之间在护理服务观念、治疗护理目标、角色行为期望、认知水平等方面存在差异时形成的不相容的对立状态。

2. 解决人际冲突时,为了尽最大可能保持双方的良好关系而放弃自己的目标,称为顺应。

二、选择题

1. D　2. B

三、简答题

1. 答:(1)护理服务观念滞后;(2)护患沟通不良;(3)护患角色期待差异;(4)护理

技术性问题；(5)医疗收费问题；(6)法律意识问题。

2.(略)

(陈芳芸)

项目四　护理工作中与患者家属的沟通

一、填空题

1. 患者的心理支持者、患者生活的照顾者、患者治疗护理过程的参与者、患者病痛的共同承受者、患者原有家庭角色的替代者

2. 角色理解欠缺、角色责任模糊、角色期望冲突

3. 助手、支持者、亲属

4. 陪诊角色、决策和协商者角色、代办者角色、协调者与合作者、督导角色

二、选择题

1. A　2. E　3. A　4. A　5. E　6. E　7. D　8. E　9. E　10. A　11. D

三、简答题

1. 答：①患者原有家庭角色功能的替代者；②患者生活的照顾者；③医疗行为的支持者；④护理工作的帮助者和监督者。

2. 答：①热情接待患者家属的探访；②耐心解释患者家属提出的问题；③主动及时介绍患者的病情，虚心听取患者家属的意见；④给予患者家属心理支持；⑤指导患者家属参与对患者的护理。

四、论述题

1. 答：①使用礼貌和通俗易懂的语言沟通；②热情接待，主动沟通，提高信任度；③及时解释引导，帮助完成和解决问题；④耐心回答患者家属提出的各种问题；⑤选择合适距离；⑥换位思考；⑦健康宣教。

(杨　晴)

项目五　职业岗位中的团队合作沟通

一、名词解释

1. 医护关系是指医生和护士这两个群体在医疗护理活动过程中形成的相互关系，是护理人际关系中一个重要组成部分。

2. 护际关系即护士与护士之间的关系。

3. 医技人员是指医院从事各种诊断性检查、检验及辅助性治疗等工作的专业技术人员。

二、填空题

1. 主导—从属型、并列—互补型

2. 患者第一的原则、尊重他人的原则

3. 营造民主和谐的人际氛围、创建团结协作的工作环境

4. 彼此理解与尊重、相互支持与配合

5. 心理等位、心理差位

三、选择题

1. C 2. A

四、简答题

1. 答:(1)角色心理方位;(2)角色压力过重;(3)角色理解欠缺;(4)角色权力争议。

2. 答:护士对护士长的角色期望主要包括以下四个方面:

(1) 希望护士长有较强的组织管理能力和过硬的业务技术能力,能够科学管理并善于解决工作中的难题,在各方面给予自己帮助和指导;

(2) 希望护士长能严格要求自己,以身作则;

(3) 希望护士长能尊重护士,并对每一位护士能一视同仁;

(4) 希望护士长能平易近人,关心下属,注重对护士的人本关怀,主动帮助护士解决难题。

3. 答:护士长对护士的角色期望主要表现在以下五个方面:

(1) 希望护士有较强的工作能力,能胜任岗位工作;

(2) 希望护士能够服从管理,支持科室工作,与其他护士关系融洽;

(3) 希望护士能妥善地处理好家庭和工作的关系,全身心地投入工作,顺利地完成各项护理任务;

(4) 希望护士有健康的身体素质,能胜任繁忙的工作;

(5) 希望护士有良好的职业态度和敬业精神。

五、论述题

1. 答:(1)主动介绍专业特点　护士应主动介绍自己的专业特征和进展。尤其是当前整体护理在我国的许多医院开展不久,更需要护士主动进行介绍。在日常工作中,护士也应随时与医生进行沟通,解释护理工作的特征、内容及具体方法,以得到医生的理解、合作与支持,消除误会和偏见。

(2) 相互理解,相互学习　在医疗护理活动中,医护双方要充分认识对方的作用,承认对方的独立性和重要性,理解各自的工作特点和难处,支持对方工作。医护双方各有所长,在专业上应相互学习。

(3) 加强与医生的沟通　在为患者提供健康服务的过程中,医护之间要精诚合作必须进行良好的沟通。在制订诊疗方案和护理计划时,护士要及时与医生进行信息的沟通。在临床工作中医生和护士对于一些治疗和护理常会持不同的看法和观点,以致产生权力的争议。只有进行良好的沟通,才能在为患者提供健康服务的过程中双方配合默契,协调一致。

(4) 树立良好形象　医护合作中,双方都希望自己的合作对象具有较强的工作能力,与自己配合默契。护士应努力提高自身的素质,树立良好的形象,才能获得医生的尊重,真正做到与医生平等。

(张俊玲)

模块三　人际沟通中的礼仪应用

项目六　认识礼仪与护理礼仪

任务一　认识礼仪

一、填空题

1. 礼貌、礼节

2. 精神文明、团结

3. 文明性、共同性、变化性、传承性

二、选择题

1. D　2. E　3. C　4. A

三、论述题

1. 答:(1) 弘扬礼仪传统　古老文明的中华民族以聪颖和勤奋创造了人类历史上最灿烂的文化。几千年来,中华各族人民创造了一系列独具特色的礼节、仪式、风尚、习俗、节令、规章和典制等,并为广大人民所喜爱、所沿袭。这些礼仪习俗反映了我国民族的传统美德与优良品质,勾画了我国民族的历史风貌。

(2) 提高自身修养　在人际交往中,礼仪往往是衡量一个人文明程度的准绳。它不仅反映了一个人的交际技巧与应变能力,而且还反映了一个人的气质风度、阅历见识、道德情操和精神风貌。

(3) 完善个人形象　学习礼仪、运用礼仪,不仅有益于人们更好、更规范地设计、维护个人形象,而且也利于人们更充分地展现个人的良好教养与优雅风度。

(4) 改善人际关系　运用礼仪能够帮助人们规范彼此的交际活动,更好地向交往对象表达自己的尊重、敬佩、友好与善意,增进了解与信任。

(5) 塑造组织形象　良好的组织形象是任何组织都追求的目标,组织形象的塑造处处都需要礼仪。礼仪是塑造组织形象的基础,任何不讲究礼仪的组织,都不可能获得良好的社会形象。

(6) 建设精神文明　随着社会主义精神文明建设的广泛开展,各行各业对职业修养与礼仪规范的要求越来越高,医疗卫生行业是社会主义精神文明建设的窗口行业,护理人员在工作中表现出来的精神风貌,不仅会影响患者的精神状态,也会使患者和家属从中受到感动和鼓舞,从而推动整个社会精神文明的建设。

(李丽娟)

任务二　认知护理礼仪与修养

一、名词解释

1. 护理礼仪是护理人员在社会生活中,尤其是在护理过程中为塑造个人、单位形象而应当遵循尊重他人、注重仪表等方面的规范、准则,是一般礼仪在护理工作中的运用和体现。

二、填空题

1. 风度礼仪、独特风貌、和谐统一

2. 尊敬他人、真诚性、宽容性

3. 气质、性格、能力

三、选择题

1. D 2. E 3. B 4. A

四、简答题

1. 答:护理人员礼仪修养的意义在于:①有助于提高护理人员的自身素质;②有助于规范护理人员行为,树立良好的护士形象;③有助于促进护理人员的人际交往,改善护患关系,提高护理质量;④有助于净化社会风气,推进社会主义的精神文明建设。

2. 答:护理人员的礼仪修养要从以下三个方面加强。

(1) 加强个性修养 个性反映一个人的涵养,礼仪修养必须建立在健康、良好的个性基础上。个性主要包括个人的气质、性格和能力。

(2) 提高心理素质 运用礼仪,要求人们具有良好的心理素质,保持积极的心态。才能在工作中主动热情,彬彬有礼,自尊自信。

(3) 丰富科学文化知识 博学多才,不断充实自己,既是加强自身修养的需要,也是人际交往的要求。使自己真正做到知礼、守礼、行礼,考虑问题周到,分析问题清晰,处理问题妥当。

(李丽娟)

项目七 交往礼仪在职业生涯中的应用

任务一 学会日常交往礼仪

一、填空题

1. 长者、晚辈、主人、客人、女、男

2. 三鞠躬、90、一鞠躬、15

3. 称谓礼仪、介绍礼仪、见面礼仪、通信礼仪

二、选择题

1. E 2. B 3. E

三、简答题

1. 答:在社交场合作介绍时,对男性成年人尊称"先生",对已婚女性尊称"夫人","女士"是对一般女性的尊称,"小姐"是对未婚女子的尊称,不可混淆。若有职称或领导职务,则称呼职称或者领导职务更显尊敬。如果在非正式场合,或者大家都是年轻人,则可以不那么拘泥。

2. 答:交往中握手应注意以下几个方面。

(1) 不要用左手与他人握手,即使是左撇子也要伸右手去握。

(2) 不要戴手套握手。如原先戴着手套,应尽快摘下手套,再与人握手。如确有

不便(如残障),要向他人说明情况,请求对方原谅。按照惯例,身穿军服的男士可以先敬礼,然后戴着手套和女士握手。在社交场合,女士可戴着薄纱手套与他人握手。

(3) 不允许交叉握手,当两人正握手时,别人不能跑上去与正在握手的人握手。

(4) 与女士握手,不宜握得太紧或太久。

(5) 握手时不能精神分散,不能目光游移,不能左顾右盼,不能心不在焉。

(6) 与他人握手时应保证手的干净整洁及未患有任何传染性疾病。如因劳动而使手不清洁时,应说明原委,取得他人谅解。

(7) 不要在与他人握手后,用手帕擦手。

(8) 不要拒绝与他人握手。

(李丽娟)

任务二　学会公共场所礼仪

一、填空题

1. 前、后、右、左、高

2. 副驾驶座

二、选择题

1. A　2. B　3. B　4. B　5. B

三、简答题

1. 答:乘坐公共汽车时要文明乘车。

(1) 按顺序上下车　车停靠站时,要先下后上,先到先上,自觉排队,不要拥挤。遇有残疾及行动不便者,应主动给予帮助。上车后,应尽量往里走,不要堵在车门口。

(2) 礼貌让座　如果里面还有座位,应先让老、弱、病、残及抱小孩或带小孩的女士就座;若已在座位上,遇上述人员乘车时,也应主动让座。

(3) 维持环境卫生　不吸烟,不随地吐痰,不乱扔废弃物,更不要将废弃物扔向车外,以免砸伤行人。

(4) 文明安全　坐在座位上不要高跷二郎腿,不要将头或手伸出车窗外,以免发生危险。上车后应主动买票或出示月票。

(5) 提前做好下车准备　如果自己不靠近车门,应先礼貌地询问前面的乘客是否下车,如前面乘客不下,要设法与其调换一下位置。下车时主动出示车票或月票。

2. 答:轿车上的座次排序有不同情况,具体如下。

由所乘轿车的车主亲自驾车时,双排五座轿车上其他四个座位的座次,由尊而卑依次应为(假定驾驶座居左):副驾驶座,后排右座,后排左座,后排中座。三排七座轿车上其他六个座位的座次,由尊而卑依次应为(假定驾驶座居左):后排右座,后排左座,后排中座,中排右座,中排左座,副驾驶座。

(李丽娟)

项目八 仪表礼仪在职业生涯中的应用

一、名词解释

1. 仪容通常是指人的外貌或容貌。

2. 服饰是人们穿着的服装和佩戴的饰品的总称。

3. 站姿，又称为立姿或站相，是指人在站立时所呈现的姿态。

4. 走姿，又称为行姿或步态，是指人在行走过程中所形成的姿态。

5. 坐姿是指人在就座后所呈现的姿态。

二、填空题

1. 时间、地点、目的

2. 90°、2～3 cm

三、选择题

1. C 2. C

四、简答题

1. 答：应遵循：①TPO原则；②适应性原则；③整体性原则；④个体性原则；⑤适度性原则；⑥技巧性原则。

2. 答：应遵循：①工作岗位上应穿护士服；②穿护士服应佩戴工作牌；③护士服应整洁；④力求简约端庄。

3. 答：应注意以下几点。①忌瞻前顾后：在行走时，不应左顾右盼，尤其不应反复回过头来注视身后，另外应避免身体过分摇晃。②忌声响过大：行走时应步态轻盈，如用力过猛、声响过大，不仅会妨碍或惊吓他人，还会给人留下粗鲁、没修养的感觉。③忌"八"字步态：在行走时，若两脚脚尖向内伸或向外伸构成内"八"字或外"八"字步都很不雅观。④忌体不正直：在行走时，应当避免颈部前伸、歪头斜肩、耸肩夹臂、挺腹含胸、甩动手腕、扭腰摆臀、弯膝盘腿。

4. 答：应注意：①进门时应先将车停稳，用手推开门后，再推车入室，入室后先关上门，再推车前行，不可用车撞门；②经常检查治疗车的完好性，避免推车时发出声响；③推治疗车时迎面遇到患者，应先将车停在一侧，请患者先行。

五、论述题

1. 答：(1)护士服：护士服不仅代表着护士的形象，更体现了护士群体的精神风貌。护士服应保持整洁，且长短适宜，以衣长及膝、袖长及腕为度；腰部宽松适宜，腰带平整；衣扣要扣齐，内衣的领边、袖边、裙边不宜露在护士服外；避免衣兜内塞满物品，不可用胶布或别针代替衣扣。

(2) 护士帽：护士帽是护理人员的职业象征，有燕帽和圆帽两种。

①燕帽：戴燕帽时，如是长发，要盘起或使用网罩，发饰素雅端庄；如是短发，要求头发前不过眉，侧不掩耳，后不过领，如超过耳下3 cm，也要盘起或使用网罩。燕帽应平整无皱并能挺立，戴正、戴稳，高低适中，距前额发际4～5 cm，用同色发卡固定于帽后。

②圆帽：戴圆帽时，头发应全部遮在圆帽内，帽檐应前不遮眉，后不露发际，缝线在后，边缘平整，不戴头饰。

(3) 口罩:戴口罩时,应遮住口鼻,不可露出鼻孔,口罩的下半部应遮住下颌,系带系于两耳后,松紧适宜。纱布口罩应及时换洗消毒,一次性口罩也应按时更换,不应反复使用。护士不应戴被污染或潮湿的口罩,不宜将口罩挂于胸前或装入不洁的口袋中。

(4) 鞋袜:护士鞋以白色或乳白色、平跟或小坡跟、软底为佳,同时还应舒适、注意防滑;护士袜以肉色为佳,袜口不宜露在裙摆或裤脚的外面,还应注意不穿破损的袜子。

(5) 工作牌:护士着护士服时应同时佩戴有姓名、照片、职称、职务的工作牌,这样可以促使护士更积极、主动地为护理对象服务,约束自己的言行,同时也便于护理对象的辨认、询问和监督。因此,护士应自觉地把工作牌端正地佩戴在左胸上方,避免工作牌破损、模糊或反面佩戴。

(6) 首饰:护士在工作时不宜佩戴任何首饰,如需佩戴,只限于项链和挂件,且只能戴于工作服以内,勿露于外。

2. 答:(1) 坐姿的具体要求:上身自然挺直,头部端正,目视前方;双手掌心向下,叠放于大腿上,或是放在身前的桌面上,或分别放于大腿上,或一左一右扶在座位两侧的扶手上;上身与大腿、大腿与小腿之间均成 90°;一般坐椅面的 1/2~2/3,避免依靠座位的靠背;脚尖对向正前方或侧前方,双脚可并拢、平行或一前一后。

(2) 坐姿的注意事项。

①避免头部不端:坐定后不应闭目养神、左顾右盼、摇头晃脑,不应仰头靠在座位背上,或是低头注视地面。

②避免上身不直:坐定后上身不应前倾、后仰或歪向一侧,不应趴向前方或两侧。

③避免手部错位:坐定后不应双手端臂、抱于脑后或抱住膝盖,不应摸摸碰碰、敲敲打打或双手置于桌下或夹于双腿中间。

④避免腿部失态:坐定后双腿切勿分开过大、高跷二郎腿,切勿双腿伸直或反复抖动。不应骑在座位上、躺在座位上或把腿架在高处。

⑤避免脚不安分:坐定后切勿将脚抬得过高,用脚尖指人,或使对方看到鞋底,不应脱鞋、袜子或踩踏其他物体,不应摇动不止或击打地面。

六、案例分析

1. 答:(1) 存在的问题:①"常化较浓的妆,涂香水,美甲";②"从不戴工作牌"。

(2) 改进措施:①为了体现护士的职业美,上班时穿护士服、戴护士帽是正确的,但"常化较浓的妆,涂香水,美甲"就不妥了,护士工作时应化淡妆,不许涂香水、美甲或留长指甲。②护士着护士服时应同时佩戴有姓名、照片、职称、职务的工作牌,这样可以促使护士更积极、主动地为护理对象服务,约束自己的言行,同时也便于护理对象的辨认、询问和监督。因此,护士应自觉地把工作牌端正地佩戴在左胸上方,避免工作牌破损、模糊或反面佩戴。

(刘　丹)

模块四　护生实习和职场应聘的沟通技巧

项目九　实习护生的人际沟通技巧

一、简答题

1. 答:①明确实习的目的,主动虚心向他人求教;②准确定位,实习护生应调节自己的心态,找准自身角色,处理好与不同医务人员的关系,做好自己分内之事,严于律己,真诚待人;③强化多种意识,首先应强化学习意识,虚心主动向不同医务人员学习,加强自身业务能力,其次强化团队意识,从患者角度看,护生也属于医疗团队的一员,护生的一言一行都会影响医院的形象,只有具有较强的团队意识,才能热情主动、不卑不亢地与不同医务人员沟通及合作,凡事才能从全局考虑;④灵活运用各种沟通技巧。

2. 答:①对于个性开朗,知识水平较高的患者,要耐心倾听他(她)们的诉说并适当反馈,给予适当的鼓励和委婉的解释;②对于性格内向的患者,应以热情诚恳的态度主动与患者沟通,从他(她)最关心的问题谈起,耐心开导鼓励患者说出自己内心真实的想法;③与具有对抗行为的患者沟通,首先要忍让、理解患者的痛苦心情,谅解患者的行为,避免发生争执,然后耐心开导和热情地安慰患者。

二、案例分析

1. 答:(1)小梅与患者沟通时称呼是合理的,可是却缺少换位思考,对于患者的对抗行为不能从患者角度思考,不能理解患者的痛苦心情,谅解患者的行为,特别是遭到患者拒绝后生硬的、强迫性的言语以及"直视患者的眼睛"这种可能带有挑衅性的体态语言激怒了患者,导致沟通失败。

(2)与患者沟通时,首先要注重人性化护理,注意运用得体的称谓、文明的用语、恰当的体态语言,尽量保持微笑。其次要了解沟通对象性格及心理,多从患者角度思考,从患者利益出发,案例中的患者很可能是不知道抽血的意义,不了解这种监测是为了她的健康考虑,作为实习护生,首先自己要知道操作背后的意义,同时要合理运用语言沟通技巧,主动对患者解释以便解除误会,而不是意气用事,曲解患者的心理,制造矛盾。若确实遇到不讲理的患者时,可以先忍让,并表示理解,以便暂时回避矛盾,避免与患者正面冲突,再寻求带教老师的帮助,必要时请带教老师出面帮忙解决。

(张玉洁)

项目十　毕业应聘沟通技巧

一、填空题

1. 标题、称谓、开头、正文、结尾、祝词、署名及日期
2. 个人资料、求职意向、教育背景、主修课程、获奖情况、社会实践、技能特长、附件

二、应用题

1. 略。

(刘　丹)

参考文献

[1] 全国护士执业资格考试用书编写专家委员会. 2011 全国护士执业资格考试(考试指导)[M]. 北京:人民卫生出版社,2011.

[2] 全国护士执业资格考试用书编写专家委员会. 2011 全国护士执业资格考试(同步练习题)[M]. 北京:人民卫生出版社,2011.

[3] 钟海,覃琥云,汪洪杰. 人际沟通[M]. 2 版. 北京:科学出版社,2007.

[4] 张书全. 人际沟通[M]. 2 版. 北京:人民卫生出版社,2009.

[5] 杨加陆. 公共关系学教程[M]. 上海:复旦大学出版社,2005.

[6] 金正昆. 公关礼仪[M]. 北京:北京大学出版社,2005.

[7] 李谦. 现代沟通学[M]. 北京:经济科学出版社,2002.

[8] 李丽娟. 基础护理技术操作实验指导及评分标准[M]. 北京:人民卫生出版社,2009.

[9] 高燕. 护理礼仪与人际沟通[M]. 2 版. 北京:高等教育出版社,2008.

[10] 杨新月. 护理学导论[M]. 北京:人民卫生出版社,2009.

[11] 王斌. 人际沟通[M]. 北京:人民卫生出版社,2006.

[12] 李晓松. 人际沟通[M]. 北京:人民卫生出版社,2003.

[13] 史瑞芬. 护理人际学[M]. 北京:人民军医出版社,2002.

[14] 田民. 护理人际沟通[M]. 杭州:浙江科学技术出版社,1999.

[15] 姜学林,赵世鸿. 医患沟通艺术[M]. 上海:第二军医大学出版社,2002.

[16] 胡爱明. 护士人文修养[M]. 北京:人民卫生出版社,2010.

[17] 史瑞芬. 护理人际学[M]. 3 版. 北京:人民军医出版社,2009.

[18] 史瑞芬. 医疗沟通技能[M]. 北京:人民军医出版社,2008.

[19] 李小妹. 护理学导论. [M]. 2 版. 北京:人民卫生出版社,2006.

[20] 刘端海,陈礼翠,李巫熙. 护理心理学[M]. 武汉:华中科技大学出版社,2011.

[21] 李继平. 护理人际关系与沟通教程[M]. 北京:北京科学技术出版社,2003.

[22] 马凤娟. 护理人文修养[M]. 西安:第四军医大学出版社,2005.

[23] 王锦帆. 医患沟通学[M]. 2 版. 北京:人民卫生出版社,2006.

[24] 李峥. 人际沟通[M]. 北京:中国协和医科大学出版社,2004.

[25] 冷晓红. 人际沟通[M]. 北京:人民卫生出版社,2006.

[26] 李如竹,曾晓英. 护患沟通[M]. 北京:人民卫生出版社,2006.

[27] 马如娅. 人际沟通[M]. 北京:人民卫生出版社,2006.

[28] 刘经蕾. 实用护理人际关系与沟通[M]. 太原:山西科学技术出版社,2006.

[29] 罗先武,雷良蓉. 2011 护士执业资格考试-轻松过[M]. 北京:人民卫生出版社,2011.

[30] 孙彗竹. 礼仪规范教程[M]. 天津:南开大学出版社,2009.

[31] 耿洁. 护理礼仪[M]. 2 版. 北京:人民卫生出版社,2003.

[32] 刘宇. 护理礼仪[M]. 北京:人民卫生出版社,2006.

[33] 刘桂英. 护理礼仪[M]. 北京:人民卫生出版社,2004.

[34] 罗碧华,曹和安. 本科护生临床沟通能力及其影响因素的调查分析[J]. 解放军护理杂志,2009,26(3A):36-38.

[35] 杨英,付蕾. 护生与患者沟通能力的培养[J]. 护士进修杂志,2007,22(14):1298-1299.

[36] 张蓉,黄万琪,鲁才红. 实习护生与患者进行有效沟通的技巧探讨[J]. 护士进修杂志,2007,22(9):825-827.

[37] 刘均娥. 认识阻断沟通的行为 促进有效的护患沟通[J]. 中华护理杂志,2006,41(8):765-767.

[38] 佐建华,吕桂香,等. 浅谈住院病人的心理需要[J]. 中国伤残医学,2009,17(2):120-121.

[39] 陈敏. 浅谈手术室护士与患者之间的护患沟通[J]. 中国社区医师(医学专业),2010,4(1):139.